EUROPA FACHBUCHREIHE
für Berufe im Gesundheitswesen

Dr. med. Susanne Nebel,
Bettina Vogedes

Medizinische Fachangestellte
Patientenbetreuung und Abrechnung

Band 2 – Behandlungsfälle

16. Auflage

VERLAG EUROPA-LEHRMITTEL · Nourney, Vollmer GmbH & Co. KG
Düsselberger Straße 23 · 42781 Haan-Gruiten

Europa-Nr.: 65216

Autoren:
Dr. med. Susanne Nebel, Mettmann
Bettina Vogedes, Mönchengladbach

Illustrationen:
Michael Hüsch, Köln, www.designheimer.de
Barbara Sailer, Köln, www.barbarasailer.de
Typework Layoutsatz & Grafik GmbH, Augsburg
Steffen Faust, Berlin

Wir möchten uns bei den folgenden Firmen für das zur Verfügung gestellte Bildmaterial bedanken:
Deutscher Ärzteverlag GmbH, Köln
Gemeinsamer Bundesausschuss, Berlin
Kassenärztliche Vereinigung Nordrhein, Düsseldorf

16. Auflage 2025
Druck 5 4 3 2 1

Alle Drucke derselben Auflage sind parallel einsetzbar, da sie bis auf die Korrektur von Druckfehlern identisch sind.

ISBN 978-3-8085-6450-9

Umschlagfoto: HNFOTO – stock.adobe.com
Umschlag: tiff.any GmbH, 10999 Berlin
Satz: Typework Layoutsatz & Grafik GmbH, 86153 Augsburg
Druck: Plump Druck & Medien GmbH, 53619 Rheinbreitbach

Vorwort

Mit dem **2. Band** der Reihe **„Medizinische Fachangestellte – Patientenbetreuung und Abrechnung, Behandlungsfälle"** vervollständigen wir unser Lehrbuchangebot für die Ausbildungsinhalte der Medizinischen Fachangestellten für das Fach Abrechnung. Wie schon der 1. Band orientiert sich dieses Lehrbuch an den Lernfeldern des Rahmenlehrplans für den Ausbildungsberuf Medizinischer Fachangestellter/Medizinische Fachangestellte.

Im Mittelpunkt dieses Buches stehen die beiden Gebührenordnungen **EBM (Einheitlicher Bewertungsmaßstab)** und **GOÄ (Gebührenordnung für Ärzte)** einschließlich **UV-GOÄ (Unfallversicherung-Gebührenordnung für Ärzte).** Zunächst werden die Gebührenordnungen, wie in Lernfeld 2 gefordert, vorgestellt. Intensive Berücksichtigung findet dabei die besondere Strukturierung des jeweiligen Werks, dessen Kenntnis unerlässlich für einen korrekten und sicheren Umgang ist. Anschließend werden aus den medizinischen Lernfeldern praxisnahe Behandlungsfälle vorgestellt, in denen das erworbene Wissen angewendet und vertieft wird. Die Gebührenordnungen sind in diesem Lehrbuch jeweils unterschiedlich farblich unterlegt (EBM: grün; GOÄ: gelb, UV-GOÄ: braun), um sie optisch schnell unterscheiden zu können und dadurch den Umgang mit diesem Buch zu erleichtern. Der Text der Gebührenordnungen wird zum besseren Verständnis teilweise verkürzt oder sprachlich modifiziert wiedergegeben. Es empfiehlt sich, die Originaltexte beim Arbeiten mit diesem Buch zu berücksichtigen.

Die Abrechnung von Behandlungsfällen aus dem **hausärztlichen Bereich** steht im Vordergrund. Sie wird durch die Hausärztin unserer Musterpraxis, Frau Dr. Söhnke, repräsentiert. Durch den **Orthopäden** der Musterpraxis, Herrn Dr. Helbig, wird die Abrechnung eines Facharztes beispielhaft ergänzt. Da Dr. Helbig als **Durchgangsarzt** tätig ist, werden auch die Besonderheiten der UV-GOÄ berücksichtigt.

Das Thema **Prävention** findet in unserem Buch besondere Berücksichtigung. Es werden nicht nur die Abrechnungsmöglichkeiten erläutert, sondern auch die medizinischen Grundlagen von präventiven Maßnahmen kurz dargestellt. Vor allem im Bereich der Prävention werden den Patienten ergänzend zu den Leistungen der gesetzlichen Krankenkassen **Individuelle Gesundheitsleistungen** angeboten. Hier werden von einem/einer Medizinischen Fachangestellten Kenntnisse vorausgesetzt, um die Patienten sinnvoll beraten zu können.

Unsere beiden Bücher sind vor allem schülerzentriert konzipiert und simulieren, ausgehend von einer Modell-Arztpraxis, den beruflichen Alltag der Auszubildenden. Jede Thematik wird durch eine praxisnahe Situation eingeleitet, die zum Nachdenken und zur Diskussion anregen soll. Mit den abschließenden Übungsfragen und Behandlungsfällen kann der erarbeitete Stoff angewendet und gefestigt werden.

Die **16. Auflage** enthält die aktuellen **Neuerungen des EBM 2025.** Im Anhang befindet sich ein Auszug aus dem **aktuellen Stoffkatalog** der Kammerbereiche Nordrhein und Westfalen-Lippe. Damit bekommen auch Schülern und Schülerinnen aus anderen Kammerbereichen einen Überblick über prüfungsrelevante Lerninhalte im Bereich Abrechnung. Bestimmte Bereiche, die nur selten zur Abrechnung kommen, sind in der Europathek zu finden.

Die Verwendung nur eines grammatikalischen Geschlechtes bei Berufs- oder Gruppenbezeichnungen wurde im Hinblick auf den Lesefluss gewählt. Sie stellt keine Meinungsäußerung zur Geschlechterrolle dar.

Wir wünschen allen, die mit diesem Buch arbeiten, viel Freude und Erfolg.

Autoren und Verlag freuen sich über positive wie kritische Rückmeldungen (lektorat@europa-lehrmittel.de).

Das Autorenteam — Sommer 2025

Inhaltsverzeichnis

Lernfeld 2: Patienten empfangen und begleiten

Lernfeld 9: Patienten bei diagnostischen und therapeutischen Maßnahmen der Erkrankungen des Verdauungssystems begleiten

Lernfeld 10: Patienten bei kleinen chirurgischen Behandlungen begleiten und Wunden versorgen

Lernfeld 11: Patienten bei der Prävention begleiten

Das Praxisteam stellt sich vor:

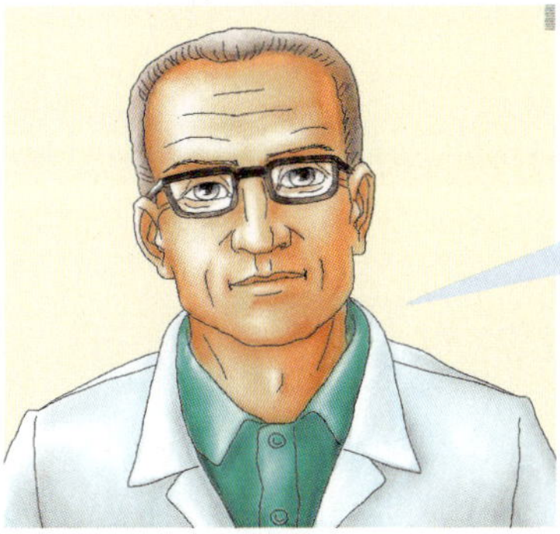

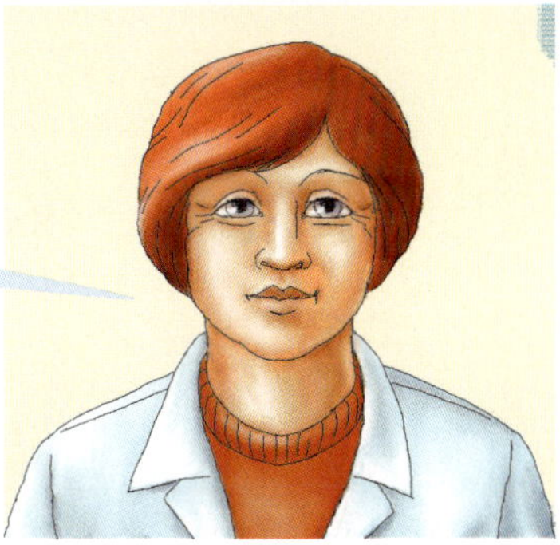

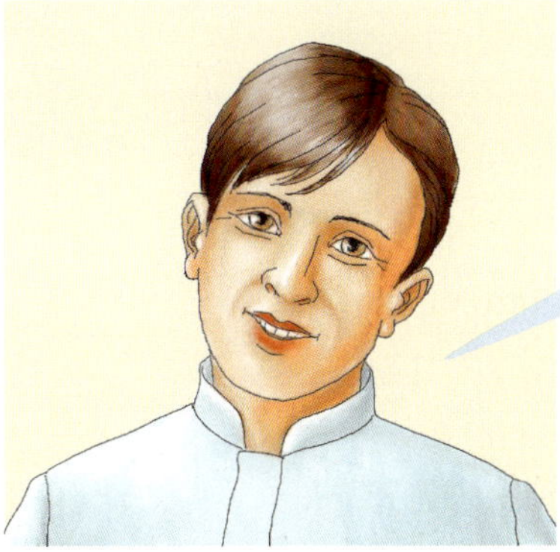

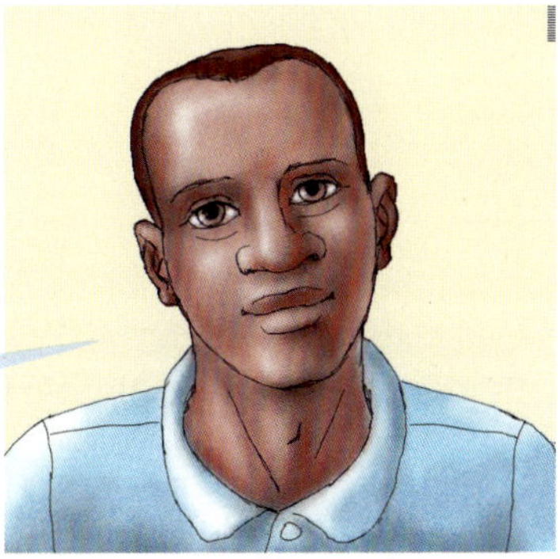

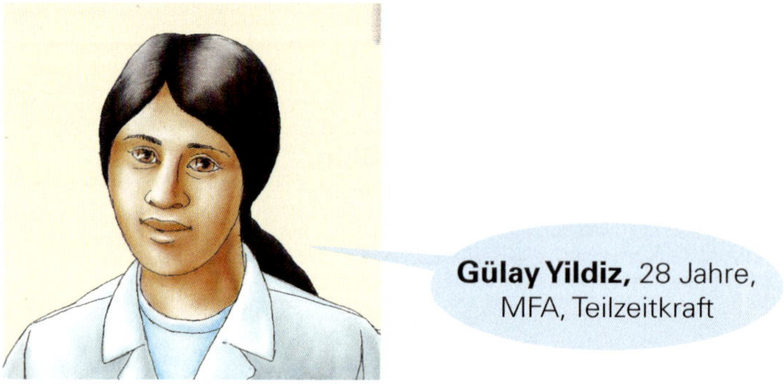
Gülay Yildiz, 28 Jahre,
MFA, Teilzeitkraft

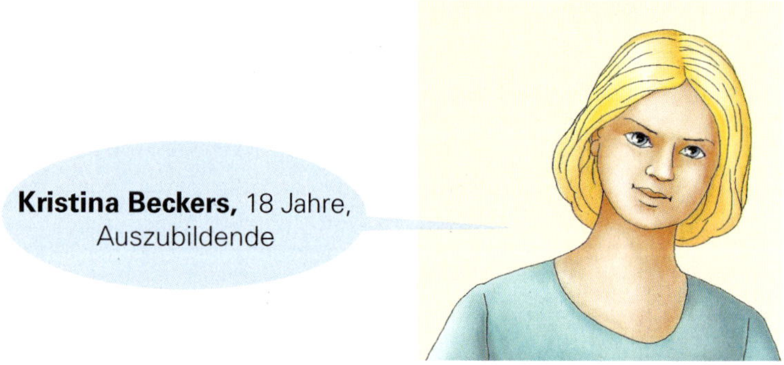
Kristina Beckers, 18 Jahre,
Auszubildende

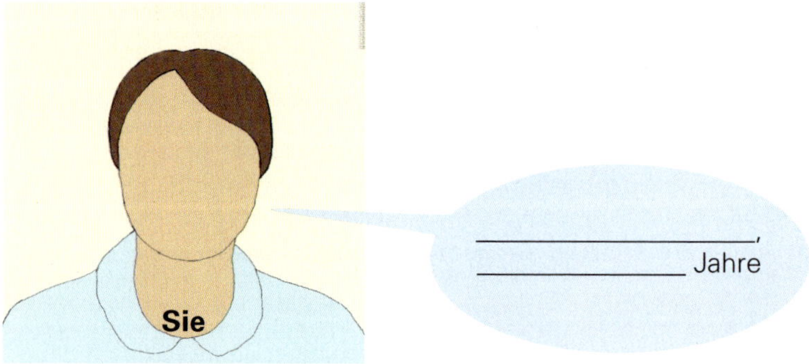
Sie
____________________,
________________ Jahre

Lernfeld 2: Patienten empfangen und begleiten

5 Gebührenordnungen

Thematische Einordnung in den Rahmenlehrplan

Lernfeld 2 thematisiert den Empfang und die Begleitung des Patienten. Zum Inhalt dieses Lernfelds gehören die Einteilung der Patienten in Versichertengruppen, die Kenntnis von verschiedenen Kostenträgern und die **„Grundlagen der ärztlichen Abrechnung“**[1].

In der Arztpraxis erfolgt die Leistungsabrechnung entweder auf der Grundlage der **Gebührenordnung für Ärzte (GOÄ)** oder des **Einheitlichen Bewertungsmaßstabs (EBM).** In **Kapitel 5** wird thematisiert, welche Gebührenordnung bei einer bestimmten Patientengruppe angewendet wird und auf welcher gesetzlichen Grundlage die Gebührenordnungen basieren. **Kapitel 6** widmet sich intensiv dem Aufbau und den Grundleistungen der GOÄ. **Kapitel 7** stellt den Aufbau des EBM vor und erläutert die wichtigsten Gebührenordnungspositionen einer **hausärztlichen Praxis.**

5.1 Einführung

Fallbeispiel

Die Auszubildende Kristina Beckers beobachtet die MFA Gülay Yildiz bei der Eingabe von Daten in den Praxiscomputer.

Kristina: *Sag mal Gülay, was sind das eigentlich für Ziffern, die du da in den Computer eingibst?*

Gülay: *Also, Frau Dr. Söhnke und Herr Dr. Helbig haben doch heute viele Patienten behandelt. Das heißt, sie haben bestimmte Leistungen erbracht. Diesen Leistungen sind Abrechnungsziffern zugeordnet, die ich jetzt in den Computer eingebe …*

Kristina: *Ja, ja, das habe ich schon verstanden. Aber heute war doch meine Klassenlehrerin, Frau Meier-Lübbke, mit ihrem Mann bei uns in der Praxis. Frau Dr. Söhnke hat bei beiden Patienten genau dieselben Untersuchungen durchgeführt und deshalb bei beiden Patienten auch dieselben Leistungen erbracht. Das ist doch richtig, oder?*

Gülay: *Ja, genau!*

Kristina: *Na ja, dann verstehe ich aber nicht, warum du für beide Patienten unterschiedliche Ziffern in den Computer eingibst.*

---

1 Siehe Rahmenlehrplan für den Ausbildungsberuf Medizinischer Fachangestellter/Medizinische Fachangestellte (Beschluss der Kultusministerkonferenz vom 18.11. 2005), Seite 10

Info

Das Honorar für ihre Leistungen dürfen Ärzte nicht willkürlich festlegen. Sie sind verpflichtet, sich an Gebührenordnungen zu halten. Grundsätzlich werden ärztliche Leistungen nach der amtlichen **Gebührenordnung für Ärzte (GOÄ)** vergütet, es sei denn, der Patient dokumentiert durch Vorlage seines Behandlungsausweises den Anspruch auf vertragsärztliche Versorgung. Legt ein gesetzlich Krankenversicherter seine elektronische Gesundheitskarte vor, müssen die ärztlichen Leistungen, die zu den gesetzlich festgelegten Pflichtleistungen für gesetzlich Krankenversicherte zählen, nach dem **Einheitlichen Bewertungsmaßstab (EBM)** abgerechnet werden. Da Individuelle Gesundheitsleistungen (IGeL) nicht zum Leistungskatalog der gesetzlichen Krankenkassen zählen, werden diese auch bei gesetzlich Versicherten nach der GOÄ abgerechnet.

Der **EBM** wird nicht nur für **gesetzlich Krankenversicherte,** sondern auch für die Abrechnung der meisten **„Sonstigen Kostenträger"** angewendet. Eine Ausnahme stellen hier die **Bahnbeamten** dar, die über die Krankenversorgung für **Bahnbeamte** (KVB) in den Beitragsklassen I–III versichert sind. Sie werden nach der **GOÄ mit erniedrigtem Steigerungssatz** abgerechnet. Ebenso gilt für **Privatpatienten mit Basistarif** ein bestimmter erniedrigter GOÄ-Steigerungssatz.

Die Berechnung von Leistungen im Rahmen eines **Arbeitsunfalls** erfolgt aufgrund des **Vertrags-Ärzte/Unfallversicherungsträger (UV)** auf der Grundlage der **UV-GOÄ** (Gebührenordnung im Rahmen von Arbeitsunfällen), die sich an die GOÄ anlehnt.

Die folgenden Abbildungen ordnen den verschiedenen Kostenträgern die anzuwendende Gebührenordnung zu:

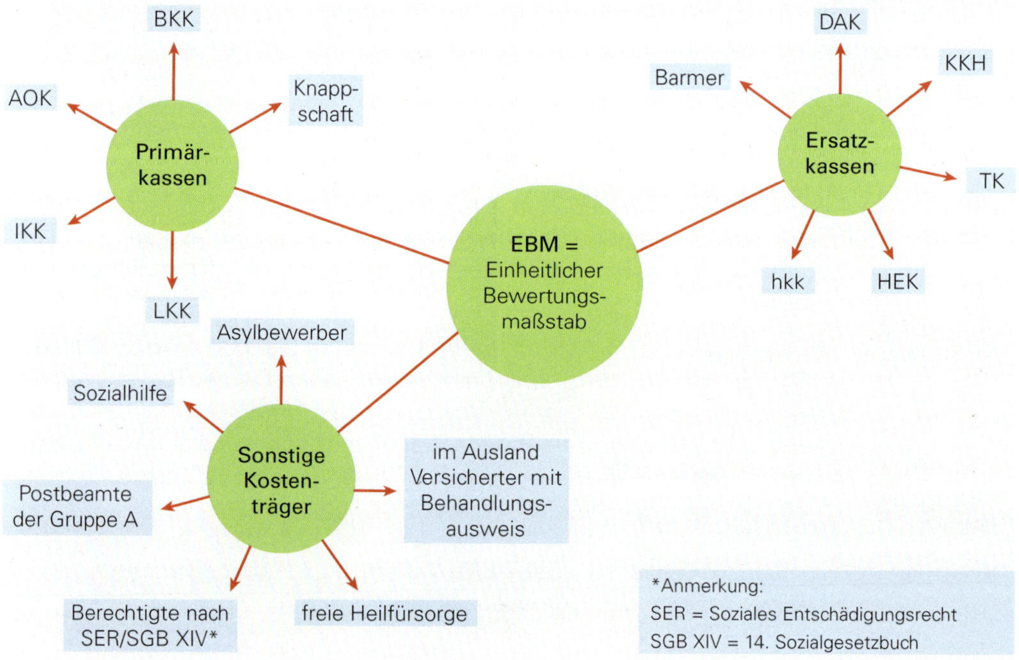

Abb. Kostenträger, die nach dem EBM abrechnen

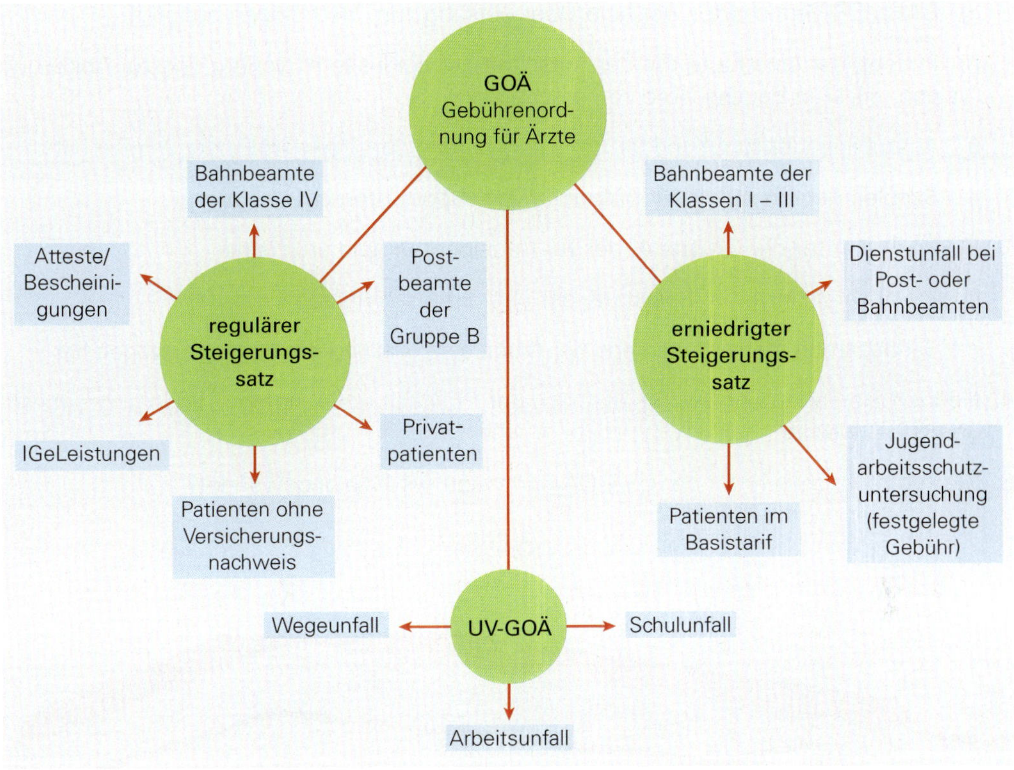

Abb. Kostenträger, die nach der GOÄ abrechnen

Übungen

1. Erläutern Sie, warum Gülay bei dem Ehepaar Meier-Lübbke (siehe Fallbeispiel) bei gleichen ärztlichen Leistungen unterschiedliche Ziffern einträgt.
2. Wofür stehen die Abkürzungen GOÄ und EBM?
3. Heute erscheinen verschiedene Patienten in der Praxisgemeinschaft von Dr. Helbig/Dr. Söhnke. Ordnen Sie den Patienten die richtige Gebührenordnung, EBM, GOÄ oder UV-GOÄ, zu:

   a) AOK-Versicherter, der zur Gesundheitsuntersuchung erscheint

   b) Polizist, der zur Abklärung einer Kniegelenkinstabilität erscheint

   c) Privat Versicherter, der über Kopfschmerzen klagt

   d) Postbeamter der Gruppe B, der ein Wiederholungsrezept benötigt

   e) Knappschaft-Versicherter, der zur Behandlung seiner Arthrose erscheint

   f) Jugendlicher, der zur Jugendarbeitsschutzuntersuchung erscheint

g) BARMER-Versicherter, der eine Überweisung zum Neurologen benötigt

h) Patient, der eine Karte mit der Aufschrift „KVB Klasse II" vorlegt und zur Abklärung von unklaren Bauchschmerzen erscheint

i) Auszubildender zum Konditor, der sich während der Arbeit am Finger verletzt hat

j) Schüler, der ein Attest zur Befreiung vom Sportunterricht benötigt

k) Postbeamter der Gruppe A, der zur Infusionstherapie erscheint

l) Privat Versicherter im Basistarif, der über Herzschmerzen klagt

m) Bahnbeamter, der sich während der Arbeit eine Prellung des Arms zugezogen hat

4. Nennen Sie Patientengruppen, die nach der GOÄ mit erniedrigtem Steigerungssatz abgerechnet werden.

5. Was versteht man unter der UV-GOÄ und wann wird sie angewendet?

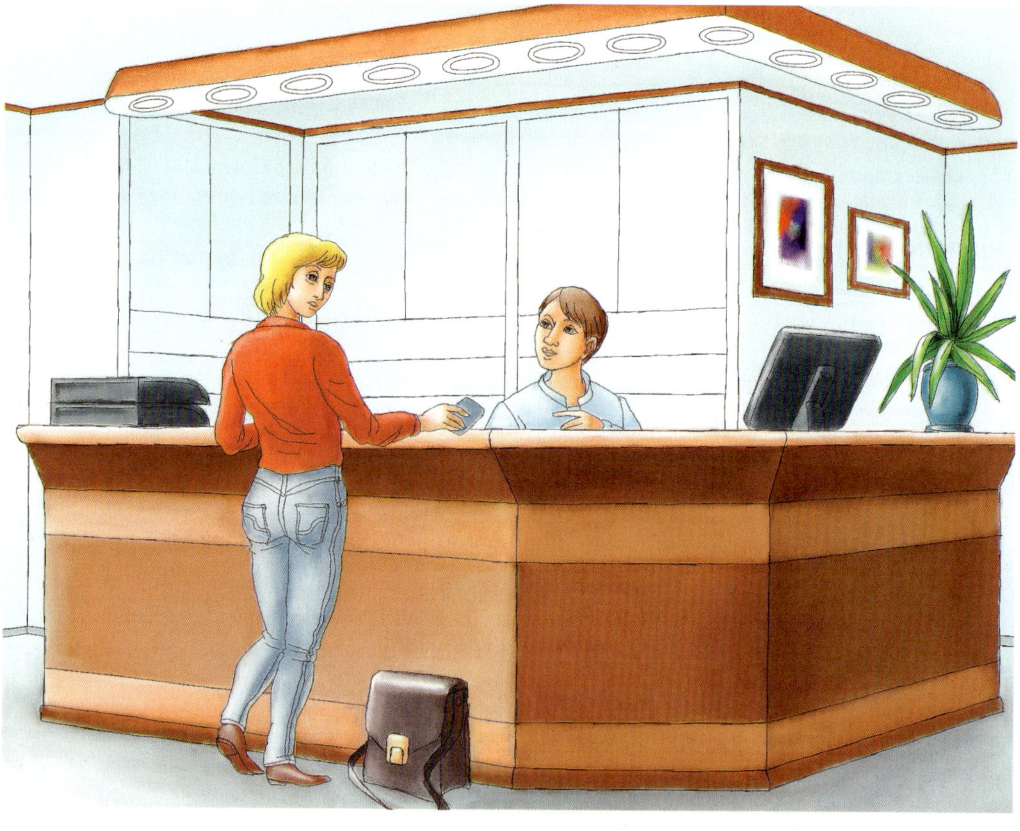

5.2 Rechtliche Grundlagen

Fallbeispiel

Die Auszubildende Kristina Beckers unterhält sich mit der MFA Gülay Yildiz über die Gebührenordnungen.

Kristina: *Wieso gibt es eigentlich verschiedene Gebührenordnungen? Das ist doch viel zu kompliziert. Ich frage mich, wer sich so etwas ausgedacht hat.*

Gülay: *Dabei müssen wir noch glücklich sein, dass wir nicht noch mehr Gebührenordnungen haben. Früher hatte jede gesetzliche Krankenkasse ihre eigene Gebührenordnung. Die Bezeichnung „Einheitlicher Bewertungsmaßstab" steht für die Vereinheitlichung der Abrechnung bei den gesetzlichen Krankenkassen.*

Kristina: *Ach, so ist das. Allerdings habe ich das Gefühl, dass sich der EBM in jedem Quartal erneuert. Es wird immer komplizierter.*

Gülay: *Das finde ich auch. Dafür hat sich bei der GOÄ seit vielen Jahren gar nichts geändert.*

Kristina: *Wer ist denn eigentlich für die ganzen Änderungen verantwortlich?*

Info

Die meisten Menschen in Deutschland sind gesetzlich krankenversichert, da bis zu einem festgelegten Gehalt Versicherungspflicht in einer gesetzlichen Krankenkasse besteht. Arbeiter und Angestellte mit einem **Bruttogehalt oberhalb der Versicherungspflichtgrenze** sind nicht mehr versicherungspflichtig in der gesetzlichen Krankenversicherung (GKV) und können einer privaten Krankenversicherung beitreten. Von der Versicherungspflicht in der GKV ausgenommen sind auch die meisten Selbstständigen, freiberuflich Tätige und Beamte.

Merke:

Privat krankenversichert sind in der Regel:

- Arbeiter und Angestellte mit einem Gehalt oberhalb der Versicherungspflichtgrenze,
- Selbstständige, Unternehmer, Freiberufler,
- beihilfeberechtigte Beamte und ihre Angehörigen.

5.2.1 GOÄ

Die rechtliche Grundlage für die Behandlung von Privatpatienten ist ein **Behandlungsvertrag,** der durch die Terminvergabe, das Aufsuchen der Praxis und den Beginn der ärztlichen Behandlung zustande kommt. Die Vergütung der erbrachten Leistungen erfolgt auf Basis der **Gebührenordnung für Ärzte (GOÄ).**

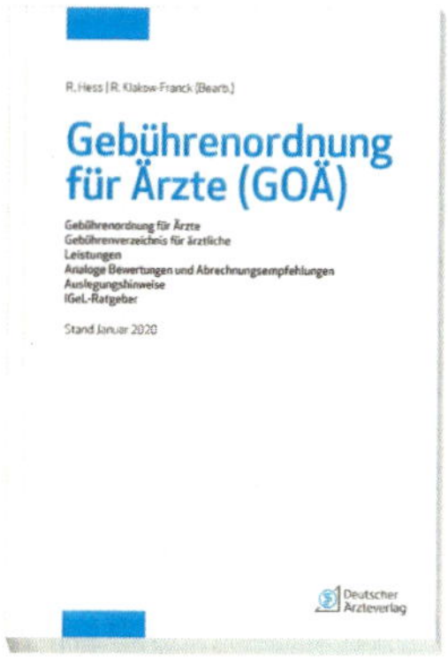

Abb. 1 Titelblatt der Gebührenordnung für Ärzte

Die folgende Abbildung erläutert die Abrechnung mit dem Privatpatienten:

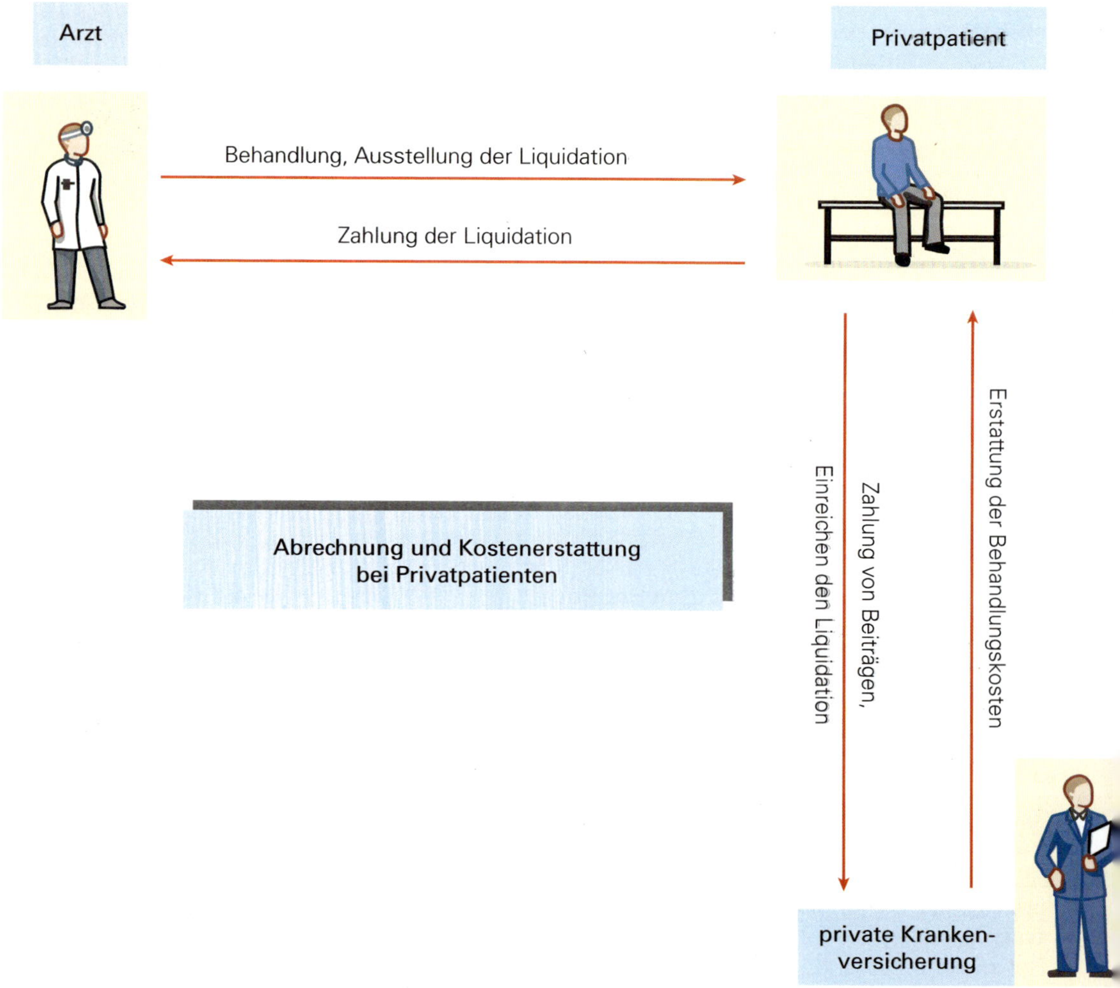

Abb. 2 Abrechnung mit dem Privatpatienten

Die GOÄ bestimmt jedoch nicht nur die Vergütung für die Behandlung der privat versicherten Patienten, sondern auch der Patienten, die keinen Behandlungsausweis vorlegen können. Darüber hinaus bildet die GOÄ auch die Basis für die Abrechnung einiger Patientengruppen der **Sonstigen Kostenträger.** Weiterhin werden Untersuchungen nach dem **Jugendarbeitsschutzgesetz** nach den Bestimmungen der GOÄ abgerechnet.

In der Regel erhält **der Patient persönlich** nach Abschluss der Behandlung eine Liquidation, es gibt jedoch **Ausnahmen.** Die folgende Übersicht listet die Patientengruppen, die auf der Grundlage der GOÄ abgerechnet werden, sowie die jeweiligen Abrechnungswege auf.

Abrechnung nach der GOÄ	
Patientengruppen	**Abrechnungsweg**
Privatpatienten	Patient
Gesetzlich Versicherte ohne Behandlungsausweis	Patient
Gesetzlich Versicherte bei IGeL	Patient
Bahnbeamte	Patient
Postbeamte B	Patient
Bahnbeamte bei Dienstunfall	Bundeseisenbahnvermögen Berlin
Postbeamte bei Dienstunfall	BG Verkehr: Sparte Post, Postbank, Telekom in Tübingen
Untersuchung nach dem Jugendarbeitsschutzgesetz	Gewerbeaufsichtsamt (regional auch KV)

Die GOÄ wurde 1965 eingeführt, bis zu diesem Zeitpunkt galt die Preußische Gebührenordnung für approbierte Ärzte und Zahnärzte (Preugo) von 1924. Die GOÄ wurde seit ihrer Einführung mehrmals überarbeitet.

Der folgende Auszug aus der **Bundesärzteordnung (BÄO)** formuliert die gesetzlichen Rahmenbedingungen der GOÄ: *„Die Bundesregierung wird ermächtigt, durch Rechtsverordnung mit Zustimmung des Bundesrates die Entgelte für ärztliche Tätigkeit in einer Gebührenordnung zu regeln. In dieser Gebührenordnung sind Mindest- und Höchstsätze für die ärztlichen Leistungen festzusetzen. Dabei ist den berechtigten Interessen der Ärzte und der zur Zahlung der Entgelte Verpflichteten Rechnung zu tragen."* Die Bundesregierung, genauer gesagt das **Bundesministerium für Gesundheit,** ist für den Erlass der GOÄ zuständig.

Bestandteil der GOÄ ist auch die sogenannte **UV-GOÄ,** die die Leistungsabrechnung im Rahmen der allgemeinen und besonderen Heilbehandlung zulasten der gesetzlichen Unfallversicherung regelt. Die UV-GOÄ ist der GOÄ angepasst, weist jedoch in einigen Bereichen Besonderheiten auf, die in Kapitel 12.2 näher erläutert werden.

Übungen

1. Nennen Sie die Patientengruppen, die in der Regel privat krankenversichert sind.
2. Wodurch kommt ein Behandlungsvertrag zustande?
3. Wer ist für den Erlass der GOÄ zuständig?
4. Unterscheiden Sie die GOÄ von der UV-GOÄ.
5. Nennen Sie die Patientengruppen, bei denen die Abrechnung nicht über den Patienten selbst erfolgt.

5.2.2 EBM

Info

Der **Einheitliche Bewertungsmaßstab (EBM)** wurde 1978 eingeführt und vereinheitlichte die bis dahin geltenden unterschiedlichen Gebührenordnungen der verschiedenen gesetzlichen Krankenkassen. Bis heute wurde der EBM viele Male überarbeitet. Kleinere Veränderungen des EBM erfolgen fast in jedem Quartal, sodass sich Arzt und Praxispersonal fortlaufend über Neuerungen informieren müssen.

Die Kassenärztliche Bundesvereinigung (KBV) veröffentlicht auf ihrer Internetseite den jeweils aktuell gültigen EBM.

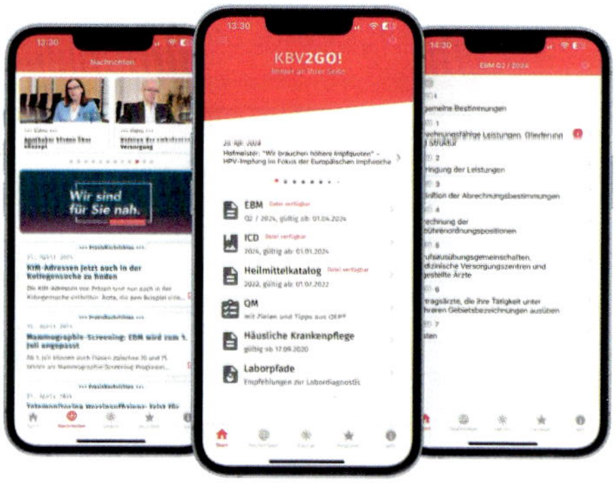

Abb. KVB2GO-App (© www.kbv.de)

Eine benutzerfreundliche EBM-Version findet sich auch auf der App „KBV2GO!".

Rechtsgrundlage des EBM ist das **Fünfte Sozialgesetzbuch (SGB V).** Der Einheitliche Bewertungsmaßstab ist ein Bestandteil des **Bundesmantelvertrags** zwischen der Kassenärztlichen Bundesvereinigung und den gesetzlichen Krankenkassen. Erstellt und fortlaufend angepasst wird der EBM von den Mitgliedern des **Bewertungsausschusses,** der sich aus Vertretern der Krankenkassen und der Kassenärztlichen Bundesvereinigung zusammensetzt. Der Katalog der abrechnungsfähigen vertragsärztlichen Leistungen im EBM ist abschließend. Das heißt, Leistungen, die dort nicht aufgeführt sind, fallen auch nicht unter die Honorarregelung des EBM.

Der Arzt dokumentiert seine erbrachten Leistungen und schreibt die berechnungsfähigen Gebührenordnungspositionen (GOP) in das Abrechnungsprogramm. Am Ende des Quartals reicht der Arzt seine Abrechnungsunterlagen seiner zuständigen **Kassenärztlichen Vereinigung** ein und erhält von dort sein Honorar. Ärztliche Leistungen, die nicht in dem EBM aufgeführt sind, werden nach der GOÄ direkt mit dem Patienten abgerechnet.

Die folgende Abbildung erläutert den Abrechnungsweg bei gesetzlich Krankenversicherten.

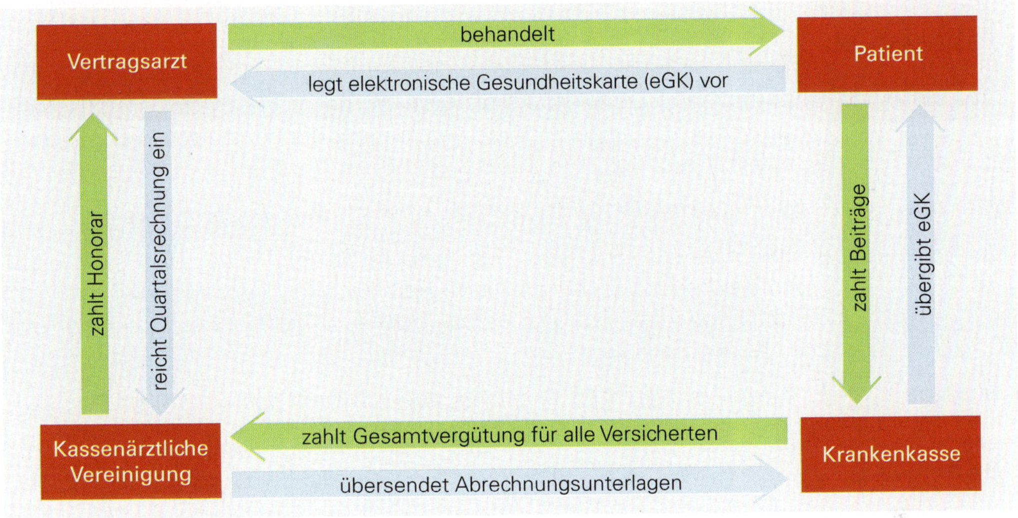

Abb. Kassenärztliches Viereckmodell

Merke:

Vertragsärztliche Leistungen bei **gesetzlich Krankenversicherten** und bei den meisten Patienten aus der Gruppe der **Sonstigen Kostenträger** werden nach dem **EBM** vergütet und über die **KV** abgerechnet.

Übungen

1. Welche Rechtsgrundlage hat der EBM?
2. Wer erstellt und aktualisiert den EBM fortlaufend?
3. Der 46-jährige Herr Kostner, Patient der DAK, kommt heute zur Krebsfrüherkennung. In diesem Rahmen bittet er um die Durchführung der PSA-Blutuntersuchung (PSA = Prostata spezifisches Antigen). Im EBM ist keine Gebührenordnungsposition zur Bestimmung des PSA-Wertes im Rahmen der Krebsfrüherkennung enthalten. Wie wird die PSA-Wert-Bestimmung in diesem Fall abgerechnet?

6 Gebührenordnung für Ärzte (GOÄ)

Fallbeispiel

Der 58-jährige Oberstudienrat Dr. Ernst Amelang sucht heute die Praxisgemeinschaft auf. Der Patient legt der MFA Marina Vogt die Liquidation, die er heute von Dr. Helbig auf dem Postweg erhalten hat, vor.

Marina: *Guten Tag, Herr Dr. Amelang. Was kann ich denn heute für Sie tun?*

Dr. Amelang: *Ich begrüße Sie, Frau Vogt. Ich habe heute von Ihrem Dr. Helbig eine Honorarabrechnung bekommen. Bei der Rechnungsprüfung ist mir etwas aufgefallen. Prüfen Sie doch bitte auch mal die Rechnung; bemerken Sie den Fehler?*

Marina: *Es tut mir leid, Herr Dr. Amelang, aber ich kann beim besten Willen keinen Fehler entdecken!*

Dr. Amelang: *Gut, dann werde ich es Ihnen erklären. Am 17. November hat Dr. Helbig mit mir ein ausführliches Gespräch geführt und anschließend hat er mir Blut abgenommen. Die Gebühr für die Blutabnahme hat er mit dem Faktor 1,8 multipliziert, aber die Gebühr für die Beratung, die hat er um den Faktor 2,3 gesteigert. Das kann doch nicht sein! Die Ärzte können sich doch nicht einfach aussuchen, wie viel sie an uns Privatpatienten verdienen.*

Marina: *Das erkläre ich Ihnen gerne, Herr Dr. Amelang!*

Info

Die Kenntnis des Aufbaus und der Systematik der GOÄ erleichtert den Umgang mit der Gebührenordnung. Bei der Abrechnung müssen einige Bestimmungen beachtet werden, die an verschiedenen Stellen der GOÄ aufgeführt sind.

Der Verband der Privatärztlichen Verrechnungsstellen bietet mit der „iGOÄ" für Smatphones eine kostenlose App zum einfachen Recherchieren der GOÄ an.

6.1 Aufbau

Die GOÄ besteht aus zwei wesentlichen Teilen. Im ersten Teil der Gebührenordnung regeln 12 **Paragrafen** die Anwendung der GOÄ. Der zweite Teil beinhaltet das **Gebührenverzeichnis,** das in verschiedene **Abschnitte** eingeteilt ist. Die Abschnitte tragen die Buchstaben **A–P.** Auf den Inhalt der einzelnen Abschnitte wird im Folgenden näher eingegangen. Am Ende der GOÄ befindet sich ein **Stichwortregister.** In diesem Register sind alle abrechnungsfähigen Leistungen in alphabetischer Reihenfolge aufgelistet. Das Verzeichnis nennt die allgemeinen Leistungen getrennt von den Laborleistungen. Neben den Leistungen sind die jeweiligen Abrechnungsnummern angegeben , z. B. „Belastungs-EKG 652".

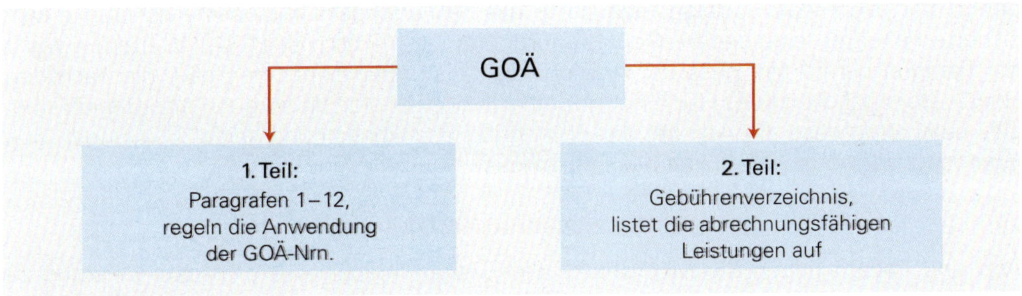

Abb. Aufbau der GOÄ

6.1.1 Paragrafenteil

Die folgende Übersicht benennt die einführenden 12 Paragrafen, die im Folgenden näher erläutert werden.

Paragraf	Titel
§ 1	Anwendungsbereich
§ 2	Abweichende Vereinbarung
§ 3	Vergütungen
§ 4	Gebühren
§ 5	Bemessung der Gebühren für Leistungen des Gebührenverzeichnisses
§ 5a	Bemessung der Gebühren in besonderen Fällen
§ 5b	Bemessung der Gebühren bei Versicherten des Standardtarifes der privaten Krankenversicherung
§ 6	Gebühren für andere Leistungen
§ 6a	Gebühren bei stationärer Behandlung
§ 7	Entschädigungen
§ 8	Wegegeld
§ 9	Reiseentschädigung
§ 10	Ersatz von Auslagen
§ 11	Zahlung durch öffentliche Leistungsträger
§ 12	Fälligkeit und Abrechnung der Vergütung; Rechnung

§ 1 Anwendungsbereich

§ 1 der GOÄ (Anwendungsbereich) besagt, dass die Honorierung der erbrachten ärztlichen Leistungen auf Basis der GOÄ erfolgen muss, es sei denn, dass durch ein Bundesgesetz eine davon abweichende Regelung getroffen wurde. Zu diesen Bundesgesetzen gehört vor allem das Sozialgesetzbuch V, das festlegt, dass für gesetzlich krankenversicherte Patienten eine andere Gebührenordnung gilt, nämlich der EBM. Weiterhin weist der Paragraf darauf hin, dass der Arzt nur die Leistungen berechnen darf, die nach den Regeln der ärztlichen Kunst für eine medizinisch notwendige Versorgung erforderlich sind. Das beinhaltet, dass der Arzt bei der Erbringung und Abrechnung seiner Leistungen den Grundsatz der Wirtschaftlichkeit beachten muss.

§ 2 Abweichende Vereinbarung

Arzt und Patient haben die Möglichkeit, eine Vergütung für eine erbrachte Leistung zu vereinbaren, die von den Vorgaben der Gebührenhöhe in der GOÄ abweicht. Diese Vereinbarung, die im **§ 2 der GOÄ (Abweichende Vereinbarung)** thematisiert wird, muss schriftlich formuliert werden; das Dokument wird auch als **Abdingung** bezeichnet. Die Abdingung muss vor Behandlungsbeginn verfasst werden, besondere Formvorschriften müssen hierbei eingehalten werden.

Die Abdingung muss Folgendes enthalten:

- GOÄ-Nr.
- Bezeichnung der Leistung
- Steigerungssatz
- vereinbarter Betrag
- Hinweis: „Eine Erstattung der Vergütung durch Erstattungsstellen ist möglicherweise nicht in vollem Umfang gewährleistet."

Es ist zu beachten, dass bei der Erbringung von Leistungen aus bestimmten Abschnitten der GOÄ eine abweichende Gebührenvereinbarung **nicht möglich** ist. Es handelt sich hierbei um die folgenden Abschnitte:

- Abschnitt A: Gebühren in besonderen Fällen
- Abschnitt E: Physikalisch-medizinische Leistungen
- Abschnitt M: Laboratoriumsuntersuchungen
- Abschnitt O: Strahlendiagnostik, Nuklearmedizin

Für die Erbringung von Leistungen aus den hier nicht genannten Abschnitten ist eine Abdingung möglich. So kann eine abweichende Honorarvereinbarung beispielsweise für Leistungen aus dem Abschnitt B (= Grundleistungen und allgemeine Leistungen) erfolgen.

Notfall- und akute Schmerzbehandlungen dürfen nicht von einer abweichenden Vereinbarung abhängig gemacht werden.

§ 3 Vergütungen

§ 3 der GOÄ (Vergütungen) formuliert, dass der Arzt **Gebühren, Entschädigungen und Ersatz von Auslagen** in Rechnung stellen kann. In den folgenden Paragrafen wird der Sachverhalt erläutert.

§ 4 Gebühren und § 5 Bemessung der Gebühren für Leistungen des Gebührenverzeichnisses

In **§ 4 (Gebühren) und § 5 (Bemessung der Gebühren für Leistungen des Gebührenverzeichnisses)** werden der Begriff „Gebühren" und die damit zusammenhängenden Abrechnungsbestimmungen näher erläutert. Die Leistungen, die der Arzt in Form von Gebühren in Rechnung stellt, können entweder von ihm persönlich, von seinem Fachpersonal oder von einer Laborgemeinschaft erbracht werden. Mit den Gebühren sind alle Praxiskosten einschließlich der Kosten für Sprechstundenbedarf sowie die Kosten für den Gebrauch von Instrumenten und Apparaturen abgegolten und dürfen nicht gesondert berechnet werden. Ausgenommen davon sind der „Ersatz von Auslagen" (GOÄ § 10), die zusätzlich in Rechnung gestellt werden können. Nähere Erläuterungen zur Bemessung der Gebühren finden sich in Kapitel 6.1.3.

§ 6 Gebühren für andere Leistungen

§ 6 der GOÄ (Gebühren für andere Leistungen) thematisiert die Tatsache, dass bestimmte ärztlich erbrachte Leistungen, die medizinisch notwendig sind, in der GOÄ nicht aufgeführt sind. Dieser Umstand kann damit zusammenhängen, dass die betreffende Leistung mittlerweile nach den Regeln der ärztlichen Kunst anerkannt ist, jedoch noch nicht in die GOÄ aufgenommen wurde. In diesem Fall ist der Arzt berechtigt, die Leistung zu erbringen und abzurechnen. Die Leistung wird dann entsprechend einer in der GOÄ genannten Leistung berechnet, die nach Art, Kosten- und Zeitaufwand der erbrachten Leistung entspricht. Als Beispiel kann hier der Troponin-Test zur Herzinfarktdiagnostik angeführt werden.

§ 7 Entschädigungen

Der Arzt erhält als Entschädigung für Besuche **Wegegeld** und **Reiseentschädigung (§ 7 GOÄ, Entschädigungen).** Mit diesen Erstattungen werden Zeitversäumnisse und die durch den Besuch bedingten Mehrkosten abgegolten.

§ 8 Wegegeld und
§ 9 Reiseentschädigung

Die **§§ 8 (Wegegeld) und 9 (Reiseentschädigung)** formulieren die Bestimmungen bezüglich der Entschädigung, auf die der Arzt Anspruch hat: Unabhängig davon, ob der Arzt seine Patienten mit dem eigenen Fahrzeug oder mit anderen Verkehrsmitteln besucht, kann er bei einer Entfernung bis zu 25 km **Wegegeld** berechnen. Dabei werden nicht die zurückgelegten Kilometer zugrunde gelegt, sondern der jeweilige Radius um die Praxisstelle des Arztes. Tritt der Arzt seinen Besuch von seiner Wohnung aus an, so ist der Radius um die Wohnung des Arztes maßgebend.

Für die Berechnung des **Wegegeldes** gelten folgende Regelungen:

Radius	Uhrzeit	Euro
bis 2 km	8 Uhr bis 20 Uhr	3,58
	20 Uhr bis 8 Uhr	7,16
mehr als 2 km bis 5 km	8 Uhr bis 20 Uhr	6,65
	20 Uhr bis 8 Uhr	10,23
mehr als 5 km bis 10 km	8 Uhr bis 20 Uhr	10,23
	20 Uhr bis 8 Uhr	15,34
mehr als 10 km bis 25 km	8 Uhr bis 20 Uhr	15,34
	20 Uhr bis 8 Uhr	25,56

Werden mehrere Patienten derselben häuslichen Gemeinschaft oder in einem Heim, beispielsweise in einem Altenheim, besucht, darf der Arzt das Wegegeld, unabhängig von der Anzahl der besuchten Patienten und unabhängig von deren Versichertenstatus, **nur einmalig** berechnen. Das bedeutet, dass das Wegegeld auf die Patienten zu gleichen Teilen aufgeteilt wird. Besucht der Arzt beispielsweise ein Ehepaar, bei dem ein Partner gesetzlich, der andere privat versichert ist, darf der Arzt das Wegegeld bei dem privat Versicherten nur zur Hälfte berechnen.

Anstelle des Wegegeldes kann eine **Reiseentschädigung** berechnet werden, wenn der Arzt einen Besuch tätigt, bei dem zwischen seiner Praxisstelle und der Besuchsstelle mehr als 25 km liegen. In diesem Fall werden die tatsächlich zurückgelegten Kilometer berechnet.

Für die Berechnung der **Reiseentschädigung** gelten folgende Regelungen:

Reiseentschädigung/Regelung	Beispiel
Für jeden zurückgelegten Kilometer erhält der Arzt 26 Cent bei Benutzung des eigenen Fahrzeuges.	Dr. Helbig legt mit seinem eigenen Fahrzeug 30 Kilometer pro Strecke zurück, um den Patienten Erwin Melchert zu besuchen. Er erhält als Entschädigung 60 x 0,26 Euro = 15,60 Euro (Hin- und Rückfahrt).
Bei Benutzung von anderen Verkehrsmitteln werden die tatsächlichen Kosten berechnet.	Dr. Helbig legt mit einem öffentlichen Verkehrsmittel 30 Kilometer pro Strecke zurück, um die Patientin Anna Schaf zu besuchen. Die Fahrtkosten von 24,20 Euro werden erstattet.
Bei Abwesenheit bis zu 8 Stunden erhält der Arzt 51,13 Euro (zusätzlich zu den Fahrtkosten).	Dr. Helbig tätigt einen Besuch und ist dabei insgesamt 5 Stunden unterwegs. Er erhält 51,13 Euro (zusätzlich zu den Fahrtkosten).
Bei Abwesenheit von mehr als 8 Stunden erhält der Arzt 102,26 Euro (zusätzlich zu den Fahrtkosten).	Dr. Helbig tätigt einen Besuch und ist dabei 9 Stunden unterwegs. Er erhält 102,26 Euro (zusätzlich zu den Fahrtkosten).
Entstehen dem Arzt im Rahmen seiner Besuchstätigkeit Übernachtungskosten, so werden diese erstattet (zusätzlich zu den Fahrtkosten und der Abwesenheitsentschädigung).	Dr. Helbig besucht den Patienten Rolf Eilers an seinem Urlaubsort. Es entstehen Übernachtungskosten von 78 Euro, die Dr. Helbig zusätzlich in Rechnung stellt.

Merke:

- **Wegegeld** wird berechnet bei einer **Entfernung bis zu 25 km** zwischen Praxissitz bzw. Wohnsitz des Arztes und der Besuchsstelle. Maßgeblich für die Berechnung ist er jeweilige Radius um die Praxisstelle des Arztes.
- **Reiseentschädigung** wird berechnet bei einer **Entfernung von mehr als 25 km** zwischen dem Praxissitz des Arztes und der Besuchsstelle. Maßgeblich für die Berechnung sind die tatsächlich gefahrenen Kilometer.

§ 10 Ersatz von Auslagen

§ 10 der GOÄ (Ersatz von Auslagen) regelt, welche Auslagen neben den für die ärztlichen Leistungen vorgesehenen Gebühren zusätzlich berechnet werden können. Bei Ersatz von Auslagen handelt es sich vor allem um Arzneimittel, Verbandmittel und sonstige Materialien, die der Patient behält oder die er mit einmaliger Anwendung verbraucht, sowie um Versand- und Portokosten. Nicht berechnungsfähig sind dagegen Kleinmaterialien wie Zellstoff, Mullkompressen oder Wattestäbchen sowie Desinfektionsmittel und Einmalartikel. Welche Artikel im Einzelnen berechnungsfähig sind, können im Paragrafen 10 der GOÄ nachgelesen werden.

§ 11 Zahlung durch öffentliche Leistungsträger

Die GOÄ dient nicht nur bei privat versicherten Patienten als Abrechnungsgrundlage, sondern auch bei Patienten, deren Leistungen von öffentlichen Leistungsträgern finanziert werden. Hierzu zählt beispielsweise das Gewerbeaufsichtsamt, das Kostenträger für die Leistungen bei der Jugendarbeitsschutzuntersuchung ist. Die Leistungen sind direkt mit dem entsprechenden Kostenträger mit festgelegtem Steigerungssatz abzurechnen. Der **§ 11 der GOÄ** regelt die **Zahlung durch öffentliche Leistungsträger.**

§ 12 Fälligkeit und Abrechnung der Vergütung; Rechnung

Die Modalitäten hinsichtlich der Fälligkeit und Abrechnung der Vergütung werden in **§ 12 der GOÄ (Fälligkeit und Abrechnung der Vergütung; Rechnung)** näher erläutert. Das Kapitel 6.1.5 setzt sich ausführlich mit dieser Thematik auseinander.

Übungen

1. Unter welchen Voraussetzungen können der Arzt und der Patient eine Vergütung für eine ärztliche Leistung vereinbaren, die von den Vorgaben der Gebührenhöhe in der GOÄ abweicht?
2. Wie kann ein Arzt vorgehen, der eine Leistung erbracht hat, die nach den Regeln der ärztlichen Kunst anerkannt ist, jedoch noch nicht in den Leistungskatalog der GOÄ aufgenommen wurde?
3. Geben Sie für die folgenden Beispiele an, in welcher Höhe der Arzt/die Ärztin Anspruch auf Wegegeld hat.
   a) Herr Dr. Helbig besucht um 13 Uhr den Patienten Klaus Sonnenberg, der 1,8 km von der Praxis entfernt wohnt.
   b) Frau Dr. Söhnke besucht um 20.30 Uhr den Patienten Otto Maurer. Der Patient wohnt 4 km von der Wohnung der Ärztin entfernt, von der aus sie den Besuch antritt.
   c) Herr Dr. Helbig besucht um 22.00 Uhr die Patientin Sandra Bergmann, die 1 km von der Wohnung des Arztes entfernt wohnt; der Arzt tritt den Besuch von seiner Wohnung aus an.

d) Herr Dr. Helbig besucht tagsüber drei Patienten, die alle in derselben Straße, im Umkreis von 6 km von der Praxis, wohnen.

e) Frau Dr. Söhnke besucht um 17 Uhr drei Bewohner eines Altenheims. Das Altenheim liegt 9 km von der Praxis entfernt.

4. Erläutern Sie den Unterschied zwischen dem Wegegeld und der Reiseentschädigung.

5. Geben Sie für die folgenden Beispiele an, in welcher Höhe der Arzt bzw. die Ärztin Anspruch auf Reiseentschädigung hat.

a) Herr Dr. Helbig besucht eine Patientin, die 28 km von der Praxis entfernt wohnt. Der Arzt legt die Strecke mit öffentlichen Verkehrsmitteln zurück. Die Fahrkarte kostet pro Strecke 11,20 Euro. Der Arzt ist insgesamt 2,5 Stunden unterwegs.

b) Frau Dr. Söhnke besucht eine Patientin und benutzt dafür ihren eigenen Pkw. Die Patientin wohnt 32 km von der Praxis entfernt. Die Ärztin ist insgesamt 8 Stunden unterwegs.

c) Frau Dr. Söhnke besucht eine Patientin mit dem eigenen Pkw an deren Urlaubsort, der 50 km entfernt ist. Die Ärztin ist insgesamt vier Stunden unterwegs.

d) Herr Dr. Helbig besucht mit dem eigenen Pkw seinen Patienten an dessen Urlaubsort, der 490 km entfernt ist. Der Arzt tritt die Reise um 16.30 Uhr an und übernachtet am Urlaubsort. Die Übernachtung kostet 89 Euro. Dr. Helbig erreicht seine Heimatstadt am nächsten Tag am späten Abend.

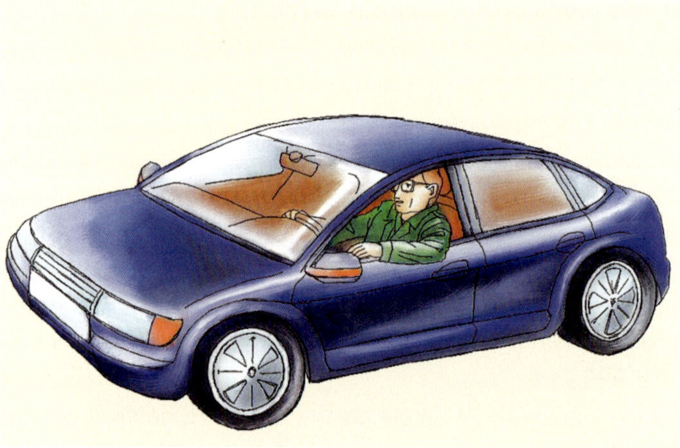

6.1.2 Gebührenverzeichnis

Den Paragrafen folgt das eigentliche **Gebührenverzeichnis.** Das Gebührenverzeichnis ist in 16 fachgebietsbezogene Abschnitte unterteilt (A–P). Die folgende Übersicht stellt die Abschnitte mit ihren entsprechenden Leistungsbereichen dar.

Abschnitt	Leistungsbereich	Beispiele/Erläuterung	GOÄ-Nummern
A	Gebühren in besonderen Fällen	Hier werden einige GOÄ-Nummern aus anderen Abschnitten aufgeführt. Diese Nummern sind im jeweiligen Abschnitt durch ein Sternchen (*) gekennzeichnet. Es gilt ein reduzierter Gebührenrahmen (Schwellensatz: 1,8-fach, Höchstsatz: 2,5-fach).	Beispiel: 2* (Ausstellen eines Wiederholungsrezeptes)
B	Grundleistungen und allgemeine Leistungen	Beratungen, Untersuchungen, Visiten, Besuche, Berichte, Briefe, Wegegeld, Reiseentschädigungen	1–109
C	Nichtgebietsbezogene Sonderleistungen	Verbände, Blutentnahmen, Injektionen, Infusionen, Punktionen, Sonographie, Impfungen	200–449
D	Anästhesieleistungen	Rauschnarkose, Vollnarkose, Lokalanästhesie	450–498
E	Physikalisch-medizinische Leistungen	Inhalation, Krankengymnastik, Massagen, Hydrotherapie, Wärmebehandlung, Elektrotherapie	500–569
F	Innere Medizin, Kinderheilkunde, Dermatologie	Hyperventilationsprüfung, EKG, Langzeitblutdruckmessung, Prüfung der kindlichen Entwicklung	600–793
G	Neurologie, Psychiatrie, Psychotherapie	Neurologische Untersuchung, EEG, psychiatrische Notfallbehandlung	800–887
H	Geburtshilfe und Gynäkologie	Beistand bei einer Geburt, vaginale Behandlung, Einlegen eines Intrauterinpessars	1001–1168
I	Augenheilkunde	Refraktionsbestimmung, Prüfung der Kontaktlinsen, Entfernung von Fremdkörpern	1200–1386
J	Hals-, Nasen-, Ohrenheilkunde	Hörprüfung, Entfernung von Fremdkörpern, Stillung von Nasenbluten	1400–1639
K	Urologie	Spülung der Harnröhre, Katheterisierung, Zystoskopie	1700–1860
L	Chirurgie, Orthopädie	Versorgung von Wunden, Einrenkung einer Luxation	2000–3321
M	Laboratoriumsuntersuchungen	Untersuchungen von Blut und Urin	3500–4787

Abschnitt	Leistungsbereich	Beispiele/Erläuterung	GOÄ-Nummern
N	Histologie, Zytologie, Zytogenetik	Histologische Untersuchung eines Materials, zytologische Untersuchung zur Krebsdiagnostik, Chromosomenanalyse	4800–4873
O	Strahlendiagnostik, Nuklearmedizin, Magnetresonanztomographie, Strahlentherapie	Röntgendiagnostik, Angiographie, Computertomographie, nuklearmedizinische Diagnostik, Szintigraphie, Kernspintomographie	5000–5855
P	Sektionsleistungen	Leichenschau	6000–6018

6.1.3 Leistungsvergütung

In der GOÄ wird jeder medizinischen Leistung eine Ziffer zugeordnet, beispielsweise steht die Ziffer 1 für „Beratung – auch mittels Fernsprecher" oder die Ziffer 5 für „Symptombezogene Untersuchung". Die GOÄ legt **Mindest- und Höchstwerte** für die einzelnen medizinischen Leistungen hinsichtlich der Vergütung fest, die nicht unter- bzw. überschritten werden dürfen. Die Vergütung einer Leistung ergibt sich aus der **Punktzahl,** die zu einer **Leistungsziffer** angegeben ist. Die **einfache Gebühr** errechnet sich aus der Punktzahl multipliziert mit einem festen **Punktwert von ca. 5,83 Cent.**

GOÄ-Nr.	Leistung	GOÄ Punktzahl	GOÄ 1-fach €
5	Symptombezogene Untersuchung. *Die Leistung nach Nummer 5 ist neben den Leistungen nach den Nummern 6 bis 8 nicht berechnungsfähig.*	80	4,66

Leistungsziffer — Leistung — Punktzahl x 5,82873 Cent = Einfachsatz

Abb. Ermitteln des einfachen Satzes

Beispielsweise hat die Ziffer 5 eine Punktzahl von 80. Multipliziert man die Punktzahl 80 mit dem Punktwert von 5,82873 Cent, ergibt sich eine einfache Gebühr von 4,66 Euro. Für die symptombezogene Untersuchung eines Patienten kann der Arzt somit eine Mindestgebühr von 4,66 Euro verlangen.

Wenn die Erbringung der Leistung mit **Schwierigkeiten, höherem Zeitaufwand** oder **besonderen Umständen** verbunden ist, hat der Arzt das Recht, die einfache Gebühr bis zu einem festgelegten Höchstsatz zu steigern. Zwischen dem Einfachsatz und dem Höchstsatz liegt die sogenannte **Begründungsschwelle** (Schwellensatz). Überschreitet der Arzt die Begründungsschwelle, muss er die Gründe für die Honorarhöhe schriftlich angeben.

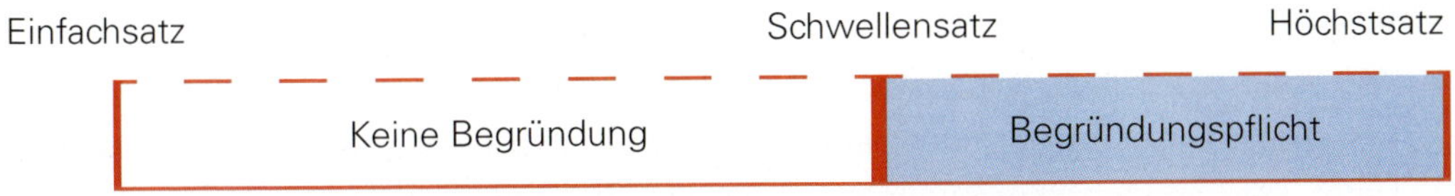

Abb. Steigerungsmöglichkeiten von ärztlichen Leistungen im Gebührenrahmen

In der Gebührenordnung sind die Beträge für die wichtigsten **Steigerungsfaktoren** angegeben:

GOÄ-Nr.	Leistung	GOÄ Punktzahl	GOÄ 1-fach €	GOÄ 2,3-fach €	GOÄ 3,5-fach €
1	Beratung – auch mittels Fernsprecher –	80	4,66	10,72	16,32

GOÄ-Auszug

Die Höhe des Steigerungsfaktors ist nicht nur vom **Schwierigkeitsgrad der Leistung** und dem **Zeitaufwand,** der zur Erbringung der Leistung benötigt wird, abhängig, sondern auch von der **Leistungsart.** In diesem Zusammenhang werden drei Leistungsarten unterschieden:

- persönliche ärztliche Leistung, wie beispielsweise die symptombezogene Untersuchung
- physikalisch-technische Leistung, wie beispielsweise eine Röntgenaufnahme
- Laborleistungen, wie beispielsweise die Bestimmung der Blutkörperchensenkungsgeschwindigkeit (BSG)

Der folgenden Tabelle sind die jeweiligen Steigerungsmöglichkeiten von privatärztlichen Leistungen zu entnehmen:

Leistungsart	Schwellensatz	Höchstsatz
Persönliche ärztliche Leistungen	2,3-facher Satz	3,5-facher Satz
Physikalisch-technische Leistungen	1,8-facher Satz	2,5-facher Satz
Laborleistungen	1,15-facher Satz	1,3-facher Satz

Abweichende Vereinbarungen mit Steigerungssätzen oberhalb des Höchstwertes sind nur für persönliche ärztliche Leistungen möglich und nur dann, wenn der Arzt den Patienten **vor** der Behandlung über die Gründe der Abweichung aufklärt. Der Patient bestätigt sein Einverständnis mit der abweichenden Vergütung durch seine Unterschrift auf der **Abdingungserklärung.** Diese Abdingungserklärung muss den Hinweis enthalten, dass eine Erstattung der Vergütung durch Erstattungsstellen, wie beispielsweise die private Krankenversicherung des Patienten, möglicherweise nicht in vollem Umfang gewährleistet ist (siehe § 2 GOÄ).

Übungen

1. Wie errechnet sich die Mindestgebühr (Einfachsatz) einer Leistung nach der GOÄ?
2. Unter welchen Voraussetzungen hat der Arzt das Recht, die einfache Gebühr zu steigern?
3. Unter welchen Voraussetzungen muss ein abrechnender Arzt die Gründe für eine Gebühr, die oberhalb der Mindestgebühr liegt, angeben?
4. Frau Dr. Söhnke führt eine symptombezogene Untersuchung einer Patientin durch. Der für die Untersuchung benötigte hohe Zeitaufwand rechtfertigt nach Ansicht der Ärztin eine 2,3-fache Steigerung der Mindestgebühr. Muss die Ärztin für die erhöhte Gebühr eine Begründung angeben? Erläutern Sie Ihre Antwort.
5. Geben Sie für persönliche ärztliche Leistungen, physikalisch-technische Leistungen sowie für Laborleistungen den jeweiligen Schwellenwert und den jeweiligen Höchstwert an.
6. Dr. Amelang (siehe Fallbeispiel) versteht nicht, warum die Blutentnahme um den Faktor 1,8 und die Beratung um den Faktor 2,3 gesteigert wurde. Klären Sie ihn auf.
7. Unter welchen Voraussetzungen kann der Arzt mit dem Patienten einen Steigerungssatz vereinbaren, der oberhalb des Höchstwertes liegt?

6.1.4 Basistarif

Seit 2009 müssen die privaten Krankenversicherungen den sogenannten **Basistarif** anbieten. Der Beitrag, den ein Versicherter im Basistarif zahlen muss, darf nicht höher sein als der Höchstbeitrag zur gesetzlichen Krankenversicherung. Darüber hinaus darf die private Krankenversicherung keinen Risikozuschlag erheben. Der Leistungsumfang des Basistarifs ist mit dem Leistungskatalog der gesetzlichen Krankenkassen vergleichbar.

Der Basistarif ist für Personen gedacht, die sich die Beiträge zur privaten Krankenversicherung nicht mehr leisten können, wie z. B. Rentner oder Selbstständige mit geringerem Einkommen. Seit Einführung der Versicherungspflicht müssen die privaten Krankenversicherungen Personen, die ihren privaten Krankenversicherungsschutz verloren haben, zum Basistarif wieder aufnehmen. Liegt finanzielle Hilfsbedürftigkeit im Sinne des Sozialgesetzbuches vor, reduziert sich der Beitrag auf die Hälfte. Falls der Betroffene den halbierten Beitrag immer noch nicht aufbringen kann, leistet der zuständige Sozialversicherungsträger einen Zuschuss. Auch im Basistarif muss jede versicherte Person (Ehepartner, Kind) einen eigenen Beitrag zahlen.

Die Sicherstellung der Behandlung von Patienten mit Basistarif ist Aufgabe der Kassenärztlichen Bundesvereinigung. Das bedeutet, dass die Behandlung von privat Versicherten mit Basistarif nur von Vertragsärzten übernommen werden darf. Abrechnen darf der Vertragsarzt nach der **GOÄ,** der maximale Steigerungssatz ist allerdings niedriger als üblich.

Die **Steigerungsmöglichkeiten im Basistarif** liegen
- für persönliche ärztliche Leistungen beim 1,2-fachen Satz,
- für medizinisch-technische Leistungen beim 1,0-fachen Satz und
- für Laborleistungen beim 0,9-fachen Satz.

Um sicherzustellen, dass der Patient zu den Bedingungen des Basistarifs behandelt wird, muss er sich in der Praxis entsprechend ausweisen.

Übungen

1. Was versteht man unter dem Basistarif?
2. Für welche Personenkreise wird der Basistarif angeboten?
3. Welche Leistungen umfasst der Basistarif?
4. Wie werden die Leistungen von Patienten mit Basistarif abgerechnet?

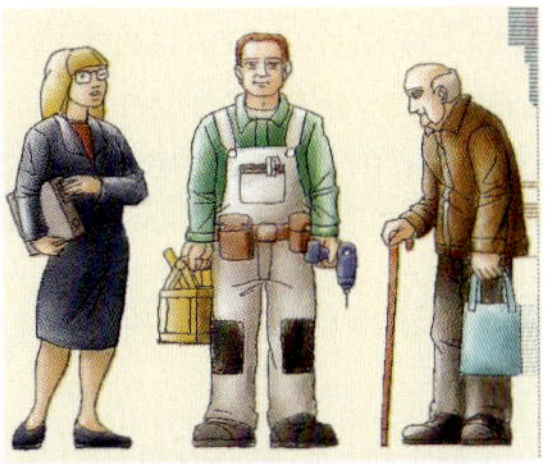

6.1.5 Privatliquidation

Nach Abschluss der Behandlung stellt der Arzt dem Patienten eine **Liquidation** (Privatrechnung) aus. Die Liquidation reicht der Patient seiner Krankenversicherung und ggf. der Beihilfestelle zur Kostenerstattung ein. Eine Liquidation **muss** enthalten:

- Datum der erbrachten Leistung,
- Gebührenordnungsnummer,
- Leistungsbeschreibung,
- Steigerungssatz,
- Entgelt je erbrachter Leistung in Euro,
- Begründung bei Überschreiten des Schwellenwertes.
- bei Entschädigung: Betrag, Art der Entschädigung (Wegegeld oder Reiseentschädigung), Berechnung
- bei Ersatz von Auslagen: Art und Betrag (Achtung: bei einer Auslage über 25,56 Euro muss der Beleg beigefügt werden.)

Bei der Abrechnung von analogen Leistungen gemäß §6 GOÄ muss die analoge Leistung verständlich beschrieben werden. Anschließend folgt der Hinweis „entsprechend" und die Nummer sowie die Bezeichnung der analog berechneten Leistung.

Aufgrund des Behandlungsvertrags zwischen dem Arzt und dem Privatpatienten ist der Patient verpflichtet, das vereinbarte Honorar im vollen Umfang nach Erhalt der Rechnung zu zahlen, unabhängig davon, ob oder in welcher Höhe die Behandlungskosten erstattet werden. Die behandelnde Arztpraxis kann die Liquidation selbst erstellen und versenden oder auch ein externes Institut, z. B. die **privatärztliche Verrechnungsstelle (PVS),** damit beauftragen. Die PVS übernimmt dann alle mit der Privatrechnung verbundenen Aufgaben gegen eine entsprechende Vergütung. Der Privatpatient muss sein Einverständnis geben, dass seine Daten an die PVS zu Abrechnungszwecken weitergegeben werden.

Das Ausstellen der Privatliquidation ist nicht quartalsgebunden und kann zu jedem Zeitpunkt erfolgen. Die ärztliche Berufsordnung legt fest, dass bei einer länger dauernden Behandlung die Liquidation mindestens vierteljährlich zu erstellen ist.

In der Regel räumt der Arzt ein Zahlungsziel von 30 Tagen ein. Wird die Rechnung innerhalb dieser Frist nicht beglichen, so kann der Arzt vom säumigen Patienten Verzugszinsen verlangen. Die Vergütung wird erst mit der Übersendung einer ordnungsgemäß ausgestellten Rechnung fällig. Die Privatliquidation verjährt nach drei Jahren, wobei die Frist am 31. Dezember des Jahres, in dem die Rechnung ausgestellt wurde, beginnt.

Erbringt ein niedergelassener Arzt eine Leistung, die nicht der Krankheitserkennung/-behandlung dient, so ist der Arzt verpflichtet, Umsatzsteuer zu berechnen. Bei den genannten Leistungen handelt es sich beispielsweise um die Erstellung eines Gutachtens für eine Lebensversicherung. In diesem Fall muss der Umsatzsteuersatz von 19 % auf der Liquidation ausgewiesen werden; der entsprechende Betrag wird zu der Gesamtrechnungssumme addiert.

Die folgende Abbildung zeigt eine Liquidation:

Dr. med. Petra Söhnke
Ärztin für Allgemeinmedizin,
Naturheilkunde und Akupunktur

41464 Neuss
Ritterstraße 24
Tel.: 0 21 31/3 48 21

Dr. P. Söhnke · Ritterstraße 24 · 41464 Neuss

Frau
Lisa Musterwoman
Am Museum 1b
41464 Neuss

Liquidation

Bei Zahlung bitte Rechnungsnummer und Datum angeben
Rechnungsnummer: 3465
Rechnungsdatum: 04.10.20xx
Für meine Bemühungen erlaube ich mir zu berechnen: 54,94 Euro

Behandelt wurde: Lisa Musterwoman, geboren am: 10.11.1964

Datum	GOÄ-Nr.	Leistungstext	Anzahl	Steigerungssatz	Ges.Betrag
01.10.20xx	1	Beratung, auch telefonisch	1	2,3	10,72 €
	5	Symptombezogene Untersuchung	1	2,3	10,72 €
	70	Arbeitsunfähigkeitsbescheinigung	1	2,3	5,36 €
02.10.20xx	1	Beratung, auch telefonisch	1	2,3	10,72 €
	5	Symptombezogene Untersuchung	1	2,3	10,72 €
	3501	Blutsenkung	1	1,15	4,02 €
	3597.H1	Laktatdehydrogenase (LDH)	1	1,15	2,68 €
			Rechnungsbetrag		**54,94 €**

Diagnosen:
grippaler Infekt, Hepatopathie

Abrechnung gemäß der gültigen Gebührenordnung für Ärzte

Bitte zahlen Sie den angegebenen Betrag bis zum 03.11.20xx

Bankverbindung: Deutsche Bank, IBAN DE51 4008 0024 5392 2318, BIC DEUTSCHDEFF400

Abb. Liquidation

Übungen

1. Was versteht man unter einer Liquidation?
2. Welche Angaben muss eine Liquidation enthalten?
3. Was muss bei der Abrechnung von analogen Leistungen beachtet werden?
4. Ein privat krankenversicherter Patient möchte die Liquidation erst begleichen, wenn die Kostenerstattung durch seine Versicherung erfolgt ist. Nehmen Sie Stellung dazu.
5. Die Abrechnung im Rahmen der vertragsärztlichen Versorgung erfolgt jeweils am Ende des Quartals. Welche Regelung gilt für die Erstellung einer Privatrechnung?

6.2 Grundleistungen nach der GOÄ

Info

Die GOÄ kann von allen **Ärzten und Fachärzten** in gleicher Weise angewendet werden. Einschränkende **Bestimmungen** zu einer GOÄ-Nummer finden sich zu Beginn jedes Abschnitts und unter der Leistungsbeschreibung in kursiver Schrift. Es wird vor allem festgelegt, welche GOÄ-Nummern nicht nebeneinander abgerechnet werden dürfen.

6.2.1 Allgemeine Bestimmungen des GOÄ-Abschnitts B

Die Abrechnungsnummern des **GOÄ-Abschnitts B (Grundleistungen und allgemeine Leistungen)** werden im Rahmen eines Arzt-Patienten-Kontakts häufig abgerechnet. Dieser Abschnitt beinhaltet insbesondere die GOÄ-Nummern für **Beratungs- und Untersuchungsleistungen.** Er gliedert sich in sieben Kapitel, die mit den römischen Ziffern I–VII nummeriert sind:

Kapitel des GOÄ-Abschnitts B	Titel	GOÄ-Nummern/ Zuschläge
I.	Allgemeine Beratungen und Untersuchungen	1–15
II.	Zuschläge zu Beratungen und Untersuchungen nach den Nummern 1, 3, 5, 6, 7 oder 8	A–D und K1
III.	Spezielle Beratungen und Untersuchungen	20–34
IV.	Visiten, Konsiliartätigkeit, Besuche, Assistenz	45–62
V.	Zuschläge zu den Leistungen nach den Nummern 45 bis 62	E–J und K2
VI.	Berichte, Briefe	70–96
VII.	Todesfeststellung	100–109

Zu Beginn des GOÄ-Abschnitts B sind **allgemeine Bestimmungen** aufgeführt, die für mehrere GOÄ-Nummern dieses Abschnittes gelten und beachtet werden müssen:

Allgemeine Bestimmungen

1. *Als Behandlungsfall gilt für die Behandlung derselben Erkrankung der Zeitraum eines Monats nach der jeweils ersten Inanspruchnahme des Arztes.*
2. *Die Leistungen nach den Nummern 1 und/oder 5 sind neben Leistungen nach den Abschnitten C bis O im Behandlungsfall nur einmal berechnungsfähig.*
3. *Die Leistungen nach den Nummern 1, 3, 5, 6, 7 und/oder 8 können an demselben Tag nur dann mehr als einmal berechnet werden, wenn dies durch die Beschaffenheit des Krankheitsfalls geboten war. Bei mehrmaliger Berechnung ist die jeweilige Uhrzeit der Leistungserbringung in der Rechnung anzugeben. Bei den Leistungen nach den Nummern 1, 5, 6, 7 und/oder 8 ist eine mehrmalige Berechnung an demselben Tag auf Verlangen, bei der Leistung nach Nummer 3 generell zu begründen.*
4. *Die Leistungen nach den Nummern 1, 3, 22, 30 und/oder 34 sind neben den Leistungen nach den Nummern 804 bis 812, 817, 835, 849, 861 bis 864, 870, 871, 886 sowie 887 nicht berechnungsfähig.*

Fortsetzung auf S. 32

5. *Mehr als zwei Visiten an demselben Tag können nur berechnet werden, wenn sie durch die Beschaffenheit des Krankheitsfalls geboten waren. Bei der Berechnung von mehr als zwei Visiten an demselben Tag ist die jeweilige Uhrzeit der Visiten in der Rechnung anzugeben. Auf Verlangen ist die mehr als zweimalige Berechnung einer Visite an demselben Tag zu begründen. Anstelle oder neben der Visite im Krankenhaus sind die Leistungen nach den Nummern 1, 3, 4, 5, 6, 7, 8 und/oder 15 nicht berechnungsfähig.*
6. *Besuchsgebühren nach den Nummern 48, 50 und/oder 51 sind für Besuche von Krankenhaus- und Belegärzten im Krankenhaus nicht berechnungsfähig.*
7. *Terminvereinbarungen sind nicht berechnungsfähig.*
8. *Neben einer Leistung nach Nummer 5, 6, 7 oder 8 sind die Leistungen nach den Nummern 600, 601, 1203, 1204, 1228, 1240, 1400, 1401 und 1414 nicht berechnungsfähig.*

Abb. Allgemeine Bestimmungendes GOÄ-Abschnitts B

Die erste Bestimmung definiert den **Behandlungsfall nach der GOÄ.** Die zweite Bestimmung beinhaltet Abrechnungsbestimmungen zu den **GOÄ-Nummern 1 (Beratung) und 5 (Symptombezogene Untersuchung)** für den Behandlungsfall. Da diese beiden Leistungen vom Arzt häufig erbracht werden, werden die beiden ersten Bestimmungen im Folgenden näher erläutert:

Allgemeine Bestimmungen (Auszug aus dem GOÄ-Abschnitt B)	**Erläuterung**
1. Als **Behandlungsfall** gilt für die Behandlung derselben Erkrankung der Zeitraum **eines Monats** nach der jeweils ersten Inanspruchnahme des Arztes.	Der Zeitraum eines Monats ist nicht auf den Monatsnamen bezogen oder mit 31 Tagen definiert. Ein neuer Behandlungsfall liegt dann vor, **wenn sich der Monatsname geändert und das Datum um eins erhöht hat.** Wurde beispielsweise ein Patient am 14. 2. wegen einer Erkrankung behandelt, beginnt bei gleicher Erkrankung am 15. 3. ein neuer Behandlungsfall. **Jede neue Erkrankung eines Patienten ist ein eigener Behandlungsfall.** Erscheint der Patient während eines Behandlungsfalls mit einer anderen Erkrankung, beginnt parallel ein weiterer Behandlungsfall.
2. Die **Leistungen nach den Nummern 1 und/oder 5** sind **neben Leistungen nach den Abschnitten C bis O im Behandlungsfall nur einmal** berechnungsfähig.	Eine **Beratung (GOÄ-Nr. 1)** und/oder eine **symptombezogene Untersuchung (GOÄ-Nr. 5)** können im Behandlungsfall nur **einmal** neben Leistungen aus den GOÄ-Abschnitten C bis O (GOÄ-Nummern 200–5855) abgerechnet werden. Fallen bei weiteren Arztkontakten des Patienten im Behandlungsfall keine Leistungen aus den Abschnitten C bis O an, dürfen die GOÄ-Nummern 1 und/oder 5 immer berechnet werden. Schließt sich die Abrechnung der GOÄ-Nummern 1 und/oder 5 mit anderen GOÄ-Nummern aus, kann die Nummer mit der höheren Gebühr berechnet werden. Die andere Nummer muss gestrichen werden.

Folgende Abrechnungsbeispiele verdeutlichen den Umgang mit den beiden ersten Bestimmungen des GOÄ-Abschnitts B.

Abrechnungsbeispiel 1

Die Privatpatientin Liesel Köster erscheint am 5.3. mit einem akuten Schub ihrer bekannten rheumatoiden Arthritis bei Dr. Helbig. Der Arzt untersucht die Patientin symptombezogen (GOÄ-Nr. 5), berät sie (GOÄ-Nr. 1) und verabreicht eine intramuskuläre Injektion (GOÄ-Nr. 252 aus Abschnitt C).

Am 6.3. erscheint die Patientin das nächste Mal. Sie wird erneut untersucht, beraten und erhält durch Dr. Helbig eine intramuskuläre Injektion.

Abrechnung: 5.3.: GOÄ-Nrn. 1, 5 und 252 **6.3.:** GOÄ-Nrn. 1 und 5

Begründung: Es handelt sich um einen Behandlungsfall, da die Leistungen bei derselben Erkrankung innerhalb eines Monats erbracht werden. Am 5.3. werden die GOÄ-Nrn. 1 und 5 mit einer Leistung aus dem GOÄ-Abschnitt C kombiniert. Deshalb dürfen am 6.3. die GOÄ-Nrn. 1 und 5 nicht mehr zusammen mit der GOÄ-Nr. 252 aus dem GOÄ-Abschnitt C berechnet werden. Es können an diesem Tag entweder die GOÄ-Nrn. 1 und 5 oder die GOÄ-Nr. 252 abgerechnet werden. Da die Vergütung der GOÄ-Nrn. 1 und 5 höher ist als die der GOÄ-Nr. 252, empfiehlt sich die oben genannte Abrechnung.

Abrechnungsbeispiel 2

Die Privatpatientin Jutta Schneeberg erscheint mit Kniebeschwerden aufgrund einer Arthrose am 30.12. bei Dr. Helbig. Der Arzt untersucht die Patientin symptombezogen (GOÄ-Nr. 5) und berät sie (GOÄ-Nr. 1), anschließend verabreicht er ihr ein Analgetikum intravenös (GOÄ-Nr. 253 aus Abschnitt C).

Am 2.1. erscheint die Patientin erneut mit anhaltenden Beschwerden. Dr. Helbig untersucht und berät sie. Außerdem röntgt er das betroffene Gelenk in zwei Ebenen (GOÄ-Nr. 5030 aus Abschnitt O).

Abrechnung: 30.12.: GOÄ-Nrn. 1 und 5 **2.1.:** GOÄ-Nrn. 1, 5 und 5030

Begründung: Es handelt sich um einen Behandlungsfall, da die Leistungen bei derselben Erkrankung innerhalb eines Monats erbracht werden. Hier empfiehlt es sich, die GOÄ-Nr. 1 und 5 neben der GOÄ-Nr. 5030 am 2.1. abzurechnen, da die GOÄ-Nr. 5030 einen höheren Wert hat als die GOÄ-Nr. 253. Die GOÄ-Nr. 253 wird am 30.12. gestrichen, weil sie weniger wert ist als die GOÄ-Nrn. 1 und 5.

Abrechnungsbeispiel 3

Der Privatpatient Thomas Möller erscheint am 14.1. mit Schmerzen und Funktionsstörungen im Bereich der HWS. Er wird durch Dr. Helbig symptombezogen untersucht (GOÄ-Nr. 5) und beraten (GOÄ-Nr. 1). Zusätzlich erhält er eine Arbeitsunfähigkeitsbescheinigung für eine Woche (GOÄ-Nr. 70 aus Abschnitt B).

Wegen anhaltender Beschwerden erscheint der Patient am 17.1. wieder bei Dr. Helbig. Der Arzt untersucht den Patienten erneut symptombezogen, berät ihn und röntgt die Halswirbelsäule in zwei Ebenen (GOÄ-Nr. 5100 aus Abschnitt O).

Abrechnung: 14.1.: GOÄ-Nrn. 1, 5 und 70 **17.1.:** GOÄ-Nrn. 1, 5 und 5100

Begründung: Es handelt sich um einen Behandlungsfall, da die Leistungen bei derselben Erkrankung innerhalb eines Monats erbracht werden. Am 14.1. werden Leistungen ausschließlich aus dem GOÄ-Bereich B abgerechnet. Da am 17.1. zum ersten Mal im Behandlungsfall eine GOÄ-Nr. aus den Bereichen C bis O anfällt, dürfen an diesem Behandlungstag auch die GOÄ-Nrn. 1 und 5 berechnet werden.

Abrechnungsbeispiel 4

Der Privatpatient Wilhelm Fändrich erscheint am 27.8. mit Prellungen am rechten Unterschenkel, die er sich durch einen privaten Unfall zugezogen hat. Er wird durch Dr. Söhnke symptombezogen untersucht (GOÄ-Nr. 5), beraten (GOÄ-Nr. 1) und erhält einen Verband (GOÄ-Nr. 200 aus Abschnitt C).

Am 1.9. erscheint der Patient mit einem Harnwegsinfekt erneut bei Frau Dr. Söhnke. Die Ärztin untersucht den Patienten symptombezogen, berät ihn und führt einen Urinschnelltest (GOÄ-Nr. 3511aus Abschnitt M) durch.

Abrechnung: 27.8.: GOÄ-Nrn. 1, 5 und 200 **1.9.:** GOÄ-Nrn. 1, 5 und 3511

Begründung: Es handelt sich um zwei Behandlungsfälle, da es sich um zwei verschiedene Erkrankungen handelt. Deshalb dürfen die GOÄ-Nrn. 1 und 5 an beiden Tagen neben Leistungen aus den Abschnitten C – O abgerechnet werden.

Die im **GOÄ-Abschnitt B (Grundleistungen und allgemeine Leistungen)** beschriebenen Leistungen dürfen (mit Ausnahme der Zuschläge und der GOÄ-Nummern 2 und 56) mit dem Steigerungssatz der **persönlichen ärztlichen Leistungen** gesteigert werden: **2,3-fach** für den Schwellensatz und **3,5-fach** für den Höchstsatz.

Die **GOÄ-Nummern 2* und 56*** sind mit einem Sternchen versehen und dürfen nur nach den Sätzen der technischen Leistungen gesteigert werden: **1,8-fach** für den Schwellensatz und **2,5-fach** für den Höchstsatz.

Die GOÄ-Zuschläge A – K2 sind nur mit dem **einfachen Gebührensatz** berechnungsfähig.

Übungen

1. Nennen Sie das Datum, an dem ein neuer Behandlungsfall laut GOÄ beginnt, wenn die erste Inanspruchnahme des Arztes wegen einer bestimmten Erkrankung an folgenden Terminen stattfindet:
   a) 1.1.
   b) 28.2.
   c) 15.3.
   d) 31.8.
   e) 27.11.

2. Frau Voss erscheint am 23.6., 28.6. und 1.7. mit einem Harnwegsinfekt bei Frau Dr. Söhnke. Aufgrund ihrer Schilddrüsenerkrankung nimmt sie folgenden Kontrolltermine bei Frau Dr. Söhnke wahr: 29.7., 30.8., 30.9., 10.10. Wie viele Behandlungsfälle nach GOÄ liegen vor?
3. Wie oft dürfen die GOÄ-Nummern 1 und/oder 5 im Behandlungsfall abgerechnet werden?
4. Neben welchen Leistungen dürfen die GOÄ-Nummern 1 und/oder 5 im Behandlungsfall nur einmal abgerechnet werden?

6.2.2 Beratung und Untersuchung

Die GOÄ unterscheidet sowohl **allgemeine** als auch **spezielle Beratungen und Untersuchungen.** Der **GOÄ-Abschnitt B I** enthält die allgemeinen, der **GOÄ-Abschnitt B III** die speziellen Beratungen und Untersuchungen. Die zu den speziellen Leistungen zählenden Vorsorge- und Früherkennungsuntersuchungen werden im Lernfeld 11 (Kapitel 11 dieses Buches) thematisiert.

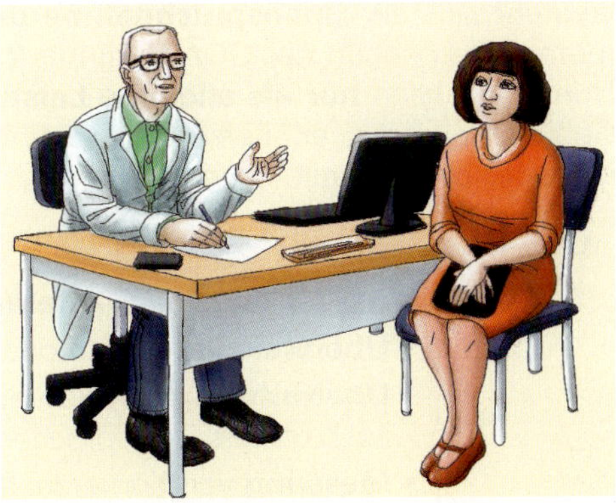

Zur Abrechnung einer allgemeinen **Beratung** stehen dem Arzt zwei GOÄ-Nummern zur Verfügung, die **GOÄ-Nr. 1 und die GOÄ-Nr. 3:**

GOÄ-Nr.	Leistung	Punkte
1	**Beratung** – auch mittels Fernsprecher	80
3	**Eingehende,** das gewöhnliche Maß übersteigende **Beratung** – auch mittels Fernsprecher, Dauer: mindestens 10 Minuten	150

Bei der Abrechnung der **GOÄ-Nummer 3** muss beachtet werden, dass diese **nur als alleinige Leistung** berechnet werden darf oder in Kombination mit Untersuchungsleistungen nach den GOÄ-Nrn. 5, 6, 7, 8, 800 und 801. Das heißt, mit anderen GOÄ-Nummern als den oben genannten darf die GOÄ-Nr. 3 nicht abgerechnet werden.

Abrechnungsbeispiel

Der Privatpatient Lorenz Fährenkötter erscheint bei Dr. Helbig mit einer Prellung des rechten Sprunggelenks. Dr. Helbig untersucht den Patienten symptombezogen (entsprechend GOÄ-Nr. 5) und berät ihn eingehend (entsprechend GOÄ-Nr. 3). Anschließend erhält der Patient einen Tape-Verband am Sprunggelenk (entsprechend GOÄ-Nr. 207).

Abrechnung: GOÄ-Nrn. 1, 5 und 207

Begründung: Die GOÄ-Nummer 3 darf zwar neben der GOÄ-Nummer 5, nicht aber neben der GOÄ-Nummer 207 abgerechnet werden. Neben der GOÄ-Nummer 5 kann der Arzt entweder nur die eingehende Beratung mit 150 Punkten oder die einfache Beratung zusammen mit dem Tape-Verband abrechnen, wofür er zusammen 180 Punkte erhält.

Erfolgt das ärztliche Gespräch nicht mit dem Patienten selbst, sondern über eine Bezugsperson, kann die **GOÄ-Nr. 4** abgerechnet werden. Das kann bei geistig verwirrten Patienten, bei behinderten Kindern oder bei Unfallpatienten notwendig sein.

GOÄ-Nr.	Leistung	Punkte
4	**Erhebung der Fremdanamnese** über einen Kranken und/oder **Unterweisung und Führung der Bezugsperson(en)** – im Zusammenhang mit der Behandlung eines Kranken –	220

Die Abrechnung der GOÄ-Nr. 4 ist nur einmal im Behandlungsfall möglich.

Erscheint ein Patient in der Praxis lediglich, um ein **Wiederholungsrezept oder eine Überweisung** abzuholen, kann die **GOÄ-Nummer 2** abgerechnet werden. Diese GOÄ-Nummer versteht sich als **„Inanspruchnahme des Arztes ohne Beratung"**. Weitere GOÄ-Nummern dürfen neben der GOÄ-Nummer 2 nicht abgerechnet werden. Das heißt, die GOÄ-Nummer 2 kann **nur als alleinige Leistung** abgerechnet werden. Das Sternchen an der Gebührennummer erinnert daran, dass ein reduzierter Gebührenrahmen für die Abrechnung der Leistung gilt.

GOÄ-Nr.	Leistung	Punkte
2*	• Ausstellung von **Wiederholungsrezepten** und/oder • **Überweisungen** und/oder • **Übermittlung** von Befunden oder ärztlichen Anordnungen – auch mittels Fernsprecher – **durch die Arzthelferin** und/oder • **Messung** von Körperzuständen (z. B. Blutdruck, Temperatur) **ohne Beratung,** bei Inanspruchnahme des Arztes.	30

Allgemeine **Untersuchungsleistungen** werden nach den **GOÄ-Nummern 5 bis 8** abgerechnet. Im Rahmen eines Arzt-Patienten-Kontakts kann der Arzt nur eine dieser vier GOÄ-Nummern abrechnen, da sie sich gegenseitig ausschließen. Der Arzt ist berechtigt, die Leistung mit der höheren Vergütung abzurechnen.

Merke:

Dürfen zwei GOÄ-Nummern nicht nebeneinander abgerechnet werden, kann die **höher** bewertete Leistung berechnet werden.

Je nach Aufwand werden drei Stufen von Untersuchungen unterschieden:
- **symptombezogene** Untersuchung
- **vollständige** körperliche Untersuchung eines bestimmten **Organsystems**
- Erhebung eines **Ganzkörperstatus**

Die **digitale Untersuchung des Mastdarms bzw. der Prostata** kann mit der **GOÄ-Nr. 11** jeweils zusätzlich als Einzelleistung abgerechnet werden.

GOÄ-Nr.	Leistung	Punkte
5	**Symptombezogene Untersuchung**	80
6	**Vollständige körperliche Untersuchung** mindestens eines der folgenden Organsysteme: • alle Augenabschnitte • der gesamte HNO-Bereich • das stomatognathe System • die Nieren und ableitenden Harnwege (bei Männern auch gegebenenfalls einschließlich der männlichen Geschlechtsorgane) oder • Untersuchung zur Erhebung eines vollständigen Gefäßstatus – gegebenenfalls einschließlich Dokumentation –	100

GOÄ-Nr.	Leistung	Punkte
7	**Vollständige körperliche Untersuchung** mindestens eines der folgenden Organsysteme: • das gesamte Hautorgan • die Stütz- und Bewegungsorgane • alle Brustorgane • alle Bauchorgane • der gesamte weibliche Genitaltrakt (gegebenenfalls einschließlich Nieren und ableitende Harnwege) – gegebenenfalls einschließlich Dokumentation –	160
8	Untersuchung zur **Erhebung des Ganzkörperstatus,** gegebenenfalls einschließlich Dokumentation	260
11	**Digitaluntersuchung** des Mastdarms und/oder der Prostata	60

Neben den Beratungen und Untersuchungen nach den GOÄ-Nummern 1, 3, 4, 5, 6, 7 oder 8 kann der Arzt ggf. **Zuschläge nach den Buchstaben A bis D sowie K 1** erheben. Die Zuschläge A bis D werden berechnet, wenn die Leistungen in der Zeit zwischen 20 und 8 Uhr oder an Samstagen, Sonntagen oder Feiertagen erbracht werden. Die Zuschläge A bis D werden im Lernfeld 5 (Kapitel 9 in diesem Lehrbuch) erläutert.

Für den höheren Aufwand bei Untersuchungen von **Kindern** bis zum vollendeten 4. Lebensjahr kann der Arzt neben den GOÄ-Nummern 5, 6, 7 oder 8 den GOÄ-Zuschlag K1 abrechnen.

GOÄ-Nr.	Leistung	Punkte
K1	**Zuschlag** zu den Untersuchungen nach den Nummern 5, 6, 7 und 8 bei Kindern bis zum vollendeten 4. Lebensjahr	120

Übungen

1. Dr. Helbig nimmt eine vollständige körperliche Untersuchung des Stütz- und Bewegungsapparates bei Frau Kreuzberg (siehe Fallbeispiel) vor. Zudem führt er ein 15-minütiges Beratungsgespräch mit der Patientin. Welche GOÄ-Nummern dürfen abgerechnet werden?
2. Am 25.2. erhebt Dr. Söhnke bei der Privatpatientin Frau Helmig einen Ganzkörperstatus und berät sie. Am 27.2., 1.3. und 4.3. berät Dr. Söhnke die Privatpatientin jeweils telefonisch. Geben Sie die abrechenbaren GOÄ-Nummern der jeweiligen Tage an.
3. Dr. Söhnke untersucht die 2-jährige, privat versicherte Anna Melowin symptombezogen. Das Kind hat sich beim Spielen eine Prellung zugezogen. Anschließend erläutert die Ärztin der Mutter die Therapie. Rechnen Sie die Leistungen ab.
4. Der Privatpatient Herr Köber holt sich ein Wiederholungsrezept über seine Blutdrucktabletten ab. Bei der Gelegenheit lässt er durch die MFA Gülay seinen Blutdruck überprüfen. Rechnen Sie die erbrachten Leistungen ab.

5. Frau Dr. Söhnke führt bei Frau Hornbach einen Ganzkörperstatus und eine rektale Untersuchung durch. Anschließend berät sie die Patientin. Rechnen Sie die Leistungen nach der GOÄ ab.

6. Die 3-jährige Leni erscheint am 13.8. mit Fußbeschwerden bei Dr. Helbig. Es ist der erste Arzt-Patienten-Kontakt im Behandlungsfall. Der Arzt untersucht den Bewegungsapparat der Patientin vollständig und diagnostiziert eine beidseitige Fußdeformität und verordnet Einlagen. Am 14.8. kommt Leni erneut in die Praxis. Dr. Helbig kontrolliert die Fußstellung mit den neuen Einlagen. Am 31.8. überprüft Dr. Helbig noch einmal den Behandlungsverlauf. Dr. Helbig führt an allen Terminen ein kurzes Beratungsgespräch mit Lenis Mutter. Rechnen Sie die Leistungen nach der GOÄ ab.

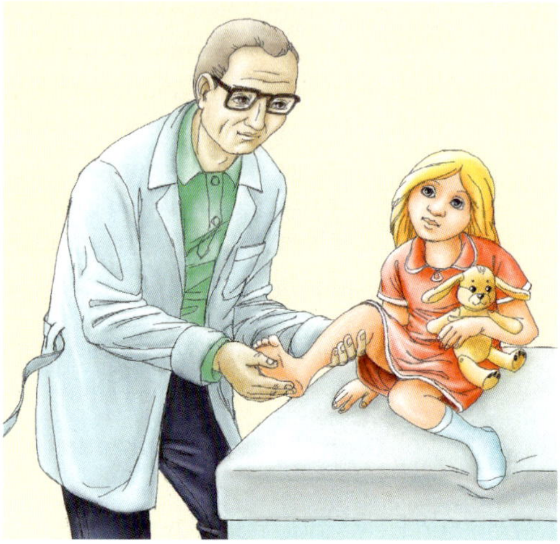

6.2.3 Spezielle Leistungen bei lebensverändernden und chronischen Krankheiten

Der GOÄ-Abschnitt B enthält weiterhin abrechnungsfähige Leistungen bei schwerwiegenden und chronischen Erkrankungen. Drei von diesen GOÄ-Nummern werden hier vorgestellt, da sie für die hausärztliche Praxis von Bedeutung sind.

Betreuung eines chronisch Kranken (GOÄ-Nr. 15)

Mit der **GOÄ-Nr. 15** wird der hohe Aufwand für die **kontinuierliche Betreuung eines chronisch Kranken** vergütet. Neben den eigentlichen medizinischen Leistungen fallen bei diesen Patienten zusätzliche Maßnahmen an wie beispielsweise die Einleitung von Ergotherapie, Gespräche mit Angehörigen oder Arbeitgebern, Organisation von ambulanter Hilfe oder Unterbringung in einem Pflegeheim. Über die eingeleiteten Maßnahmen muss der Arzt sich fortlaufend informieren und sie ggf. anpassen. Der Arzt darf die GOÄ-Nr. 15 einmal im Kalenderjahr abrechnen unter der Voraussetzung, dass er sowohl **therapeutische Maßnahmen** koordiniert als auch verschiedene **soziale Maßnahmen** in die Wege geleitet hat.

Diabetikerschulung (GOÄ-Nr. 33)

Schulungen für Diabetiker mit einer **Mindestdauer von 20 Minuten** dürfen mit der **GOÄ-Nr. 33 maximal drei Mal innerhalb eines Jahres** abgerechnet werden. Die Schulung muss als Einzelschulung nach einem standardisierten und qualitätsgesicherten Schulungsprogramm erfolgen und vom Arzt selbst vorgenommen werden. Zum obligaten Leistungsinhalt gehört die Auswertung eines standardisierten Fragebogens. Werden Patienten mit anderen chronischen Erkrankungen, wie beispielsweise Patienten mit Asthma bronchiale, mithilfe eines standardisierten Programms geschult, darf die GOÄ-Nr. 33 analog abgerechnet werden.

Intensive Erörterung (GOÄ-Nr. 34)

Gespräche bei lebensveränderenden oder lebensbedrohlichen Erkrankungen können, wenn sie **mindestens 20 Minuten** dauern, mit der **GOÄ-Nr. 34** abgerechnet werden. Dem Patienten sollen dabei die Auswirkungen seiner Erkrankung auf sein zukünftiges Leben erläutert werden. Bei evtl. anstehenden Operationen erklärt der Arzt dem Patienten die Maßnahme mit seinen Vor- und Nachteilen. Die Abrechnung der GOÄ-Nr. 34 ist nur in unmittelbarem Zusammenhang mit der Feststellung oder erheblichen Verschlimmerung einer Erkrankung möglich. Sie darf nur im Rahmen eines persönlichen Arzt-Patienten-Kontakts und maximal **zwei Mal innerhalb von 6 Monaten** abgerechnet werden.

GOÄ-Nr.	Leistung	Punkte
15	**Einleitung und Koordination flankierender therapeutischer und sozialer Maßnahmen während der kontinuierlichen Betreuung eines chronisch Kranken** Die Leistung nach Nummer 15 darf **nur einmal im Kalenderjahr** berechnet werden. Neben der Leistung nach Nummer 15 ist die Leistung nach Nummer 4 im Behandlungsfall nicht berechnungsfähig.	300
33	**Strukturierte Schulung einer Einzelperson mit einer Mindestdauer von 20 Minuten** (bei Diabetes, Gestationsdiabetes oder Zustand nach Pankreatektomie) einschließlich Evaluation zur Qualitätssicherung unter diabetologischen Gesichtspunkten zum Erlernen und Umsetzen des Behandlungsmanagements, einschließlich der Auswertung eines standardisierten Fragebogens Die Leistung nach Nummer 33 ist **innerhalb von einem Jahr höchstens dreimal** berechnungsfähig. Neben der Leistung nach Nummer 33 sind die Leistungen nach den Nummern 1, 3, 15, 20, 847, 862, 864, 871 und/oder 887 nicht berechnungsfähig.	300
34	**Erörterung (Dauer mindestens 20 Minuten) der Auswirkungen einer Krankheit** auf die Lebensgestaltung in unmittelbarem Zusammenhang mit der Feststellung oder erheblichen Verschlimmerung einer nachhaltig lebensverändernden oder lebensbedrohenden Erkrankung gegebenenfalls einschließlich Planung eines operativen Eingriffs und Abwägung seiner Konsequenzen und Risiken, einschließlich Beratung gegebenenfalls unter Einbeziehung von Bezugspersonen Die Leistung nach Nummer 34 ist **innerhalb von 6 Monaten höchstens zweimal** berechnungsfähig. Neben der Leistung nach Nummer 34 sind die Leistungen nach den Nummern 1, 3, 4, 15 und/oder 30 nicht berechnungsfähig.	300

Übungen

1. Frau Sommerfeld erscheint zum Beratungsgespräch bei Frau Dr. Söhnke. Die Untersuchungsbefunde bei der Patientin haben ergeben, dass sie unter einem metastasierenden Colonkarzinom leidet. Frau Dr. Söhnke erläutert der Patientin in einem 30-minütigen Gespräch die therapeutischen Möglichkeiten und deren Auswirkungen. Welche GOÄ-Nr. darf Frau Dr. Söhnke für das Gespräch abrechnen?

2. Frau Dr. Söhnke betreut seit zwei Jahren Herrn Pape, der einen Apoplex erlitten hat. Mithilfe eines ambulanten Pflegedienstes kommt Herr Pape in seinem häuslichen Umfeld zurecht. Welche GOÄ-Nr. darf Frau Dr. Söhnke für die Koordination der therapeutischen und sozialen Maßnahmen bei Herrn Pape abrechnen?

3. Herr Kähler leidet seit einem Jahr unter einem Diabetes mellitus. Frau Dr. Söhnke führt für ihn eine Einzelschulung nach einem standardisierten Programm durch. Welche GOÄ-Nr. darf sie dafür abrechnen?

6.2.4 Injektionen und Infusionen

Leistungen wie Injektionen und Infusionen können nach der GOÄ als **Einzelleistungen** abgerechnet werden. Entsprechende GOÄ-Nummern sind im **GOÄ-Abschnitt C, Kapitel II (Blutentnahmen, Injektionen, Infiltrationen, Infusionen, Transfusionen, Implantation, Abstrichentnahmen)** enthalten. Folgende Tabelle zeigt eine Auswahl der dort aufgeführten Leistungen:

GOÄ-Nr.	Leistung	Punkte
252	**Injektion,** subkutan, submukös, intrakutan oder intramuskulär	40
253	**Injektion,** intravenös	70
255	**Injektion,** intraartikulär oder perineural	95
261	**Einbringen von Arzneimitteln** in einen parenteralen Katheter	30
267	**Medikamentöse Infiltrationsbehandlung** im Bereich einer Körperregion, auch paravertebrale oder perineurale oder perikapsuläre oder retrobulbäre Injektion und/oder Infiltration, je Sitzung	80
271	**Infusion,** intravenös, bis zu 30 Minuten Dauer	120
272	**Infusion,** intravenös, von mehr als 30 Minuten Dauer	180

Übungen

1. Frau Kreuzberg (siehe Fallbeispiel) wird von Frau Dr. Söhnke symptombezogen untersucht und sie führen ein kurzes Beratungsgespräch. Anschließend erhält die Patientin noch eine intravenöse Injektion. Welche GOÄ-Nummern dürfen abgerechnet werden?
2. In einem zwanzigminütigen Gespräch berät Dr. Söhnke den Privatpatienten Alfons Rebensburg und verabreicht ihm eine intravenöse Injektion. Anschließend trägt die Auszubildende Kristina die GOÄ-Nrn. 3 und 253 in die Abrechnungsunterlagen des Patienten ein. Korrigieren Sie die Abrechnung.

3. Die Auszubildende Kristina trägt in die Abrechnungsunterlagen eines Patienten folgende GOÄ-Nummern ein:
   - 21.9.: GOÄ-Nrn. 1, 5 und 272
   - 30.9.: GOÄ-Nrn. 1, 5 und 272

   a) Unter welcher Voraussetzung ist die Eintragung korrekt?

   b) Es stellt sich heraus, dass Kristina falsch abgerechnet hat, da es sich bei beiden Maßnahmen um denselben Behandlungsfall handelt. Korrigieren Sie die Abrechnung.

6.2.5 Internistische Untersuchungen

Nach der GOÄ können internistische Untersuchungen von allen Ärzten als Einzelleistungen abgerechnet werden. Sie sind im **GOÄ-Abschnitt F (Innere Medizin/Kinderheilkunde/Dermatologie)** aufgeführt.

Die folgende Tabelle nennt eine Auswahl von EKG-Untersuchungen und Lungenfunktionsprüfungen (Spirometrie).

GOÄ-Nr.	Leistung	Punkte
605	**Ruhespirographische Untersuchung** (im geschlossenen oder offenen System) mit fortlaufend registrierenden Methoden	242
605a	**Darstellung der Flussvolumenkurve** bei spirographischen Untersuchungen einschließlich graphischer Registrierung und Dokumentation	140
651	**Elektrokardiographische Untersuchung in Ruhe** auch gegebenenfalls nach Belastung mit Extremitäten- und Brustwandableitungen (mindestens neun Ableitungen)	253
652	**Elektrokardiographische Untersuchung** unter fortschreibender Registrierung (mindestens 9 Ableitungen) in Ruhe und bei physikalisch definierter und **reproduzierbarer Belastung (Ergometrie)** gegebenenfalls auch Belastungsänderung	445
654	**Langzeitblutdruckmessung** von mindestens 18 Stunden Dauer einschließlich Aufzeichnung und Auswertung	150
659	**Elektrokardiographische** Untersuchung über mindestens 18 Stunden **(Langzeit-EKG)** gegebenenfalls einschließlich gleichzeitiger Registrierung von Puls und Atmung, mit Auswertung	400

Übungen

Rechnen Sie folgende Behandlungsfälle nach der GOÄ ab. (Hinweis: Nach der Bearbeitung des Kapitels 7 in diesem Buch können Sie die Aufgaben auch nach dem EBM abrechnen.)

1. Der 63-jährige Joachim Leier klagt über Luftnot und Schmerzen in der Brust. Dr. Söhnke untersucht die Brustorgane des Patienten vollständig und stellt bei der Auskultation ein pfeifendes Geräusch über der Lunge fest. Die Ärztin bittet die MFA Marina Vogt eine Spirometrie mit Fluss-Volumen-Kurve bei Herrn Leier durchzuführen und ein Ruhe-EKG abzuleiten. Nach der Untersuchung erläutert Dr. Söhnke das Ergebnis. Herr Leier ist das erste Mal im Quartal bei Dr. Söhnke in Behandlung. Er war bisher nie auffällig krank und besucht die Praxis nur unregelmäßig.

2. Die 54-jährige Frau Busse, die aufgrund ihres Diabetes in regelmäßiger Behandlung bei Frau Dr. Söhnke ist, erscheint am 27.4. das erste Mal im Quartal in der Praxis und klagt über Schwindel und Herzstolpern. Frau Dr. Söhnke untersucht die Brustorgane vollständig und leitet ein Ruhe-EKG ab, auf dem einige Extrasystolen zu sehen sind. Zur weiteren Abklärung rät Frau Dr. Söhnke zur Durchführung eines Langzeit-EKG, das der MFA Luca Hilden gleich befestigen soll. Am nächsten Tag erscheint die Patientin zur Abnahme des Gerätes und wird gebeten, zu einem Beratungsgespräch bei Frau Dr. Söhnke in 2 Tagen erneut zu erscheinen. Bei diesem Termin erläutert die Ärztin der Patientin in einem 20-minütigen Beratungsgespräch die Ergebnisse der computergestützten Auswertung des Langzeit-EKG, bei dem behandlungsbedürftige Herzrhythmusstörungen auffallen. Sie überreicht ihr eine Überweisung zum Kardiologen.
3. Der 59-jährige Herr Heile leidet seit mehreren Jahren unter einer Hypertonie, die Frau Dr. Söhnke medikamentös behandelt. Beim Kontrolltermin am 1.7. misst der MFA Luca Hilden einen Blutdruck von 190/110 mm Hg. Die Ärztin untersucht symptombezogen und rät zur Korrektur der Medikation. Sie bittet Herrn Heile, den Blutdruck regelmäßig selbst zu kontrollieren. Er erhält einen Termin für den 10.7. zum Belastungs-EKG und zur Langzeit-Blutdruckmessung. Nach dem Belastungs-EKG am 10.7. leitet Luca noch ein Ruhe-EKG ab. Am 11.7. erscheint Herr Heile erneut, um das Messgerät entfernen zu lassen und zum Beratungsgespräch mit Frau Dr. Söhnke. Die Ärztin informiert den Patienten über die Ergebnisse und erläutert in dem 10-minütigen Gespräch das weitere Vorgehen.

6.2.6 Schriftliche Mitteilungen

Bei Privatpatienten kann für **Wiederholungsrezepte oder Überweisungen** ohne ärztliche Beratung die **GOÄ-Nummer 2** abgerechnet werden. Neben persönlichen ärztlichen Leistungen ist das Ausfüllen von Verordnungen oder Überweisungen nicht abrechenbar.

Kurze Bescheinigungen, wie Schulbescheinigungen und Sportbefreiungen, oder auch das Ausstellen einer Arbeitsunfähigkeitsbescheinigung werden mit der **GOÄ-Nr. 70** berechnet. **Ausführliche Krankheits- und Befundberichte,** die auch Angaben zu Anamnese, Befund und Therapie enthalten, werden mit der **GOÄ-Nr. 75** abgerechnet.

Beim **Tod** eines Menschen ist der Arzt gesetzlich verpflichtet, eine **Leichenschau** vorzunehmen. Für die Feststellung des Todes, die Untersuchung der Leiche und das Ausfüllen des Totenscheins, rechnet der Arzt die **GOÄ-Nr. 100** bzw. die **GOÄ-Nr. 101** ab. Die **vorläufige** Leichenschau muss mindestens 20 Minuten dauern und wird mit der GOÄ-Nr. 100 abgerechnet. Für die **eingehende** Leichenschau, die auch Angaben zu Todesart und Todesursache enthält, rechnet der Arzt die GOÄ-Nr. 101 ab. Die eingehende Leichenschau muss mindesten 40 Minuten dauern. Bei kürzer Dauer muss der Arzt die Gebühr nach GOÄ-Nrn. 100 bzw. 101 auf 60 % kürzen.

Da die Mitgliedschaft in der gesetzlichen Krankenkasse mit dem Tod eines Versicherten endet, wird die Leichenschau grundsätzlich nach der GOÄ berechnet. Für den Weg zum Verstorbenen kann der Arzt Wegegeld entsprechend § 8 GOÄ ansetzen. Ebenso darf er ggf. für die Kosten des Formulars Ersatz für Auslagen fordern. Grundsätzlich darf neben der **Leichenschau keine Besuchsgebühr** berechnet werden, außer wenn der Patient bei der Besuchsanforderung noch nicht (sicher) tot war.

GOÄ-Nr.	Leistung	Punkte
70	Kurze **Bescheinigung** oder kurzes **Zeugnis,** Arbeitsunfähigkeitsbescheinigung	40
75	Ausführlicher schriftlicher **Krankheits- und Befundbericht** (einschließlich Angaben zur Anamnese, zu dem(n) Befund(en), zur epikritischen Bewertung und gegebenenfalls zur Therapie)	130
100	**vorläufige Leichenschau** mit Ausstellung einer vorläufigen Todesbescheinigung (Dauer mindestens 20 Minuten)	1896
101	**eingehende Leichenschau** mit Ausstellung der Todesbescheinigung (Dauer mindestens 40 Minuten)	2844

Übungen

1. Über den Krankheitsverlauf der Privatpatientin Frau Kreuzberg fertigt Dr. Helbig einen ausführlichen Krankheitsbericht an. Welche GOÄ-Nummer kann dafür abgerechnet werden?
2. Frau Kreuzberg benötigt eine Arbeitsunfähigkeitsbescheinigung. Welche GOÄ-Nr. darf dafür abgerechnet werden?
3. Die 17-jährige Carola Wollmann, versichert bei der AOK Rheinland/Hamburg, erhält von Dr. Helbig ein Attest, da sie in den nächsten Wochen aufgrund eines Muskelfaserrisses nicht am Sportunterricht teilnehmen kann. Wie rechnen Sie die Leistung ab?
4. Herr Peters, versichert bei der Barmer, ist plötzlich verstorben. Frau Dr. Söhnke führt die voräufige Leichenschau durch und stellt den entsprechenden Schein aus. Rechnen Sie die Maßnahme ab.
5. Unter welcher Voraussetzung darf neben einer Leichenschau eine Besuchsgebühr berechnet werden?

7 Einheitlicher Bewertungsmaßstab (EBM)

Fallbeispiel

Die Auszubildende Kristina hilft der MFA Gülay bei der Eingabe der Abrechnungsnummern, als Herr Goldschmitt anruft. Der Patient klagt über Fieber und Unwohlsein. Kristina leitet das Gespräch an Frau Dr. Söhnke weiter und ruft die Patientendaten im Computer auf: Herr Goldschmitt ist 71 Jahre alt und bei der Techniker Krankenkasse versichert.

Kristina: *Sag mal Gülay, wo finde ich denn jetzt im EBM die Abrechnungsnummern für das Telefonat?*

Gülay: *Hatte der Patient im Behandlungsfall schon einen persönlichen Arzt-Patienten-Kontakt?*

Kristina: *Ich verstehe deine Frage nicht! Die sprechen doch gerade persönlich am Telefon miteinander.*

Gülay: *Nein, ein Telefongespräch ist kein persönlicher Arzt-Patienten-Kontakt. War Herr Goldschmitt in diesem Quartal schon einmal persönlich bei Frau Dr. Söhnke?*

Kristina: *Also ich weiß wirklich nicht, warum du mir solche Fragen stellst. Ich möchte doch nur wissen, welche Abrechnungsnummer ich jetzt für das Telefonat eintragen muss.*

Gülay: *Die Frage musst du erst beantworten, bevor du etwas eintragen kannst.*

Info

Im Vergleich zur GOÄ weist der EBM einige Besonderheiten auf. Während bei der GOÄ in der Regel Einzelleistungen abgerechnet werden, werden im EBM häufig mehrere Leistungen zu Komplexen oder Pauschalen zusammengefasst. Der EBM benutzt ein spezielles Vokabular, wie beispielsweise „Behandlungsfall" oder „persönliche Arzt-Patienten-Kontakt", das die MFA richtig anwenden muss. Die Definitionen dieser Begriffe finden sich an bestimmten Stellen im EBM. Um mit dem EBM als Nachschlagewerk umgehen zu können, ist es notwendig, sich mit seiner besonderen Struktur auseinanderzusetzen.

7.1 Aufbau

Der **EBM** ist in **acht Bereiche** unterteilt, die durch die **römischen Ziffern I–VIII** gekennzeichnet sind.

Folgende Darstellung zeigt den Aufbau des EBM im Überblick:

Bereich	Titel / Erläuterung
I	**Allgemeine Bestimmungen** Dieser Bereich enthält grundlegende und verbindliche Abrechnungsvorschriften für alle Vertragsärzte. Hier werden spezielle Begriffe des EBM definiert und erläutert.
II	**Arztgruppenübergreifende allgemeine Gebührenordnungspositionen** • enthält Kapitel 1 und 2 Die hier aufgeführten GOP sind nicht auf eine bestimmte Arztgruppe beschränkt und stehen unter bestimmten Voraussetzungen allen Vertragsärzten zur Verfügung.
III	**Arztgruppenspezifische Gebührenordnungspositionen** a) Hausärztlicher Versorgungsbereich • enthält Kapitel 3 und 4 b) Fachärztlicher Versorgungsbereich • enthält Kapitel 5 bis 27 In diesem Bereich finden sich die Gebührenordnungspositionen der Haus- und Fachärzte. Jedes Kapitel ist einer bestimmten Arztgruppe vorbehalten. Das heißt, die GOP eines Kapitels dürfen nur bestimmte Ärzte bzw. Fachärzte abrechnen. Welche Ärzte zur Arztgruppe des Kapitels gehören, ist in den Bestimmungen (in der Präambel) zu Beginn eines jeden Kapitels festgelegt.
IV	**Arztgruppenübergreifende spezielle Gebührenordnungspositionen** • enthält Kapitel 30 bis 38 Die hier aufgeführten GOP sind nicht auf bestimmte Arztgruppen beschränkt. Allerdings muss der Arzt spezielle Voraussetzungen erfüllen, um diese GOP abrechnen zu können.
V	**Kostenpauschalen** • enthält Kapitel 40 Hier sind Kosten für Auslagen (z. B. Portokosten) aufgeführt, die dem Arzt erstattet werden.
VI	**Anhänge** Dieser Bereich enthält verschiedene Zuordnungen und Verzeichnisse wie beispielsweise das Verzeichnis der nicht gesondert berechnungsfähigen Leistungen.
VII	**Ausschließlich im Rahmen der ambulanten spezialfachärztlichen Versorgung (ASV) berechnungsfähige Gebührenordnungspositionen** Unter der ASV versteht man die interdisziplinäre Behandlung von seltenen Krankheiten.

Bereich	Titel / Erläuterung
VIII	Ausschließlich im Rahmen der Erprobungsverfahren berechnungsfähige Gebührenordnungspositionen Hier werden Abrechnungsbestimmungen von erfolgversprechenden Behandlungsverfahren aufgeführt, die sich noch in der klinischen Erprobung befinden.

Die **Bereiche II–V** enthalten insgesamt **40 Kapitel,** die mit arabischen Ziffern fortlaufend durchnummeriert sind. Die Kapitel 28, 29 und 39 sind zurzeit noch nicht besetzt. Ein Kapitel kann weiter in **Abschnitte** unterteilt sein. Jede Gebührenordnungsposition hat eine **fünfstellige Nummer.** Die ersten beiden Ziffern der Nummer geben das EBM-Kapitel an, in dem die Gebührenordnungsposition zu finden ist. Beispielsweise stehen die Gebührenordnungspositionen, die mit den Ziffern 01 beginnen, in Kapitel 1. Sprachlich kann dieses verdeutlicht werden, indem die ersten beiden Ziffern als eine Zahl und die letzten drei als eine weitere Zahl genannt werden. Beispielsweise wird

die **EBM-Nr. 13211: „dreizehn – zweihundertelf"** oder
die **EBM-Nr. 01410: „null eins – vierhundertzehn"** ausgesprochen.

Übungen

1. In wie viele Bereiche wird der EBM gegliedert?
2. Welche Bereiche enthalten insgesamt 40 Kapitel mit Gebührenordnungspositionen?
3. In welchem Bereich des EBM sind die Gebührenordnungspositionen zu finden, die nur von bestimmten Arztgruppen abgerechnet werden dürfen?
4. In welchem Bereich des EBM bzw. in welchem Kapitel sind die Kostenpauschalen für die Erstattung von Auslagen (z. B. Versandkosten für Briefe) zu finden?
5. Erläutern Sie, warum es sinnvoll ist, die Ziffern der Gebührenordnungsposition 03220 in folgender Weise zu lesen: null drei-zweihundertzwanzig.

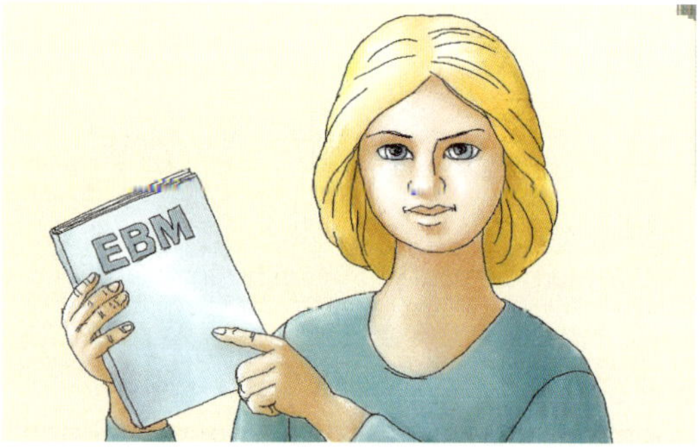

7.1.1 Allgemeine Bestimmungen (EBM-Bereich I)

Die Allgemeinen Bestimmungen (Bereich I des EBM) enthalten **grundlegende Bestimmungen** zum Umgang mit dem EBM. Hier werden Gliederung und Struktur des EBM erläutert sowie spezielle Begriffe definiert.

Aus der Vielzahl der **Abrechnungsvorschriften und Definitionen des EBM-Bereiches I** wird hier eine Auswahl tabellarisch dargestellt und erläutert:

Begriff	Zitat aus den Allgemeinen Bestimmungen	Erläuterung
Behandlungsfall	**3.1** Der **Behandlungsfall** ist definiert […] als Behandlung • **desselben Versicherten** • durch **dieselbe Arztpraxis** • in einem **Kalendervierteljahr** • zu **Lasten derselben Krankenkasse.** 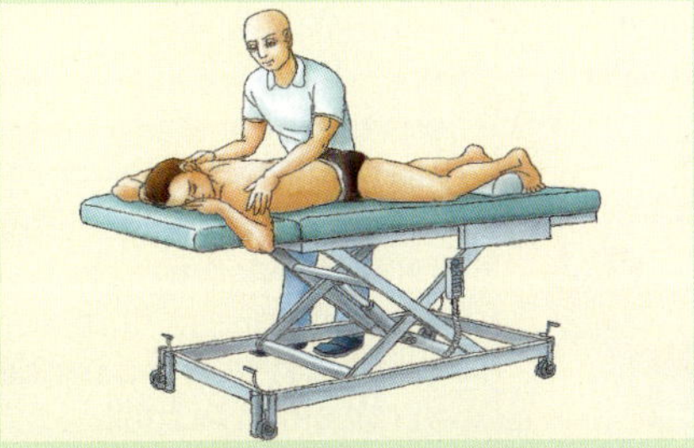	Die **gesamte ambulante Behandlung eines gesetzlich Krankenversicherten in einer Arztpraxis während eines Quartals** gilt als **Behandlungsfall.** Dabei ist es unerheblich, ob nur eine oder mehrere Krankheiten bei dem Versicherten behandelt werden. Bei der Bezeichnung **„Arztpraxis"** kann es sich um einen Vertragsarzt, Vertragspsychotherapeuten, eine Berufsausübungsgemeinschaft oder um ein Medizinisches Versorgungszentrum handeln. In der Regel kommt es in einer Arztpraxis bei einem gesetzlich Krankenversicherten nur zu einem Behandlungsfall. Ausnahmen kommen vor, z. B. wenn der Versicherte im Laufe des Quartals seine Krankenkasse wechselt.
Krankheitsfall	**3.2** Der **Krankheitsfall** […] umfasst • das **aktuelle** sowie • die **drei nachfolgenden Kalendervierteljahre,** die der Berechnung der krankheitsfall-bezogenen Gebührenordnungs-position folgen. 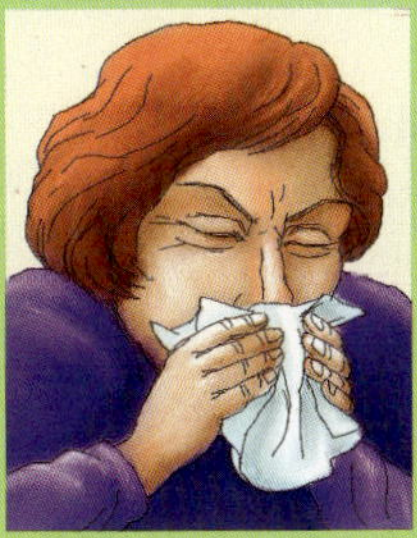	Der Umgang mit dem Begriff **„Krankheitsfall"** soll anhand der Gebührenordnungsposition 30111 (Allergologiediagnostik) erläutert werden. Die GOP 30111 darf **„einmal im Krankheitsfall"** abgerechnet werden. Das bedeutet, die GOP 30111 darf erst wieder nach Ablauf des aktuellen und drei weiterer Quartale abgerechnet werden. Rechnet der Arzt die GOP 30111 beispielsweise am 24. 2. 2024 ab, darf er sie das nächste Mal erst wieder frühestens ab 1. 1. 2025 abrechnen.

Begriff	Zitat aus den Allgemeinen Bestimmungen	Erläuterung
Betriebsstättenfall	**3.3** Der **Betriebsstättenfall** […] umfasst • die Behandlung **desselben Versicherten** • in einem **Kalendervierteljahr** • durch **einen oder mehrere Ärzte** • **derselben Betriebsstätte** oder **derselben Nebenbetriebsstätte** • zu Lasten **derselben Krankenkasse** • **unabhängig** vom **behandelnden Arzt.** 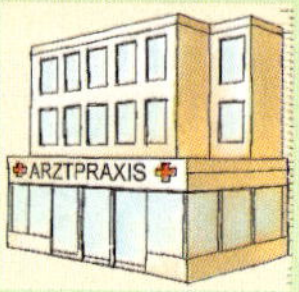	Der **Betriebsstättenfall** erhält Bedeutung, wenn ein Arzt mehrere Praxen besitzt und dort tätig ist. Er muss festlegen, welche Praxis Hauptbetriebsstätte ist; die anderen Praxen gelten dann als Zweigpraxen bzw. Nebenbetriebsstätten. Behandelt der Arzt einen Patienten im Quartal einmal in der Hauptbetriebsstätte und ein anderes Mal in der Nebenbetriebsstätte, handelt es sich um zwei Betriebsstättenfälle bei einem Behandlungsfall bzw. Arztfall.
Arztfall	**3.4** Der **Arztfall** […] umfasst • die Behandlung **desselben Versicherten** • durch **denselben** an der vertragsärztlichen Versorgung teilnehmenden **Arzt** • in einem **Kalendervierteljahr** • zu Lasten **derselben Krankenkasse** • **unabhängig** von der **Betriebs- oder Nebenbetriebsstätte.** 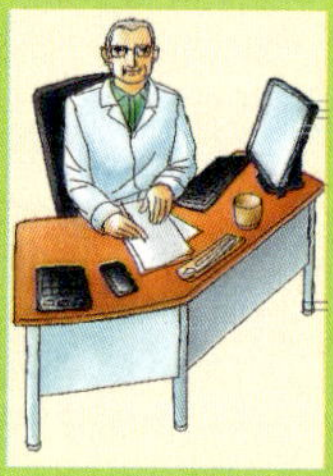	Der **Arztfall** hat ebenfalls Bedeutung für Ärzte, die an verschiedenen Betriebsstätten mit unterschiedlichem vertragsärztlichem Status arbeiten. Behandelt beispielsweise ein Arzt denselben Patienten innerhalb eines Quartals einmal in seiner Praxis, in der er als Vertragsarzt tätig ist, und einmal im Medizinischen Versorgungszentrum, in dem er als angestellter Arzt tätig ist, handelt es sich um nur einen Arztfall.
Arztgruppenfall	**3.5** Der **Arztgruppenfall** […] umfasst • die Behandlung **desselben Versicherten** • durch **dieselbe Arztgruppe** einer Arztpraxis • in **demselben Kalendervierteljahr** • zu Lasten **derselben Krankenkasse.** Zu einer Arztgruppe gehören diejenigen Ärzte, denen im EBM ein Kapitel bzw. im Kapitel 13 ein Unterabschnitt zugeordnet ist. 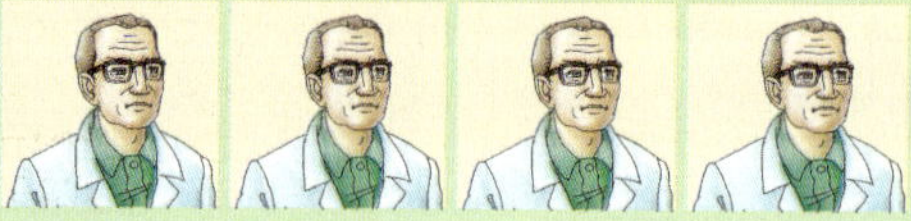	Zu einer Arztgruppe gehören in der Regel Ärzte mit einer bestimmten **Facharztbezeichnung** wie beispielsweise „Orthopäden". Der Arztgruppenfall hat Bedeutung für Ärzte einer Arztgruppe, die zusammen in einer Gemeinschaftspraxis oder einem MVZ arbeiten.

Begriff	Zitat aus den Allgemeinen Bestimmungen	Erläuterung
Persönlicher Arzt-Patienten-Kontakt	**4.3.1** Ein **persönlicher Arzt-Patienten-Kontakt** setzt die **räumliche und zeitgleiche Anwesenheit von Arzt und Patient und die direkte Interaktion derselben voraus.** 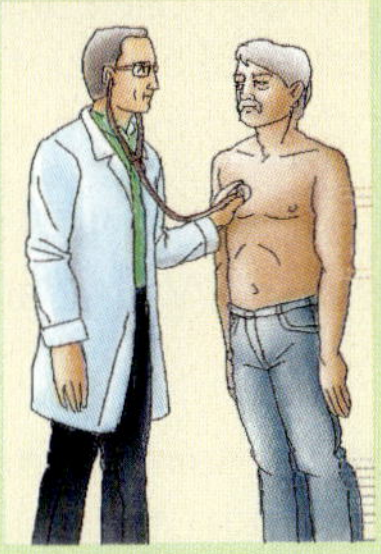	Ein **persönlicher Arzt-Patienten-Kontakt** liegt vor, wenn sich Arzt und Patient **an einem Ort persönlich** treffen und es bei diesem Treffen um die Krankheit des Patienten geht. Beispielsweise handelt es sich um einen persönlichen Arzt-Patienten-Kontakt, wenn ein Patient den Arzt in seiner Sprechstunde aufsucht, um sich von ihm behandeln zu lassen. Ist eine Kommunikation mit dem Patienten nicht möglich, liegt ein persönlicher Arzt-Patienten-Kontakt auch dann vor, wenn Arzt, Patient und **Bezugsperson** an einem Ort zusammen sind und der Arzt nur mit der Bezugsperson spricht.
Anderer Arzt-Patienten-Kontakt	**4.3.1 Andere Arzt-Patienten-Kontakte** setzen mindestens einen **telefonischen** und/oder einen **Kontakt im Rahmen einer Videosprechstunde** [...] **und/oder mittelbaren Kontakt voraus.** Ein mittelbarer anderer Arzt-Patienten-Kontakt umfasst insbesondere die Interaktion des Vertragsarztes mit Bezugsperson(en) und setzt nicht die unmittelbare Anwesenheit von Arzt, Bezugsperson(en) und Patient an demselben Ort voraus. 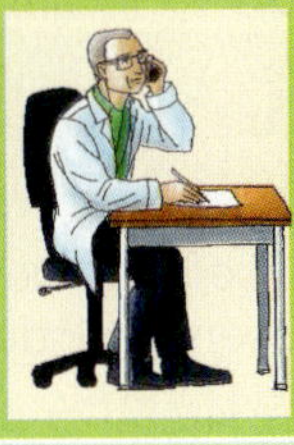	**Andere Arzt-Patienten-Kontakte** sind alle nicht-persönlichen Arzt-Patienten-Kontakte. Ein solcher liegt immer dann vor, wenn Arzt und Patient miteinander kommunizieren, ohne an demselben Ort zu sein, was z. B. beim **Telefonieren** oder im Rahmen einer **Videosprechstunde** der Fall ist. Weitere Beispiele hierfür sind Kontakte per **Fax** oder **E-Mail.** Auch wenn die Kommunikation über eine Bezugsperson läuft, der Patient bei dem Treffen nicht persönlich anwesend ist, spricht man von einem mittelbaren Arzt-Patienten-Kontakt.
Altersgruppe	**4.3.5** Die Verwendung der Begriffe Neugeborenes, Säugling, Kleinkind, Kind, Jugendlicher und Erwachsener ist an nachfolgende Zeiträume gebunden: • **Neugeborenes** bis zum vollendeten 28. Lebenstag • **Säugling** ab Beginn des 29. Lebenstages bis zum vollendeten 12. Lebensmonat • **Kleinkind** ab Beginn des 2. Lebensjahres bis zum vollendeten 3. Lebensjahr • **Kind** ab Beginn des 4. Lebensjahres bis zum vollendeten 12. Lebensjahr • **Jugendlicher** ab Beginn des 13. Lebensjahres bis zum vollendeten 18. Lebensjahr • **Erwachsener** ab Beginn des 19. Lebensjahres	Der EBM hat für die Altersgruppen klare Grenzen vorgegeben. Maßgeblich für die Zuordnung zu einer Altersgruppe ist das Alter des Patienten bei der ersten Inanspruchnahme im Kalendervierteljahr. 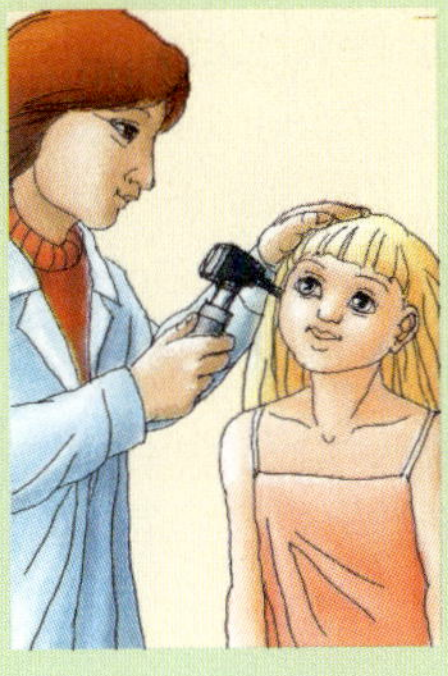

Übungen

1. Welche Informationen enthält der Bereich I des EBM?

2. Herr Wigand, versichert bei der AOK Rheinland/Hamburg, hatte im letzten Jahr folgende Termine bei Frau Dr. Söhnke wahrgenommen: am 22.2., am 14.3., am 15.4., am 21.10. und am 23.12. Um wie viele Behandlungsfälle handelt es sich?

3. Frau Kleisterbach erscheint am 8.4. zur Behandlung bei Herrn Dr. Helbig und legt eine Gesundheitskarte der Barmer vor. Am 21.5. erscheint die Patientin erneut zur Behandlung bei Herrn Dr. Helbig, legt aber eine Gesundheitskarte der DAK vor, da sie ihre Versicherung gewechselt hat. Wie viele Behandlungsfälle liegen vor?

4. Bei Frau Ivanović wird am 25.10. ein Prick-Test nach GOP 30111 durchgeführt. Die GOP 30111 ist einmal im Krankheitsfall berechnungsfähig. Wann darf die GOP 30111 frühestens bei Frau Ivanović erneut abgerechnet werden?

5. Der Internist Dr. Kindler ist sowohl als Vertragsarzt in seiner Praxis als auch als angestellter Arzt in einem Medizinischen Versorgungszentrum tätig. Der Patient Herr Kreiner besucht in einem Quartal Dr. Kindler einmal in dessen Arztpraxis und einmal im Medizinischen Versorgungszentrum. Um wie viele Behandlungsfälle, Arztfälle und Betriebsstättenfälle handelt es sich?

6. Unterscheiden Sie „persönliche" und „andere Arzt-Patienten-Kontakte".

7. Entscheiden Sie, ob in folgenden Fällen ein persönlicher oder ein anderer Arzt-Patienten-Kontakt vorliegt:

   a) Dr. Söhnke spricht mit der Mutter die Therapie der 2-jährigen Melanie Bach ab, während Melanie im Raum anwesend ist.

   b) Dr. Söhnke spricht mit der Mutter die Therapie der 2-jährigen Melanie Bach ab, während Melanie nicht im Raum anwesend, sondern zu Hause ist.

   c) Dr. Helbig berät seinen Patienten Herrn Quandel im Rahmen einer Videosprechstunde.

   d) Dr. Helbig teilt Herrn Wirtz die Laborbefunde telefonisch mit.

8. Folgende Patienten erscheinen in der Praxisgemeinschaft. Geben Sie an, welcher Altersklasse nach dem EBM die jeweiligen Patienten angehören:

   a) Peter Otto, 19 Jahre alt
   b) Friederike Käser, 2 Jahre alt
   c) Konstantin Weier, 13 Jahre alt
   d) Johanna Zimmer, 5 Jahre alt
   e) Muhammed Hassan, 21 Tage alt
   f) Florian Sommer, 5 Wochen alt

7.1.3 Arztgruppenspezifische Gebührenordnungspositionen (EBM-Bereich III)

Kennzeichen des EBM ist, dass jede Arztgruppe ihre eigenen, spezifischen Gebührenordnungspositionen erhält. Zu einer **Arztgruppe** gehören Ärzte mit ähnlichen Facharztbezeichnungen bzw. Tätigkeitsgebieten. Arztgruppenspezifische Gebührenordnungspositionen sind im **Bereich III des EBM** zu finden. Dieser Bereich untergliedert sich in

- **den Bereich III a: Hausärztlicher Versorgungsbereich** mit den Kapiteln 3 und 4 und
- **den Bereich III b: Fachärztlicher Versorgungsbereich** mit den Kapiteln 5 bis 27.

Jedes Kapitel im EBM-Bereich III ist einer **Arztgruppe** vorbehalten: z. B. Kapitel 3 dem Hausarzt, Kapitel 7 dem Chirurgen oder Kapitel 9 dem HNO-Arzt. Es dürfen nur diejenigen Ärzte die Gebührenordnungspositionen eines Kapitels aus dem Bereich III abrechnen, die einer bestimmten Arztgruppe angehören. Beispielsweise dürfen Hausärzte nur arztgruppenspezifische Gebührenordnungspositionen aus Kapitel 3, Gynäkologen nur aus Kapitel 8, Orthopäden nur aus Kapitel 18 abrechnen. Arztgruppenspezifische Gebührenordnungspositionen der anderen Arztgruppen dürfen dementsprechend nicht abgerechnet werden.

Folgende Zusammenstellung zeigt Beispiele **arztgruppenspezifischer Kapitel** aus dem **Bereich III:**

Kapitel-Nr.	Name des Kapitels
3	**Hausärztlicher** Versorgungsbereich
4	Versorgungsbereich der **Kinder- und Jugendmedizin**
5	**Anästhesiologische** Gebührenordnungspositionen
6	**Augenärztliche** Gebührenordnungspositionen
7	**Chirurgische, kinderchirurgische und plastisch-chirurgische** Gebührenordnungspositionen
8	**Frauenärztliche, geburtshilfliche** und reproduktionsmedizinische Gebührenordnungspositionen
9	**Hals-Nasen-Ohrenärztliche** Gebührenordnungspositionen
10	**Hautärztliche** Gebührenordnungspositionen
12	**Laboratoriumsmedizinische** Gebührenordnungspositionen
13	Gebührenordnungspositionen der **Inneren Medizin**
16	**Neurologische und neurochirurgische** Gebührenordnungspositionen
18	**Orthopädische** Gebührenordnungspositionen
19	**Pathologische** Gebührenordnungspositionen
24	**Radiologische** Gebührenordnungspositionen
26	**Urologische** Gebührenordnungspositionen

Jedes Kapitel aus dem Bereich III beginnt mit einer Präambel. **Präambeln** sind **einleitende Bestimmungen,** die unbedingt beachtet werden müssen. In den Präambeln vor den arztgruppenspezifischen Kapiteln wird zunächst festgelegt, welche **Ärzte bzw. Fachärzte einer bestimmten Arztgruppe angehören.** Diese Aufstellung ist notwendig, weil sich Facharztbezeichnungen im Laufe der Zeit geändert haben. Ärzte mit älteren Facharztbezeichnungen behalten diese, sodass es heutzutage ein Nebeneinander von alten und neuen Facharztbezeichnungen gibt.

Der folgende Auszug des EBM zeigt den ersten Teil der **Präambel des Hausarztes,** in dem aufgeführt wird, welche Ärzte die spezifischen hausärztlichen Gebührenordnungspositionen des Kapitels 3 abrechnen dürfen.

EBM

Bereich III. a Hausärztlicher Versorgungsbereich

Kapitel 3 Hausärztlicher Versorgungsbereich

3.1 Präambel

1. Die in diesem Kapitel aufgeführten Gebührenordnungspositionen können ausschließlich von
   - Fachärzten für Allgemeinmedizin,
   - Fachärzten für Innere und Allgemeinmedizin,
   - Praktischen Ärzten,
   - Ärzten ohne Gebietsbezeichnung,
   - Fachärzten für Innere Medizin ohne Schwerpunktbezeichnung, die gegenüber dem Zulassungsausschuss ihre Teilnahme an der hausärztlichen Versorgung gemäß § 73 Abs. 1a SGB V erklärt haben, berechnet werden.

[...]

EBM-Auszug

Fachärzte mit der Facharztbezeichnung „Facharzt für Innere Medizin" müssen sich entscheiden, ob sie fachärztlich oder hausärztlich tätig sein wollen, und ihre Entscheidung vor dem Zulassungsausschuss der KV erklären. Haben sie sich für die hausärztliche Versorgung entschieden, rechnen sie die Gebührenordnungspositionen aus Kapitel 3 ab, wenn sie fachärztlich internistisch tätig sein wollen, gilt für sie Kapitel 13.

Merke:

Präambeln enthalten Bestimmungen, die unbedingt beachtet werden müssen. Im **Bereich III** legen die Präambeln die **Arztgruppen** fest, die Gebührenordnungspositionen des entsprechenden Kapitels abrechnen dürfen.

Übungen

1. Was versteht man unter einer Arztgruppe?
2. Erläutern Sie die Bezeichnung „arztgruppenspezifische Gebührenordnungspositionen".
3. In welchem Bereich des EBM sind die arztgruppenspezifischen Gebührenordnungspositionen zu finden und welche Kapitel enthält dieser Bereich?
4. In welchem Kapitel finden folgende Ärzte jeweils ihre arztgruppenspezifischen Gebührenordnungspositionen?
   a) Chirurg
   b) Gynäkologe
   c) fachärztlich tätiger Internist
   d) Augenarzt
   e) Kinderarzt
5. In welchem Kapitel findet Dr. Söhnke ihre arztgruppenspezifischen Gebührenordnungspositionen, in welchem Dr. Helbig?
6. Dr. Söhnke hat am Computer das Langzeit-EKG eines Patienten ausgewertet. Für die Leistung möchte Kristina die Gebührenordnungsposition 04241 eingeben. Warum ist diese Eintragung falsch?
7. Was versteht man unter einer Präambel?
8. Warum sind in der Präambel mehrere Facharztbezeichnungen für eine Arztgruppe aufgeführt?

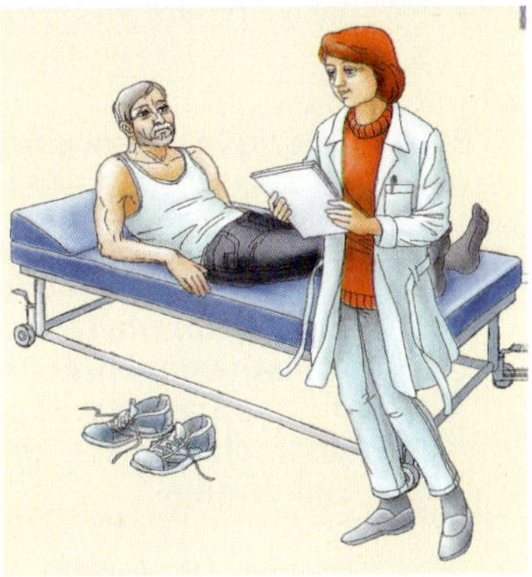

7.1.4 Arztgruppenübergreifende Gebührenordnungspositionen (EBM-Bereiche II und IV)

Arztgruppenübergreifende Gebührenordnungspositionen, die prinzipiell **von allen Ärzten** abgerechnet werden können, finden sich im **EBM-Bereich II** (arztgruppenübergreifende allgemeine Gebührenordnungspositionen) und im **EBM-Bereich IV** (arztgruppenübergreifende spezielle Gebührenordnungspositionen).

Arztgruppenübergreifende Gebührenordnungspositionen können grundsätzlich von allen Ärzten abgerechnet werden, wenn sie in der arztgruppenspezifischen Präambel aufgeführt sind. **Der EBM-Bereich II** enthält die beiden **Kapitel 1 und 2,** deren Inhalte im Folgenden tabellarisch vorgestellt werden:

Bereich II: Arztgruppenübergreifende allgemeine Gebührenordnungspositionen		
Kapitel	**Name des Kapitels**	**Inhalt des Kapitels**
1	**Allgemeine Gebührenordnungspositionen**	Enthält Gebührenordnungspositionen für Besuche, für den organisierten Notdienst oder für Vorsorge- und Früherkennungsuntersuchungen
2	**Allgemeine diagnostische und therapeutische Gebührenordnungspositionen**	Enthält Gebührenordnungspositionen für Einzelleistungen wie Infusionen, kleinchirurgische Eingriffe oder physikalische Therapiemaßnahmen

Der **EBM-Bereich IV** enthält neun Kapitel (Kapitel 30 bis 38). Um diese Gebührenordnungspositionen abrechnen zu dürfen, muss der Vertragsarzt „spezielle" **Voraussetzungen** erfüllen. Dazu gehören besondere **Fachkundenachweise** wie z. B. die Fachkunde zum Röntgen, eine spezielle **Praxisausstattung, Teilnahme an Maßnahmen der Qualitätssicherung** oder eine bestimmte **Facharztanerkennung.** Vor jedem Kapitel mit arztgruppenübergreifenden speziellen Gebührenordnungspositionen sind die Voraussetzungen genannt, um die Gebührenordnungspositionen dieses Kapitels abrechnen zu dürfen. Die folgende Tabelle nennt die wichtigsten Inhalte der arztgruppenübergreifenden speziellen Kapitel des EBM-Bereichs IV:

Bereich IV: Arztgruppenübergreifende spezielle Gebührenordnungspositionen		
Kapitel	**Name des Kapitels**	**Inhalt des Kapitels**
30	**Spezielle Versorgungsbereiche**	Enthält Gebührenordnungspositionen der Allergologie, manuellen Therapie, physikalischen Therapie, Phlebologie, Schlafstörungsdiagnostik, Schmerztherapie u. a.
31	**Gebührenordnungspositionen für ambulante Operationen, Anästhesien, präoperative, postoperative und orthopädisch-chirurgisch konservative Leistungen**	Enthält Gebührenordnungspositionen rund um das ambulante Operieren
32	**In-vitro-Diagnostik der Laboratoriumsmedizin, Mikrobiologie, Virologie und Infektionsepidemiologie sowie Transfusionsmedizin**	Enthält Gebührenordnungspositionen für Laboruntersuchungen
33	**Ultraschalldiagnostik**	Enthält die Gebührenordnungspositionen für Sonographieuntersuchungen
34	**Diagnostische und interventionelle Radiologie, Computertomographie, Magnetfeld-Resonanz-Tomographie und Positronenemissionstomographie**	Enthält u. a. die Gebührenordnungspositionen für Röntgen- und MRT-Untersuchungen
35	**Leistungen gemäß Psychotherapie-Richtlinien**	Enthält Gebührenordnungspositionen für diagnostische und therapeutische Maßnahmen bei psychischen Erkrankungen
36	**Belegärztliche Operationen, Anästhesien, postoperative Überwachung und konservativ belegärztlicher Bereich**	Enthält Gebührenordnungspositionen rund um belegärztliche Behandlungen

Bereich IV: Arztgruppenübergreifende spezielle Gebührenordnungspositionen		
Kapitel	**Name des Kapitels**	**Inhalt des Kapitels**
37	**Versorgung gemäß Anlage 27 und 30 zum Bundesmantelvertrag-Ärzte (BMV-Ä) und der Vereinbarung nach § 132g Abs. 3 SGB V, der KSVPsych-RL, der KJ-KSVPsych-RL, der AKI-RL und der LongCOV-RL**	Enthält Gebührenordnungspositionen für Ärzte, die einen Kooperationsvertrag mit einem Pflegeheim abgeschlossen haben, an der besonderen Palliativversorgung teilnehmen, schwer psychisch Kranke betreuen, außerklinische Intensivpflege durchführen oder Long-Covid-Patienten gemäß bestimmter Richtlinien betreuen
38	**Delegationsfähige Leistungen**	Enthält Gebührenordnungspositionen für Besuche von nichtärztlichen Praxismitarbeitern wie der MFA

Die **Präambeln der arztgruppenspezifischen Kapitel im Bereich III des EBM** legen fest, welche arztgruppenübergreifenden Gebührenordnungspositionen ein Arzt abrechnen darf. Das heißt, Ärzte einer bestimmten Arztgruppe dürfen nur die Gebührenordnungspositionen aus den arztgruppenübergreifenden Kapiteln abrechnen, die in ihrer **Präambel** aufgeführt sind. Beispielsweise dürfen Infusionen (GOP 02100) von Orthopäden, nicht aber von Hausärzten abgerechnet werden.

Merke:

Ein Arzt darf prinzipiell nur die arztgruppenübergreifenden Gebührenordnungspositionen abrechnen, die in der **Präambel** seines arztgruppenspezifischen Kapitels aufgeführt sind.

Folgender EBM-Auszug zeigt die Fortsetzung der **Präambel des Hausarztes,** in dem die arztgruppenübergreifenden GOP aufgelistet sind, die der Hausarzt abrechnen darf.

[...]

3. Außer den in diesem Kapitel genannten Gebührenordnungspositionen sind von den in der Präambel genannten Vertragsärzten zusätzlich nachfolgende Gebührenordnungspositionen berechnungsfähig: 01100 bis 01102, 01205, 01207, 01210, 01212, 01214, 01216, 01218, 01220 bis 01224, 01226, 01320 bis 01323, 01410 bis 01416, 01418, 01425, 01426, 01430, 01431, 01435 bis 01437, 01442 bis 01444, 01450, 01452, 01471 bis 01473, 01475 bis 01478, 01480, 01500 bis 01503, 01546, 01600 bis 01602, 01610, 01611, 01613, 01615, 01620 bis 01624, 01626, 01630, 01640 bis 01642, 01645, 01647, 01648, 01670 bis 01672, 01681, 01682, 01702 bis 01704, 01707, 01709 bis 01723, 01731, 01732, 01734, 01735, 01737, 01740, 01745 bis 01748, 01758, 01760, 01761, 01764, 01776, 01777, 01812, 01820 bis 01824, 01828, 01941 bis 01943, 01949 bis 01953, 01955, 01956, 01960, 02300 bis 02302, 02310 bis 02314, 02500, 02501, 02510 bis 02512, 02520 und 30706

[...]

5. Außer den in diesem Kapitel genannten Gebührenordnungspositionen sind bei Vorliegen der entsprechenden Qualifikationsvoraussetzungen von den in der Präambel genannten Vertragsärzten zusätzlich nachfolgende Gebührenordnungspositionen berechnungsfähig: 01474, 01479, 01920 bis 01922, 30400 bis 30402, 30410, 30411, 30420, 30421, 30430, 30700 bis 30705, 30708, 30780, 30781, 30900, 30905, 31912, 33000 bis 33002, 33010 bis 33012, 33040 bis 33044, 33046, 33050 bis 33052, 33060 bis 33062, 33076, 33080, 33081, 33090 bis 33092, 33105, 34371, 37650, 37700, 37701, 37704, 37705, 37710, 37711, 37714, 37720, 37800 bis 37802, 37804, 38200 und 38205, Gebührenordnungspositionen der Abschnitte 30.1, 30.2, 30.3.1, 30.5, 30.6, 30.7.2, 30.7.3, 30.8, 30.10, 30.12, 30.13, 31.1, 31.4.2, 32.1, 32.2, 36.6.2, 37.2, 37.3, 37.4 und 38.2 sowie Gebührenordnungspositionen des Kapitels 35 und 40

[...]

EBM-Auszug

Übungen

1. In welchen Bereichen des EBM und in welchen Kapiteln sind arztgruppenübergreifende Gebührenordnungspositionen zu finden?
2. Wodurch unterscheiden sich arztgruppenübergreifende allgemeine und arztgruppenübergreifende spezielle Gebührenordnungspositionen?
3. In welchen Kapiteln sind folgende arztgruppenübergreifende Gebührenordnungspositionen zu finden?
   a) Gebührenordnungspositionen für Röntgenuntersuchungen
   b) Gebührenordnungspositionen für Ultraschalluntersuchungen
   c) Gebührenordnungspositionen für Vorsorge- und Früherkennungsuntersuchungen
   d) Gebührenordnungspositionen für Laborleistungen
   e) Gebührenordnungspositionen für kleinchirurgische Maßnahmen
   f) Gebührenordnungspositionen für MRT-Untersuchungen
   g) Gebührenordnungspositionen für Besuche und Notdienste
   h) Gebührenordnungspositionen für Besuche durch Praxismitarbeiter
4. Erläutern Sie, warum Dr. Helbig die Gebührenordnungsposition 02100 (Infusion) abrechnen darf, Dr. Söhnke aber nicht.

7.1.5 Leistungsinhalt und Abrechnungsbestimmungen einer Gebührenordnungsposition

Neben jeder Gebührenordnungsposition ist im EBM ein **Text** aufgeführt, der Informationen darüber beinhaltet,

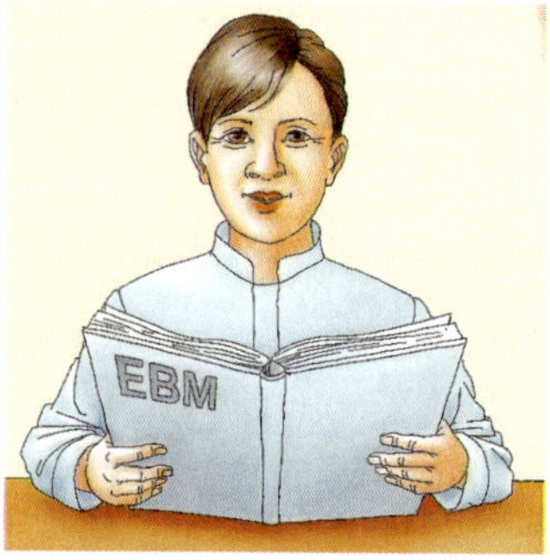

- welche **ärztlichen Leistungen (Leistungsinhalt)** die Gebührenordnungsposition umfasst,
- wann die Gebührenordnungsposition **das nächste Mal** abgerechnet werden darf,
- welche **Voraussetzungen** mit einer Berechnungsfähigkeit verbunden sind,
- welche anderen Gebührenordnungspositionen **nicht daneben** abgerechnet werden dürfen,
- wie viel die Gebührenordnungsposition **wert** ist.

Der **Leistungsinhalt** beschreibt alle ärztlichen Leistungen, die eine Gebührenordnungsposition umfassen. Dabei werden ein obligater und ein fakultativer Leistungsinhalt unterschieden.

Das Erbringen des **obligaten Leistungsinhalts ist zwingend erforderlich.** Das heißt, die Gebührenordnungsposition kann nur abgerechnet werden, wenn alle beschriebenen obligaten Leistungsinhalte **vollständig** und **vom Arzt persönlich** erbracht wurden. Eine **„und/oder"-Verknüpfung** von ärztlichen Leistungen bedeutet, dass die Gebührenordnungsposition auch abrechenbar ist, wenn nur eine der so verknüpften Leistungen erbracht wird. Werden gleichzeitig mehrere oder alle so verknüpften Leistungen erfüllt, darf die Gebührenordnungsposition trotzdem **nur einmal** abgerechnet werden.

Fakultative Leistungsinhalte können im Zusammenhang mit dem obligaten Leistungsinhalt einer Gebührenordnungsposition erbracht werden, sind im Gegensatz zum obligaten Leistungsinhalt aber **nicht zwingend erforderlich.** Ob der Arzt den fakultativen Leistungsinhalt erbringen möchte, entscheidet er im Einzelfall. Auch wenn der fakultative Leistungsinhalt nicht unbedingt erbracht werden muss, ist der Arzt verpflichtet, alle apparativen, räumlichen und persönlichen Voraussetzungen zur Erfüllung des fakultativen Leistungsinhalts vorzuweisen, um die Gebührenordnungsposition überhaupt abrechnen zu dürfen. Erbringt der Vertragsarzt den fakultativen Leistungsinhalt neben dem obligaten Leistungsinhalt einer Gebührenordnungsposition, darf er den fakultativen Leistungsinhalt **nicht zusätzlich berechnen.**

Merke:

Obligate Leistungsinhalte sind Pflichtleistungen, die **zwingend erforderlich** sind und vom Arzt persönlich und vollständig erbracht werden müssen, um die Gebührenordnungsposition abrechnen zu dürfen.

Fakultative Leistungsinhalte sind mögliche Zusatzleistungen zu den obligaten Leistungsinhalten, die zur Abrechnungsfähigkeit einer Gebührenordnungsposition **nicht zwingend erforderlich** sind, die aber, wenn sie erbracht werden, nicht zusätzlich abgerechnet werden können.

Der Text einer Gebührenordnungsposition macht eine Angabe darüber, **wie häufig die Gebührenordnungsposition abgerechnet werden darf.** Übliche Formulierungen werden in folgender Tabelle erläutert:

Angabe der GOP	Erläuterung
(keine)	Die GOP darf in jeder Sitzung (bei jedem Arzt-Patienten-Kontakt) so oft abgerechnet werden, wie sie erbracht wird.
„je Sitzung"	Die GOP darf nur einmal je Sitzung (Arzt-Patienten-Kontakt) abgerechnet werden.
„einmal am Behandlungstag"	Die GOP darf an einem Tag nur einmal berechnet werden.
„einmal im Behandlungsfall"	Die GOP darf in einem Behandlungsfall bzw. in einem Quartal nur einmal abgerechnet werden.
„einmal im Arztgruppenfall"	Die GOP darf in einem Quartal nur einmal von einem Arzt einer bestimmten Arztgruppe, die in einer Gemeinschaftspraxis oder in einem MVZ zusammen arbeiten, abgerechnet werden.
„einmal im Krankheitsfall"	Die GOP darf erst wieder abgerechnet werden, wenn ein neuer Krankheitsfall beginnt, das heißt nach Ablauf des laufenden Quartals und weiterer drei Folgequartale.

Weiterhin führt jede Gebührenordnungsposition spezielle **Abrechnungsvorschriften** auf. Hier können folgende Angaben gemacht sein:

- Qualifikationsnachweise oder technische **Voraussetzungen** für die Berechnungsfähigkeit der Gebührenordnungsposition
- **Abrechnungsausschlüsse** neben anderen Gebührenordnungspositionen

Allgemein gilt: Schließen sich zwei GOP nebeneinander aus, so ist der Arzt berechtigt, die **höher bewertete GOP** abzurechnen.

Abrechnungsausschlüsse beziehen sich auf einen angegebenen **Zeitraum.** Übliche Formulierungen für Abrechnungsausschlüsse werden in folgender Tabelle erläutert:

Angabe der GOP	Erläuterung
Die GOP XXXXX ist nicht neben GOP YYYYY berechnungsfähig.	Die GOP XXXXX darf **bei demselben Arzt-Patienten-Kontakt** (in derselben Sitzung) nicht zusammen mit der GOP YYYYY abgerechnet werden.
Die GOP XXXXX ist **am Behandlungstag** nicht neben GOP YYYYY berechnungsfähig.	Die GOP XXXXX darf **an dem Tag der Behandlung** nicht zusammen mit der GOP YYYYY abgerechnet werden.
Die GOP XXXXX ist **im Behandlungsfall** nicht neben GOP YYYYY berechnungsfähig.	Die GOP XXXXX darf **in demselben Behandlungsfall (Quartal)** nicht zusammen mit der GOP YYYYY abgerechnet werden.

Neben dem Leistungsinhalt ist der **Wert der Gebührenordnungsposition** angegeben. Je nach EBM-Ausgabe wird der Wert entweder in **Euro** oder in **Punkten** angegeben. Der Punktwert ist einheitlich und beträgt ca. 12 Cent pro Punkt.

Am Beispiel der **GOP 02311 (Behandlung des diabetischen Fußes)** wird der Text zu einer Gebührenordnungsposition genauer erläutert:

02311 **Behandlung des diabetischen Fußes** **138 Punkte, 17,10 € ❼**

Obligater Leistungsinhalt ❶

- Abtragung ausgedehnter Nekrosen der unteren Extremität beim diabetischen Fuß
- Überprüfung **und/oder** Verordnung von geeignetem Schuhwerk

Fakultativer Leistungsinhalt ❷

- Verband

je Bein, je Sitzung ❸

Die Gebührenordnungsposition 02311 kann nur dann berechnet werden, wenn der Vertragsarzt – im Durchschnitt der letzten 4 Quartale vor Antragstellung – je Quartal die Behandlung von mindestens 100 Patienten mit Diabetes mellitus durchgeführt hat und die Qualifikation zur Durchführung von programmierten Schulungen für Diabetiker nachweisen kann. Fachärzte für Chirurgie, Orthopädie und Dermatologie können diese Leistung auch dann berechnen, wenn sie die Qualifikation zur Durchführung von programmierten Schulungen für Diabetiker nicht nachweisen können. ❹

Die Gebührenordnungsposition 02311 ist nicht neben den Gebührenordnungspositionen 02300 bis 02302, 02313, 02350, 02360, 10340 bis 10342, 30214, 30500 und 30501 berechnungsfähig. ❺

Die Gebührenordnungsposition 02311 ist im Behandlungsfall nicht neben den Gebührenordnungspositionen 02310, 02312, 07310, 07311, 07340, 10330, 18310, 18311 und 18340 berechnungsfähig. ❻

EBM-Auszug

❶ **Die GOP 02311 ist nur berechnungsfähig, wenn beide obligaten Leistungsinhalte erfüllt worden sind.** Trägt der Arzt nur Nekrosen ab, ohne die Schuhe zu überprüfen, darf er die GOP nicht abrechnen, da er den obligaten Leistungsinhalt nicht vollständig erbracht hat. Es reicht allerdings aus, wenn er neben dem Abtragen von Nekrosen geeignetes Schuhwerk entweder nur überprüft oder nur verordnet.

❷ Das Anlegen eines Verbandes ist für die Berechnungsfähigkeit der GOP nicht zwingend erforderlich. Legt der Arzt, nachdem er den obligaten Leistungsinhalt erbracht hat, allerdings einen Verband an, erfüllt er damit den fakultativen Leistungsinhalt. **Den Verband darf er aber nicht mehr als zusätzliche Einzelleistung abrechnen.**

❸ In einer Sitzung darf der Arzt die GOP 02311 **je Bein einmal** abrechnen. Das heißt, auch wenn er mehrere Stellen an einem Bein behandelt, darf die GOP 02311 nur einmal abgerechnet werden. Wenn aber an **beiden Beinen** behandelt werden muss, ist die GOP 02311 in einer Sitzung auch zweimal berechnungsfähig.

❹ Hier wird bestimmt, welche **Qualifikationsnachweise** ein Vertragsarzt vorweisen muss, um die Gebührenordnungsposition abrechnen zu dürfen.

❺ Die hier aufgeführten Gebührenordnungspositionen dürfen **bei demselben Arzt-Patienten-Kontakt** (in derselben Sitzung) nicht zusammen mit der GOP 02311 abgerechnet werden.

❻ Die hier aufgeführten Gebührenordnungspositionen dürfen **in demselben Behandlungsfall** nicht zusammen mit der GOP 02311 abgerechnet werden.

❼ Die Behandlung des diabetischen Fußes hat einen **Wert** von 138 Punkten bzw. sie wird mit 17,10 € vergütet.

Anmerkung:

Die Gesamtmenge an Punkten, die eine Praxis in einem Quartal erwirtschaftet, unterliegt einer **Mengenbegrenzung.** Das heißt, dem Arzt werden Leistungen nur bis zu einer festgelegten Punktmenge in voller Höhe vergütet. Diese Mengenbegrenzung wird als **„Regelleistungsvolumen"** bezeichnet und für jede Praxis individuell festgesetzt. Die Höhe des Regelleistungsvolumens ist abhängig von der Anzahl der Behandlungsfälle im entsprechenden Vorjahresquartal und von der Arztgruppe. Überschreitet der Arzt das Regelleistungsvolumen, werden die darüber hinausgehenden Leistungen geringer oder gar nicht mehr vergütet.

Nicht alle Leistungen fallen unter das Regelleistungsvolumen. Leistungen außerhalb des Regelleistungsvolumens werden als **extrabudgetäre Leistungen** bezeichnet. Dazu gehören z. B. Leistungen des organisierten Notdienstes, Vorsorge- und Früherkennungsuntersuchungen oder Leistungen, die im Rahmen des Terminservicegesetzes durchgeführt werden. Extrabudgetäre Leistungen werden in voller Höhe vergütet.

Übungen

1. Erklären Sie die Bedeutung von obligaten und fakultativen Leistungsinhalten.
2. Beantworten Sie die folgenden Fragen zur GOP 01435:

01435 **Haus-/Fachärztliche Bereitschaftspauschale** **88 Punkte**

Obligater Leistungsinhalt

- Telefonische Beratung des Patienten im Zusammenhang mit einer Erkrankung durch den Arzt bei Kontaktaufnahme durch den Patienten und/oder
- Anderer mittelbarer Arzt-Patienten-Kontakt gemäß 4.3.1 der Allgemeinen Bestimmungen

einmal im Behandlungsfall

Die Gebührenordnungsposition 01435 ist im organisierten Not(-fall)dienst nicht berechnungsfähig.
Kommt in demselben Arztfall eine Versicherten-, Grund- und/oder Konsiliarpauschale zur Abrechnung, ist die Gebührenordnungsposition 01435 nicht berechnungsfähig.
Die Gebührenordnungsposition 01435 ist – mit Ausnahme der GOP 01431 , 40128 und 40189 – nicht neben anderen Gebührenordnungspositionen berechnungsfähig.
Die Gebührenordnungsposition 01435 ist bei Neugeborenen, Säuglingen, Kleinkindern und Kindern bis zum vollendeten 12. Lebensjahr zweimal im Behandlungsfall berechnungsfähig.

EBM-Auszug

a) In welchem Kapitel steht die Gebührenordnungsposition 01435?

b) Darf die GOP 01435 für persönliche oder andere Arzt-Patienten-Kontakte abgerechnet werden?

c) Der 40-jährige Patient Herr Aysüm telefoniert am 25.2. mit Dr. Helbig. Gülay notiert für diese Leistung die GOP 01435. Am nächsten Tag telefoniert Dr. Helbig erneut mit dem Patienten. Darf Gülay die GOP 01435 am 26.2. wieder abrechnen? Begründen Sie Ihre Entscheidung.

d) Der 64-jährige Patient Herr Sanatan telefoniert am 3.8. mit Dr. Helbig. Gülay notiert für diese Leistung die GOP 01435. Am nächsten Tag sendet Dr. Helbig dem Patienten Laborbefunde per Fax zu. Darf Gülay die GOP 01435 am 4.8. erneut abrechnen? Begründen Sie Ihre Entscheidung.

e) Am 17.10. berät Dr. Söhnke die Mutter des 2-jährigen Kevin, der unter einem fieberhaften Infekt leidet. Kevin ist während des Gesprächs nicht anwesend. Am nächsten Tag telefoniert die Mutter mit Dr. Söhnke, da das Fieber von Kevin nicht gesunken ist. Wie oft darf die GOP 01435 abgerechnet werden?

f) Dr. Helbig telefoniert am 31.5. mit dem 24-jährigen Herrn Jürgens und rechnet dafür die GOP 01435 ab. Am nächsten Tag erscheint Herr Jürgens in der Praxis und führt ein persönliches Gespräch mit Dr. Helbig. Für dieses Gespräch mit dem Patienten rechnet Dr. Helbig eine Grundpauschale ab. Begründen Sie, warum Dr. Helbig die GOP 01435 vom 31.5. in diesem Fall wieder streichen muss.

g) Frau Konstantidos holt sich am 3. 1. ein Wiederholungsrezept in der Praxis ab. Darf für die Ausstellung des Rezeptes die GOP 01435 abgerechnet werden? Begründen Sie Ihre Entscheidung.

3. Erläutern Sie, warum die Frage von Gülay (siehe Fallbeispiel), ob bei Herrn Goldschmitt im Behandlungsfall bereits ein persönlicher Arzt-Patienten-Kontakt stattgefunden hat, für die Abrechnung der GOP 01435 wichtig ist.

7.1.6 Hierarchie der Gebührenordnungspositionen

Der Umfang der ärztlichen Leistungen, die zu einer Gebührenordnungsposition beschrieben sind, ist im EBM unterschiedlich. Auf der untersten Stufe stehen **Einzelleistungen.** Das heißt, die Gebührenordnungsposition umfasst nur eine einzige Leistung, z. B. beinhaltet die GOP 02100 nur eine Leistung: die Durchführung einer Infusion.

Umfasst eine Gebührenordnungsposition mehrere, funktional ähnliche Einzelleistungen, spricht man von einem **Leistungskomplex.** Als Beispiel kann hier die GOP 02311 (Behandlung des diabetischen Fußes) angeführt werden. Der obligate Leistungsinhalt dieser GOP umfasst zwei Einzelleistungen: Abtragen von Nekrosen und Überprüfung/Verordnung von Schuhwerk. Als fakultativer Leistungsinhalt kann noch ein Verband hinzukommen.

Beinhaltet eine Gebührenordnungsposition **viele unterschiedliche Einzelleistungen und Leistungskomplexe,** spricht man von einer **Pauschale.** Vor allem im arztgruppenspezifischen Bereich III des EBM werden mit einer Pauschale viele, im Quartal üblicherweise anfallende ärztliche Leistungen vergütet. Dort werden folgende Pauschalen unterschieden:

- **Versichertenpauschalen** für hausärztlich tätige Ärzte (EBM-Bereich III. a),
- **Grundpauschalen** für fachärztlich tätige Ärzte (EBM-Bereich III. b),
- **Konsiliarpauschalen** für Ärzte, die nur auf Überweisung tätig werden können, z. B. Radiologen oder Laborärzte.

Die Versicherten-, Grund- oder Konsiliarpauschalen beinhalten als obligaten Leistungsinhalt einen **persönlichen Arzt-Patienten-Kontakt im Behandlungsfall.** Fakultativ sind **weitere persönliche oder andere Arzt-Patienten-Kontakte** im Behandlungsfall sowie alle in **Anhang 1** aufgeführten Leistungen mit der Abrechnung der Pauschale abgegolten. Das bedeutet, in einer Versicherten-, Grund- oder Konsiliarpauschale, die einmal im Behandlungsfall abgerechnet werden kann, ist Folgendes enthalten:

- alle persönlichen Arzt-Patienten-Kontakte
- alle anderen (mittelbaren) Arzt-Patienten-Kontakte
- alle in Anhang 1 aufgeführten Leistungen

Der **Anhang 1 (Verzeichnis der nicht gesondert berechnungsfähigen Leistungen)** befindet sich im **Bereich VI des EBM.** Dort sind alle ärztlichen Leistungen aufgeführt, die Teilleistungen anderer Gebührenordnungspositionen sind. Die Auflistung der nicht gesondert berechnungsfähigen Leistungen erfolgt tabellarisch in alphabetischer Reihenfolge. Die Kreuze in der entsprechenden Tabellenspalte zeigen an, ob eine bestimmte Leistung in der Versichertenpauschale (VP), Grund-/Konsiliarpauschale (GP) oder sonstigen Gebührenordnungsposition (SG) enthalten ist.

Kassenärztliche Bundesvereinigung **KBV**

Geschäftsführung des Bewertungsausschusses nach § 87 Abs. 1 Satz 1 SGB V

1 Verzeichnis der nicht gesondert berechnungsfähigen Leistungen

1. Die im Anhang 1 aufgeführten Leistungen sind - sofern sie nicht als Gebührenordnungspositionen im EBM verzeichnet sind - Teilleistungen von Gebührenordnungspositionen des EBM und als solche nicht eigenständig berechnungsfähig.
2. In den Gebührenordnungspositionen wird ggf. auf die Bezeichnung der Spalten VP = Versichertenpauschale, GP = Grund- / Konsiliarpauschale, bzw. SG = sonstige Gebührenordnungspositionen verwiesen.

Spaltenbezeichnung		VP	GP	SG
	Legende	Leistung ist in der Versicherten pauschale Kapitel 3 bzw. 4 enthalten	Leistung ist möglicher Bestandteil der Grund-pauschale(n)	Leistung ist in sonstigen GOP enthalten
	Abnahme eines mindestens unter Einschluß eines großen Gelenkes oder des Rumpfes angelegten zirkulären, individuell modellierten Verbandes aus unelastischen, nicht weiter verwendbaren erstarrten Materialien (z. B. Gips)	x	x	x
	Absaugung körpereigener Flüssigkeiten	x	x	x
	Abschabung der Hornhaut des Auges		x	
	Abtragung ausgedehnter Nekrosen im Hand- oder Fußbereich	x	x	
	Aderlass	x	x	x
	Anamnese(n), sofern nicht gesondert ausgewiesen	x	x	x
	Anästhesie eines peripheren Nerven	x	x	x
	Änderung (z. B. Fensterung, Spaltung, Schieneneinsetzung, Anlegen eines Gehbügels oder einer Abrollsohle) eines nicht an demselben Tag angelegten zirkulären Gipsverbandes	x	x	x
	Anlegen einer Blutleere oder Blutsperre an einer Extremität im Zusammenhang mit einem operativen Eingriff			x
	Anlegen einer Finger- oder Zehennagelspange	x	x	

EBM-Auszug

Vor allem im Fachärztlichen Versorgungsbereich (EBM-Bereich III. b) sind neben den Grundpauschalen auch **Zusatzpauschalen** aufgeführt. Mit den Zusatzpauschalen werden fachgebietstypische Leistungen vergütet. Der Orthopäde kann z. B. Zusatzpauschalen für Leistungen bei Erkrankungen des Stütz- und Bewegungsapparates oder bei Wirbelsäulenerkrankungen abrechnen. Zusatzpauschalen sind wie Grundpauschalen einmal im Behandlungsfall berechnungsfähig. Teilweise sind Zusatzpauschalen erst berechnungsfähig, wenn eine **Mindestanzahl von zwei oder drei Arzt-Patienten-Kontakten im Behandlungsfall** erfolgt.

Merke:

Bei einem gesetzlich Versicherten werden mit der **Versichertenpauschale** im hausärztlichen und der **Grund- und Zusatzpauschale** im fachärztlichen Versorgungsbereich die meisten im Quartal üblichen Leistungen vergütet.

Pauschalen sind nicht nur im EBM-Bereich III zu finden. Auch arztgruppenübergreifende Gebührenordnungspositionen können Pauschalen sein, wie beispielsweise die GOP 01210, die **Notfallpauschale** im organisierten Notfalldienst.

Bei der Abrechnung von Pauschalen, Leistungskomplexen und Einzelleistungen muss folgendes Verhältnis beachtet werden:

- **Komplex oder Pauschale vor Einzelleistung**
- **Pauschale vor Komplex**

Das bedeutet: Ist eine Einzelleistung Teilleistung einer Pauschale oder eines Komplexes, wird nur die Pauschale oder der Komplex abgerechnet, wenn die Voraussetzungen für die Abrechnung dafür bestehen. Die Einzelleistung darf dann nicht mehr zusätzlich berechnet werden. Dasselbe gilt für den Komplex: Sind die im Komplex aufgeführten Leistungen Teilleistungen einer Pauschale und sind die Voraussetzungen für die Abrechnung der Pauschale gegeben, wird nur die Pauschale und nicht der Komplex abgerechnet. Beispielsweise beinhaltet die GOP 01220, der Reanimationskomplex, Infusionen (GOP 02100) oder Punktionen (GOP 02340). Bei der Durchführung einer Reanimation kann nur die GOP 01220 berechnet werden, die Infusionen oder Punktionen dürfen nicht als Einzelleistungen zusätzlich berechnet werden.

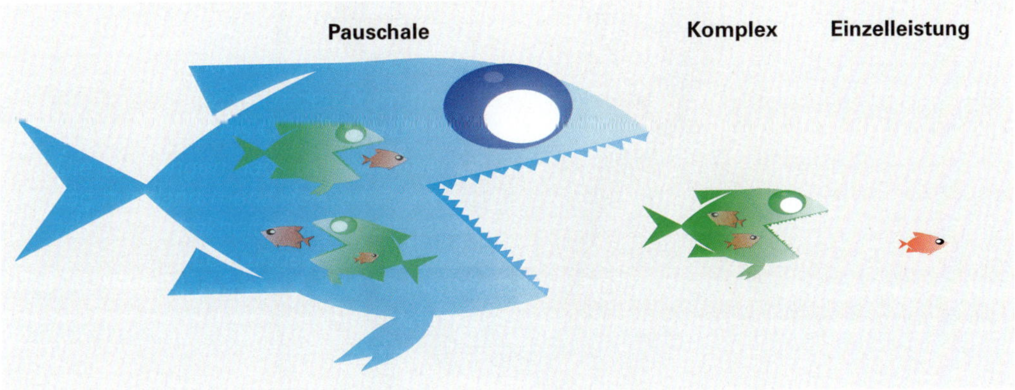

Abb. Pauschale, Komplex, Einzelleistung

Neben einigen Gebührenordnungspositionen können eventuell **Zuschläge** abgerechnet werden. Zuschläge sind immer auf bestimmte Gebührenordnungspositionen bezogen und können nur mit der genannten Gebührenordnungsposition zusammen abgerechnet werden. Die Gebührenordnungsposition 01742 (Zuschlag zu der Gebührenordnungsposition 01741 für die Entfernung von Polypen) kann nur zusammen mit der GOP 01741 (Koloskopischer Komplex gemäß der Richtlinie für organisierte Früherkennungsprogramme) abgerechnet werden.

Übungen

1. Unterscheiden Sie Einzelleistung, Leistungskomplex und Pauschale.
2. Unterscheiden Sie Versicherten-, Grund- und Konsiliarpauschale.
3. Welcher obligate Leistungsinhalt gehört zur Versicherten-, Grund- oder Konsiliarpauschale?
4. Die 40-jährige Frau Rommé kommt am 23. März zum Beratungsgespräch zu Frau Dr. Söhnke, wofür die Ärztin die Versichertenpauschale abrechnet. Am nächsten Tag erscheint die Patientin erneut zur Ganzkörperuntersuchung. Kristina findet die Ganzkörperuntersuchung in Anhang 1 des EBM. Was bedeutet das für die Abrechnung der Ganzkörperuntersuchung?
5. Herr Urban erscheint mit Schmerzen im Bereich der Wirbelsäule bei Dr. Helbig.
   a) Welche Pauschale rechnet Dr. Helbig für den ersten persönlichen Arzt-Patienten-Kontakt ab?
   b) Warum darf Dr. Helbig beim ersten Arzt-Patienten-Kontakt keine Zusatzpauschale für die Wirbelsäulenerkrankung abrechnen?
6. Im Rahmen einer Reanimation legt Dr. Helbig bei dem Patienten eine Infusion an. Erläutern Sie, warum Dr. Helbig die Infusion nicht als Einzelleistung berechnen darf.

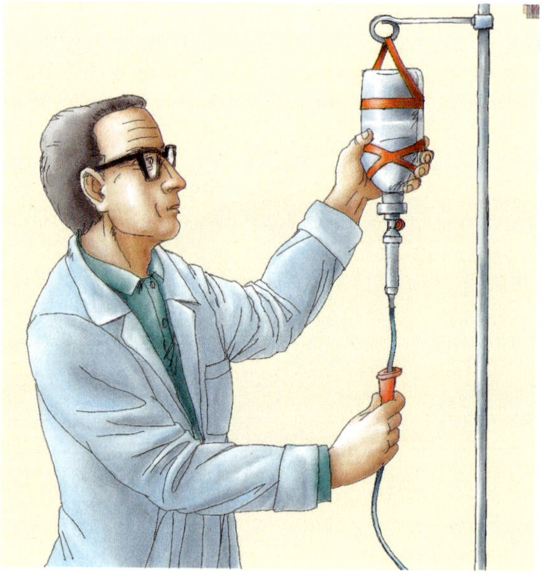

7.1.7 Kosten und Kostenpauschalen (EBM-Bereich V)

Mit der Abrechnung einer Gebührenordnungsposition sind die meisten **Kosten,** die im Zusammenhang mit der ärztlichen Leistung anfallen, abgegolten. Die **Allgemeinen Bestimmungen (Bereich I des EBM)** legen ausdrücklich die Kosten fest, die in den Gebührenordnungspositionen enthalten sind und nicht gesondert berechnet werden dürfen. Dazu folgender Auszug aus dem EBM:

7 Kosten

7.1 In den Gebührenordnungspositionen sind – soweit nichts anderes bestimmt ist – enthalten:

- Allgemeine Praxiskosten,
- Kosten, die durch die Anwendung von ärztlichen Instrumenten und Apparaturen entstanden sind,
- Kosten für Einmalspritzen, Einmalkanülen, Einmaltrachealtuben, Einmalabsaugkatheter, Einmalhandschuhe, Einmalrasierer, Einmalharnblasenkatheter, Einmalskalpelle, Einmalproktoskope, Einmaldarmrohre, Einmalspekula, Einmalküretten, Einmal-Abdecksets,
- Kosten für Reagenzien, Substanzen und Materialien für Laboratoriumsuntersuchungen,
- Kosten für Filmmaterial,
- Versand- und Transportkosten, insbesondere Kosten für die Versendung bzw. den Transport von Briefen und/oder schriftlichen Unterlagen, Telefaxen, digitalen Befunddatenträgern sowie Kosten für fotokopierte oder EDV-technisch reproduzierte Befundmitteilungen, Berichte, Arztbriefe und andere patientenbezogene Unterlagen ausschließlich für den mit- oder weiterbehandelnden oder konsiliarisch tätigen Arzt oder den Arzt des Krankenhauses.

EBM-Auszug

Zu den allgemeinen **Praxiskosten** zählen Betriebsausgaben wie Praxismiete, Telefonkosten, Porto, Personalkosten oder Reparatur von Praxisgeräten. Die Materialien des **Sprechstundenbedarfs** dürfen nicht gesondert berechnet werden, auch wenn sie nicht in den Gebührenordnungspositionen enthalten sind. Zum Sprechstundenbedarf gehören Arzneimittel, Verbandmittel, Impfstoffe, Notfallmedikamente und andere Stoffe, die bei mehr als einem gesetzlich Versicherten verwendet werden. Der Arzt erhält Ersatz für diese verwendeten Materialien über die Verordnung des Sprechstundenbedarfs mittels Muster 16 oder BtM-Rezept.

Dem Arzt werden nur die Kosten erstattet, die im **EBM-Bereich V (Kapitel 40, Kostenpauschalen)** zu finden sind. Die in Kapitel 40 enthaltenen Kostenpauschalen weisen feste Eurobeträge für die Erstattung aus.

Kapitel 40.4 enthält Kostenpauschalen für die **Versendung bzw. den Transport von ärztlichen Unterlagen.** Die Kostenpauschalen gelten, mit Ausnahme der Telefaxe, **nicht** für den elektronischen Versand. Wird im Rahmen einer Videosprechstunde festgestellt, dass der Patient eine Arbeitsunfähigkeitsbescheinigung, eine Verordnung oder eine Bescheinigung nach Muster 21 (Ärztliche Bescheinigung für den Bezug von Krankengeld bei Erkrankung eines Kindes) benötigt, kann der postalische Versand der Dokumente abgerechnet werden.

GOP	Kurztext	Euro
40110	**Kostenpauschale für die Versendung bzw. den Transport eines Briefes und/oder von schriftlichen Unterlagen**	0,96
40111	**Kostenpauschale für die Übermittlung eines Telefaxes**	0,05
40128	**Kostenpauschale für die postalische Versendung** einer **Arbeitsunfähigkeitsbescheinigung** oder einer **Verordnung** an den Patienten	0,96
40129	**Kostenpauschale** für die postalische Versendung einer Bescheinigung gemäß **Muster 21** an den Patienten bzw. die Bezugsperson bei telefonischem Patientenkontakt oder Patientenkontakt im Rahmen einer Videosprechstunde	0,96

Elektronischer Arztbrief (eArztbrief)

Der Versand von eArztbriefen über die **Telematikinfrastruktur** (TI) war bisher freiwillig. Seit Juni 2024 sind die Praxen verpflichtet, eArztbriefe zumindest empfangen zu können. Als Grundausstattung für den Versand und Empfang von eArztbriefen benötigt die Praxis folgende Komponenten:

- TI-Anschluss
- eArztbrief-Modul im Praxisverwaltungssystem (PVS)
- aktivierter elektronischer Heilberufsausweis (eHBA) im Kartenterminal
- qualifizierte elektronische Signatur (QES)
- KIM-Dienstleister für den verschlüsselten Versand (KIM = Kommunikation im Medizinwesen)

Für die Installation und den Betrieb der Telematikinfrastruktur erhalten die Praxen eine **TI-Pauschale**. Zusätzlich erhalten sie für den **Versand** von eArztbriefen über KIM **28 Cent** (GOP 86900) und für den **Empfang 27 Cent** (GOP 86901), maximal 23,40 € je Quartal und Arzt.

Übungen

1. Entscheiden Sie, ob dem Arzt folgende Kosten erstattet werden, und begründen Sie Ihre Entscheidung. Geben Sie ggf. die entsprechenden Kostenpauschalen an.
   a) Nach der Behandlung händigt Dr. Söhnke ihrem Patienten eine Tube Salbe für die Behandlung zu Hause aus.
   b) Dr. Helbig fertigt drei Kopien mit Befunden seines Patienten an und sendet diese als Kompaktbrief an den behandelnden Krankenhausarzt.

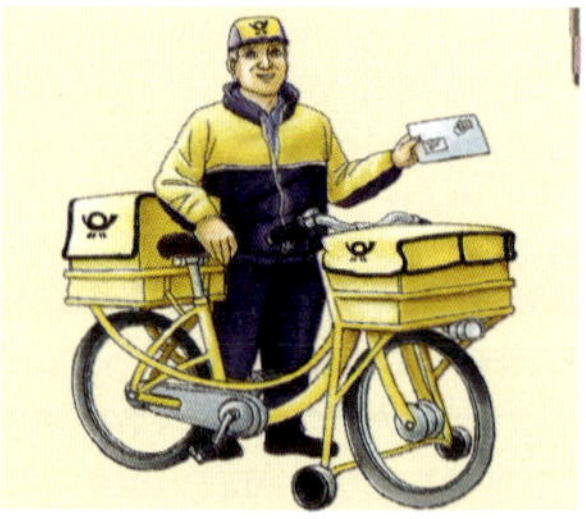

   c) Für die Behandlung eines Patienten zieht der MFA Luca Hilden eine Ampulle eines Schmerzmittels zur intramuskulären Injektion auf. Sie legt Dr. Helbig die Spritze mit dem Medikament, eine Kanüle, Hautdesinfektionsmittel, Tupfer und Verbandmittel zurecht.
2. Was kann für den Versand und Empfang von eArztbriefen abgerechnet werden?

7.2 Arztgruppenspezifische Gebührenordnungspositionen des Hausarztes

Fallbeispiel

Der 43-jährige Herr Lehmann, versichert bei der Barmer, erscheint in Begleitung seiner Frau an der Anmeldung. Die Ehefrau muss ihren Mann wegen seiner starken Schmerzen beim Gehen stützen. Herr Lehmann bittet um eine sofortige Untersuchung durch die Hausärztin Frau Dr. Söhnke.

Die MFA Marina begleitet die beiden sofort in ein freies Behandlungszimmer und benachrichtigt die Ärztin. Dr. Söhnke untersucht den Patienten gründlich und führt ein eingehendes Beratungsgespräch mit ihm. Anschließend verabreicht die Ärztin dem Patienten je eine intramuskuläre Injektion mit einem Analgetikum und einem Muskelrelaxantium. Frau Dr. Söhnke organisiert einen dringenden Termin beim Orthopäden Dr. Helbig, bei dem sich Herr Lehmann noch am selben Tag vorstellen kann.

Info

Um die Leistungen, die bei einem Patienten erbracht worden sind, abzurechnen, wird ein **Abrechnungsschein** im Praxisverwaltungssystem (PVS) angelegt. Dort werden alle Gebührenordnungspositionen eingetragen, die im Quartal bei dem Patienten abgerechnet werden.

Der Hausarzt findet seine arztgruppenspezifischen Gebührenordnungspositionen im **Bereich III. a des EBM** und dort im **Kapitel 3.** Alle arztgruppenspezifischen Gebührenordnungspositionen beginnen somit mit den Ziffern 03.

7.2.1 Versichertenpauschalen des Hausarztes

Im Kapitel 3.2.1.1 des EBM sind die beiden hausärztlichen **Versichertenpauschalen** GOP 03000 und GOP 03030 sowie die **Zuschläge** 03008 und 03010 enthalten, die für eine Terminvermittlung im Rahmen des Terminservicegesetzes (TSVG) abgerechnet werden können.

Versichertenpauschale nach der Gebührenordnungsposition 03000

Die **Versichertenpauschale nach GOP 03000** unterscheidet zwischen obligatem und fakultativem Leistungsinhalt.

Der **obligate Leistungsinhalt** der GOP 03000 lautet:

- **Persönlicher Arzt-Patienten-Kontakt und/oder Arzt-Patienten-Kontakt im Rahmen einer Videosprechstunde**

Das bedeutet, die GOP 03000 darf abgerechnet werden, wenn Arzt und Patient sich an einem Ort **persönlich** treffen und es bei diesem Treffen um die Krankheit des Patienten geht. Ebenso ist die Versichertenpauschale berechnungsfähig, wenn Arzt und Patient nicht persönlich am selben Ort sind, sondern im Rahmen einer **Videosprechstunde** miteinander kommunizieren.

Im Bereich des **fakultativen Leistungsinhalts** der GOP 03000 wird unter anderem aufgeführt:

- **weitere persönliche oder andere Arzt-Patienten-Kontakte**
- **in Anhang 1 aufgeführte Leistungen**

Da die Versichertenpauschale nur **einmal im Behandlungsfall** abgerechnet werden darf, können weitere Arzt-Patienten-Kontakte im Quartal nicht mehr abgerechnet werden.

In der Versichertenpauschale sind eine **Vielzahl von Leistungen** enthalten, die üblicherweise in einer hausärztlichen Praxis anfallen, wie beispielsweise die Anamnese, die körperliche Untersuchung, das Verabreichen von Injektionen oder das Ausfüllen von Formularen. Aufgelistet sind diese, nicht gesondert berechnungsfähigen Leistungen, im **EBM-Bereich VI, Anhang 1.** Die Leistungen, die in der Versichertenpauschale des Kapitels 3 enthalten sind, sind im Anhang 1 entsprechend gekennzeichnet.

Da die Versichertenpauschale eine Fülle von Leistungen enthält, kann es somit vorkommen, dass bei einem Patienten im Quartal nur die Versichertenpauschale abgerechnet werden kann, obwohl der Patient den Arzt mehrfach kontaktiert hat.

Um die GOP 03000 korrekt abzurechnen, muss auch der **Abschnitt 4.1 der allgemeinen Bestimmungen (EBM-Bereich I)** beachtet werden. Dort wird bestimmt, dass die Versichertenpauschale nur für **kurative Leistungen** abgerechnet werden kann. Erscheint ein Patient im Quartal, um ausschließlich präventive Leistungen in Anspruch zu nehmen, darf die Versichertenpauschale nicht abgerechnet werden.

Die Vergütung der Versichertenpauschale ist abhängig vom **Alter des Patienten.** Nach Eingabe der Versichertenpauschale in das Praxisverwaltungssystem (PVS) erfolgt die Zuordnung zur entsprechenden Altersklasse automatisch.

Erfolgt die Abrechnung der GOP 03000 im Rahmen eines persönlichen Arzt-Patienten-Kontakts setzt die zuständige KV mit der **GOP 03020** einen **Hygienezuschlag** automatisch hinzu.

GOP	Kurztext	Punkte
03000	**Versichertenpauschale** *Obligater Leistungsinhalt* – Persönlicher Arzt-Patienten-Kontakt und/oder Arzt-Patienten-Kontakt im Rahmen einer Videosprechstunde *Fakultativer Leistungsinhalt* – Allgemeine und fortgesetzte ärztliche Betreuung eines Patienten in Diagnostik und Therapie bei Kenntnis seines häuslichen und familiären Umfeldes, – Koordination diagnostischer, therapeutischer und pflegerischer Maßnahmen, insbesondere auch mit anderen behandelnden Ärzten, nichtärztlichen Hilfen und flankierenden Diensten, – Einleitung präventiver und rehabilitativer Maßnahmen sowie die Integration nichtärztlicher Hilfen und flankierender Dienste in die Behandlungsmaßnahmen, – Erhebung von Behandlungsdaten und Befunden bei anderen Leistungserbringern und Übermittlung erforderlicher Behandlungsdaten und Befunde an andere Leistungserbringer, sofern eine schriftliche Einwilligung des Versicherten, die widerrufen werden kann, vorliegt, – Dokumentation, insbesondere Zusammenführung, Bewertung und Aufbewahrung der wesentlichen Behandlungsdaten, – Weitere persönliche oder andere Arzt-Patienten-Kontakte gemäß 4.3.1 der Allgemeinen Bestimmungen, – In Anhang 1 aufgeführte Leistungen, einmal im Behandlungsfall	
	bis zum vollendeten 4. Lebensjahr	225
	ab Beginn des 5. bis zum vollendeten 18. Lebensjahr	142
	ab Beginn des 19. bis zum vollendeten 54. Lebensjahr	114
	ab Beginn des 55. bis zum vollendeten 75. Lebensjahr	148
	ab Beginn des 76. Lebensjahrs	200
03020	**Hygienezuschlag** zur Versichertenpauschale nach GOP 03000, einmal im Behandlungsfall, wird automatisch von der zuständigen KV zugesetzt.	2

Für die **Versichertenpauschale nach GOP 03000** gelten folgende wichtige **Bestimmungen:**

- Bei Behandlung im organisierten Not(-fall)dienst sind anstelle der Versichertenpauschale nach der GOP 03000 die Notfallpauschalen nach den GOP 01210, 01212, 01214, 01216 und 01218 zu berechnen.
- Bei einer Behandlung im Rahmen einer Überweisung zur Auftragsleistung ist die Versichertenpauschale nach der GOP 03000 nicht berechnungsfähig.
- Erfolgt im Behandlungsfall lediglich eine Inanspruchnahme durch den Patienten unvorhergesehen im Zusammenhang mit der Erbringung der Leistungen entsprechend den GOP 01100, 01101, 01411, 01412 oder 01415, so ist anstelle der Versichertenpauschale 03000 die Versichertenpauschale 03030 zu berechnen.
- Die GOP 03000 ist nicht neben der GOP 01436 berechnungsfähig.
- Die GOP 03000 ist im Behandlungsfall nicht neben den GOP 01600, 01601, 01610 (Berichte) und 03030 berechnungsfähig.
- Kommt es im Behandlungsfall ausschließlich zum Kontakt per **Videosprechstunde,** muss die **Pseudo-GOP 88220** eingetragen werden. Die Vergütung der Versichertenpauschale wird bei diesen Fällen um 20 % gekürzt.

Zuschlag Terminvermittlung Facharzt nach GOP 03008

Der Zuschlag nach GOP 03008 steht genau wie der Zuschlag nach GOP 03010 im Zusammenhang mit dem **Terminservicegesetz (TSVG),** das seit 2019 in Kraft ist. Mit dem Gesetz soll erreicht werden, dass Patienten schneller einen Termin beim Arzt oder Psychotherapeuten erhalten. Als Anreiz für die Ärzte, hier tätig zu werden, erhalten sie ein zusätzliches Honorar und eine extrabudgetäre Vergütung.

Vermittelt der **Hausarzt** seinem Patienten einen **Termin bei einem Facharzt,** erhält der Arzt einen Zuschlag zur Versichertenpauschale in Höhe von ca. 15 Euro. Dafür wird die **GOP 03008** zusammen mit der Betriebsstättennummer (BSNR) der Facharztpraxis eingetragen, an die der Hausarzt den Patienten vermittelt hat. Der Hausarzt erhält den Zuschlag unabhängig davon, ob der Patient den Termin auch tatsächlich wahrgenommen hat. Benötigt der Patient Termine bei unterschiedlichen Fachärzten, darf der Hausarzt den Zuschlag auch mehrfach im Quartal abrechnen.

Voraussetzungen für die Abrechnung des Zuschlags nach der GOP 03008 sind:

- Es muss eine **medizinische Behandlungsnotwendigkeit** vorliegen und die Behandlung durch den Facharzt erfolgt **spätestens am 4. Kalendertag nach der Feststellung.** Der Tag der Feststellung wird bei der Berechnung der Frist nicht mitgerechnet.

Beispiel 1:

Frau Dr. Söhnke stellt am Montag bei Herr Klausen fest, dass er einen dringenden Termin beim Kardiologen benötigt. Damit sie den Zuschlag nach GOP 03008 abrechnen darf, muss der Termin beim Kardiologen spätestens am Freitag sein (vier Kalendertage: Dienstag, Mittwoch, Donnerstag, Freitag – der Montag zählt nicht mit).

Beispiel 2:

Frau Dr. Söhnke stellt am Freitag fest, dass Frau Meirich einen dringenden Termin beim Orthopäden benötigt. Um den Zuschlag abrechnen zu können, muss der Termin spätestens am Dienstag sein (vier Kalendertage: Samstag, Sonntag, Montag, Dienstag – der Freitag zählt nicht mit).

Wenn es aus medizinischen Gründen angemessen sein sollte oder eine eigenständige Terminvereinbarung durch den Patienten nicht zumutbar ist, ist eine Terminvermittlung beim Facharzt auch bis zum **35. Kalendertag** nach Feststellung der Behandlungsnotwendigkeit möglich. Dabei muss ab dem 24. Kalendertag die medizinische Begründung zwingend angegeben werden. Es empfiehlt sich aber, die Notwendigkeit schon ab dem 5. Kalendertag zu dokumentieren.

- Die Behandlung beim Facharzt erfolgt auf **Überweisung** durch den Hausarzt.
- Der Facharzt, bei dem der Hausarzt einen Termin vereinbart, darf **nicht in derselben Berufsausübungsgemeinschaft (BAG) oder demselben Medizinischen Versorgungszentrum (MVZ)** tätig sein wie der Hausarzt.
- Die Behandlung darf **nicht bei einem Facharzt, bei dem der Patient im laufenden Quartal bereits in Behandlung ist,** erfolgen. Hierzu muss der Hausarzt den Patienten befragen.

Zuschlag TSS-Terminvermittlung nach GOP 03010

Gesetzlich Krankenversicherte, die einen Termin bei einem Hausarzt (oder Facharzt) benötigen, können sich unter der **Telefonnummer 116117** an die **Terminservicestelle (TSS)** der Kassenärztlichen Vereinigung wenden. Die Terminservicestelle ist 24 Stunden an 7 Tagen in der Woche erreichbar. Sie vermittelt den Patienten innerhalb folgender Fristen einen Termin:

- **TSS-Terminfall:** Wartezeit bis zu dem Termin maximal **vier Wochen**
- **TSS-Akutfall:** Termin spätestens am **Folgetag** nach medizinischer Ersteinschätzung bei Anruf der 116117.

Die Arztpraxen melden ihre offenen Termine der Terminservicestelle. Vergibt die Terminservicestelle nun einen Termin an einen Patienten, informiert sie die Praxis darüber, die den Termin als TSS-Vermittlungsfall reserviert.

Für die Behandlung von TSS-Akutfällen erhält der Hausarzt einen Zuschlag von 200 Prozent auf die Versichertenpauschale nach GOP 03000. Die Höhe des Zuschlags beim TSS-Terminfall ist abhängig von der Länge der Wartezeit bis zum Termin:

- Zuschlag 100 Prozent (Termin spätestens am 4. Tag)
- Zuschlag 80 Prozent (Termin 5. bis spätestens am 14. Tag)
- Zuschlag 40 Prozent (Termin 15. bis spätestens am 35. Tag)

Damit die Leistungen im Arztgruppenfall extrabudgetär vergütet werden, muss im Praxisverwaltungssystem (PVS) unter „Vermittlungsart" die Angabe „TSS-Akutfall" bzw. „TSS-Terminfall" gemacht werden. Die Abrechnung des Zuschlags erfolgt über die **GOP 03010,** die durch die Angabe eines **Buchstabens A, B, C oder D** ergänzt wird. Die Buchstaben kennzeichnen die Länge der Wartezeit bis zum Termin:

Zeitraum ab Kontaktaufnahme des Versicherten bei der TSS bis zum Behandlungstag	Buchstabe	Zuschlag
TSS-Akutfall: Spätestens Folgetag (nach medizinischer Ersteinschätzung durch die 116117)	A	200 Prozent
TSS-Terminfall: bis 4. Kalendertag	B	100 Prozent
TSS-Terminfall: 5. bis 14. Kalendertag	C	80 Prozent
TSS-Terminfall: 15. bis 35. Kalendertag	D	40 Prozent

Beispiel:

Frau Teichert ruft am 2. April die Terminservicestelle an und erhält einen Termin am 9. April bei Frau Dr. Söhnke. Zwischen Anruf und Termin liegen genau 8 Tage. Somit erhält Frau Dr. Söhnke für die Behandlung von Frau Teichert einen Zuschlag von 80 Prozent. Das Wochenende wird grundsätzlich mitgezählt.
Abrechnung: GOP 03000, 03010C

Die GOP 03010 kann durch die zuständige KV **automatisch zugesetzt** werden.

GOP	Kurztext	Punkte
03008	**Zuschlag** zu der Versichertenpauschale nach GOP 03000 für die **Vermittlung** eines aus medizinischen Gründen dringend erforderlichen **Behandlungstermins** *Obligater Leistungsinhalt* – Vermittlung eines Behandlungstermins bei einem an der fachärztlichen Versorgung teilnehmenden Vertragsarzt, – Überweisung an einen an der fachärztlichen Versorgung teilnehmenden Vertragsarzt	131
03010	**Zuschlag** zu der GOP 03000 für die Behandlung aufgrund einer TSS-Vermittlung, einmal im Arztgruppenfall	(abhängig von der Wartezeit)

Versichertenpauschale nach Gebührenordnungsposition 03030

Die Versichertenpauschale nach der GOP 03030, die für alle Altersstufen gleichwertig ist, kommt nur sehr selten zur Abrechnung. Sie wird abgerechnet, wenn der Patient den Arzt im Behandlungsfall **ausschließlich „unvorhergesehen"** in Anspruch nimmt.

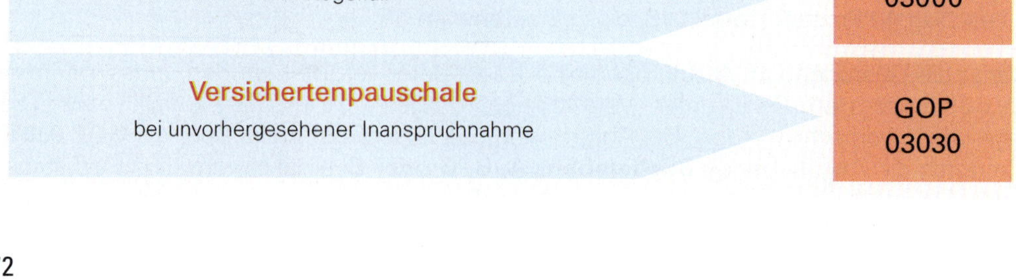

Anmerkung:

Eine **unvorhergesehene Inanspruchnahme** liegt vor bei einem ärztlichen Kontakt außerhalb der Sprechstunde

- zwischen 19.00 und 7.00 Uhr,
- an Samstagen, Sonntagen, gesetzlichen Feiertagen, am 24.12. und 31.12.

Die Abrechnung der Versichertenpauschale nach GOP 03030 kann **nie** ohne eine der folgenden Gebührenordnungspositionen abgerechnet werden, die die unvorhergesehene Inanspruchnahme des Arztes durch den Patienten dokumentieren:

- **GOP 01100 oder GOP 01101 (Unvorhergesehene Inanspruchnahme)**
- **GOP 01411, GOP 01412 oder GOP 01415 (Dringender Besuch)**

Diese Gebührenordnungspositionen werden im Lernfeld 5 (Kapitel 7) noch ausführlich vorgestellt.

GOP	Kurztext	Punkte
03030	**Versichertenpauschale bei unvorhergesehener Inanspruchnahme bei persönlichem Arzt-Patienten-Kontakt** *obligater Leistungsinhalt* – persönlicher Arzt-Patienten-Kontakt im Zusammenhang mit der Erbringung der Leistungen entsprechend den GOP 01100, 01101, 01411, 01412 oder 01415, *fakultativer Leistungsinhalt* – in Anhang 1 aufgeführte Leistungen, höchstens zweimal im Behandlungsfall	77

Folgende **Bestimmungen** müssen bei der Abrechnung der **Versichertenpauschale nach GOP 03030** beachtet werden:

- Sie darf nicht für belegärztlich-stationäre Behandlungsfälle abgerechnet werden.
- Erfolgt im Behandlungsfall lediglich eine Inanspruchnahme durch den Patienten unvorhergesehen im Zusammenhang mit der Erbringung der Leistungen entsprechend den GOP 01100, 01101, 01411, 01412 oder 01415, so ist anstelle der Versichertenpauschale 03000 die Versichertenpauschale 03030 zu berechnen.
- Die GOP 03030 ist nicht neben den GOP 01205, 01207, 01210, 01212, 01214, 01216, 01218, 01436 und 30702 berechnungsfähig.
- Die GOP 03030 ist im Behandlungsfall nicht neben den GOP 01600, 01601 und 01610 (Berichte) und Bescheinigungen berechnungsfähig.
- Die Versichertenpauschale nach GOP 03030 darf im Behandlungsfall nicht neben der Versichertenpauschale nach GOP 03000 abgerechnet werden. Kommt es nach einer unvorhergesehenen Inanspruchnahme im weiteren Behandlungsfall zu einem persönlichen Arzt-Patienten-Kontakt während der regulären Sprechstunde, kann die Versichertenpauschale nach GOP 03000 abgerechnet werden. Die zuvor angesetzte Versichertenpauschale nach GOP 03030 für die unvorhergesehene Inanspruchnahme **muss wieder gestrichen werden.**

Abrechnungsbeispiel

Dr. Söhnke behandelt den 40-jährigen Herrn Oztürk am Sonntag um 14 Uhr unvorhergesehen. Es ist der erste Arzt-Patienten-Kontakt im Behandlungsfall. Am nächsten Tag erscheint der Patient zur Behandlung in der regulären Sprechstunde bei Dr. Söhnke.

Abrechnung:

Sonntag: ~~GOP 03030~~ (für den persönlichen Arzt-Patienten-Kontakt, muss am Montag gestrichen werden), 01100 (für die unvorhergesehene Inanspruchnahme)
Montag: GOP 03000

Begründung:
Die GOP 03030, die am Sonntag abgerechnet werden konnte, muss am Montag wieder gestrichen werden, da diese GOP im Behandlungsfall nicht neben der Versichertenpauschale nach der GOP 03000 abgerechnet werden darf. Die GOP 01100 bleibt am Sonntag alleine stehen.

Übungen

1. Herr Lehmann (siehe Fallbeispiel) erscheint zum ersten Mal in diesem Quartal in der regulären Sprechstunde bei Frau Dr. Söhnke. Nach der Behandlung organisiert die Ärztin für ihn einen dringenden Termin beim Orthopäden Dr. Helbig und überreicht Herrn Lehmann die notwendige Überweisung. Welche GOP werden abgerechnet?
2. Begründen Sie, warum Frau Dr. Söhnke bei Herrn Lehmann den Zuschlag für die Überweisung zum Orthopäden Dr. Helbig abrechnen darf, obwohl die beiden Ärzte in einer Praxis arbeiten.
3. Frau Dr. Söhnke möchte Frau Surbier einen dringenden Termin beim Kardiologen vermitteln. Heute ist Donnerstag. An welchem folgenden Wochentag muss der Termin spätestens stattfinden, um den Vermittlungszuschlag abrechnen zu dürfen?
4. Frau Dr. Söhnke behandelt heute in ihrer regulären Sprechstunde drei Patienten, die einen Termin über die Terminservicestelle erhalten haben. Welche Vermittlungsart und welche GOP trägt sie jeweils im PVS ein? Wie hoch ist der Zuschlag, den Frau Dr. Söhnke bei diesen Patienten jeweils erhält?
   a) Frau Schubert hat ihren Termin erst heute bei der TSS ausgemacht, weil sie akute Beschwerden hat.
   b) Herr Knickmeier hat seinen Termin vor 10 Tagen ausgemacht.
   c) Frau Ebert hat vor 3 Wochen ihren Termin erhalten.
5. Geben Sie an, welche Versichertenpauschale bei den folgenden gesetzlich versicherten Patienten abgerechnet werden kann.
   a) Herr Porsch, 52 Jahre, ist Patient der hausärztlichen Gemeinschaftspraxis Dr. Holler/Dr. Wend, für die Dr. Söhnke heute die Vertretung übernommen hat.
   b) Es ist 19.30 Uhr und Dr. Söhnke hat ihre Sprechstunde bereits beendet, als der 40-jährige Herr Neuhausen an die Tür der Praxis klopft (Unvorhergesehene Inanspruchnahme zwischen 19.00 und 22.00 Uhr: GOP 01100). Es ist sein erster Besuch bei Dr. Söhnke in diesem Quartal.

c) Frau Aslan, 58 Jahre, legt eine Überweisung zur Mit-/Weiterbehandlung eines Hausarztes in Bayern vor. Die Patientin berichtet, dass sie gerade nach Neuss gezogen sei.

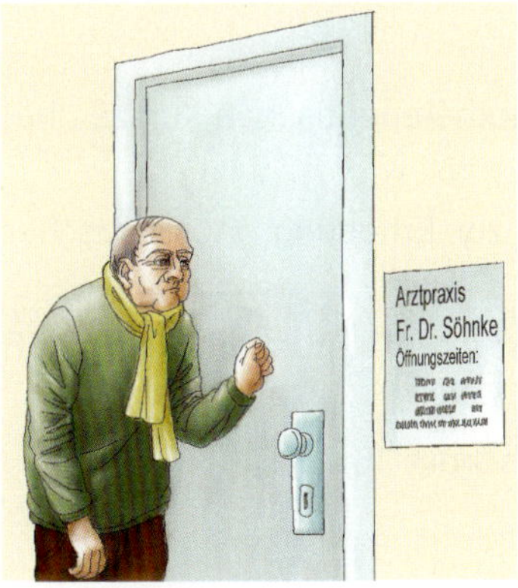

d) Es ist 18.30 Uhr und Dr. Söhnke hat ihre Sprechstunde bereits beendet, als der 37-jährige Herr Rosenberger an die Tür der Praxis klopft. Es ist sein erster Besuch bei Dr. Söhnke in diesem Quartal.

6. Der 70-jährige Herr Biedermann wird am 2.9. um 20.00 Uhr unvorhergesehen von Dr. Söhnke behandelt (Unvorhergesehene Inanspruchnahme zwischen 19.00 und 22.00 Uhr: GOP 01100). Es ist der erste Arzt-Patienten-Kontakt im Quartal. Am nächsten Tag erscheint der Patient erneut zur Untersuchung bei Dr. Söhnke zur regulären Sprechstundenzeit. Was ist bei der Abrechnung zu beachten?

7.2.2 Vorhaltepauschale und Zuschläge für ärztlich angeordnete Hilfeleistungen

Um die hausärztliche Tätigkeit besser zu honorieren, erhält der Hausarzt Zuschläge, die automatisch von der zuständigen KV zugesetzt werden. Einen **Zuschlag** erhält der Hausarzt für die **Apparate,** die er in der Praxis vorhalten muss. Weiterhin werden Zuschläge für die Beschäftigung eines **qualifizierten nichtärztlichen Praxisassistenten** gewährt.

Anmerkung:

Anlage 8 des Bundesmantelvertags (BMV-Ä) enthält die **Delegationsvereinbarungen.** Der darin enthaltene Paragraph 7 legt fest, unter welchen Voraussetzungen ein Praxismitarbeiter als **qualifizierter nichtärztlicher Praxisassistent (NäPa)** gilt.

Zusatzpauschale für die Wahrnehmung des hausärztlichen Versorgungsauftrags nach Gebührenordnungsposition 03040 („Vorhaltepauschale")

Hausärzte, die bei einem Patienten ausschließlich Leistungen erbringen, die zur hausärztlichen Grundversorgung gehören, erhalten neben den Versichertenpauschalen nach GOP 03000 oder 03030 eine **Zusatzpauschale nach GOP 03040.** Diese Pauschale dient zur Finanzierung von Geräten und Apparaten, die der Hausarzt für die Versorgung seiner Patienten in der Praxis vorhalten muss. Die „Vorhaltepauschale" ist einmal im Behandlungsfall berechnungsfähig und **wird von der zuständigen Kassenärztlichen Vereinigung automatisch zugesetzt.**

Rechnet ein Hausarzt im Behandlungsfall Leistungen ab, die **nicht** zum grundsätzlichen hausärztlichen Versorgungsbereich zählen, wie z. B. Akupunktur oder Psychotherapie, erhält er die Vorhaltepauschale **nicht**. Das gilt insbesondere für folgende Leistungen:

- Behandlung krebskranker Patienten nach den Onkologie-Vereinbarungen
- Phlebologie (EBM-Abschnitt 30.5)
- Schmerztherapie nach EBM-Abschnitt 30.7, zum Beispiel Akupunktur (Abschnitt 30.7.3)

- Schlafstörungsdiagnostik (EBM-Abschnitt 30.9)
- Autogenes Training, Relaxationsbehandlung nach Jacobson (GOP 35111 bis 35113)
- Hypnose (GOP 35120)
- Feststellung der Leistungspflicht zur Einleitung einer psychotherapeutischen Kurzzeittherapie (GOP 35130) und zur Einleitung/Verlängerung einer Langzeittherapie (GOP 35131)
- Biographische Anamnese, vertiefte Exploration, Zuschlag zur Erhebung neurologischer und psychiatrischer Befunde (GOP 35140 bis 35142)
- Probatorische Sitzung (GOP 35150) oder psychotherapeutische Akutbehandlung (GOP 35152)
- Antragspflichtige Leistungen der Psychotherapie (EBM-Abschnitt 35.2)
- Leistungen aus dem fachärztlichen Versorgungsbereich

GOP	Kurztext	Punkte
03040	**Zusatzpauschale zu den Gebührenordnungspositionen 03000 und 03030 für die Wahrnehmung des hausärztlichen Versorgungsauftrags** *Obligater Leistungsinhalt* – Vorhaltung der zur Erfüllung von Aufgaben der ärztlichen Grundversorgung notwendigen Strukturen, einmal im Behandlungsfall	138

Folgende **Bestimmungen** müssen bei der Abrechnung der **Vorhaltepauschale nach GOP 03040** beachtet werden:

Die Vorhaltepauschale GOP 03040

- **wird von der zuständigen KV automatisch zu gesetzt.**
- darf neben der Versichertenpauschale nach **GOP 03000** abgerechnet werden.
- darf neben der Versichertenpauschale nach **GOP 03030** mit einem Abschlag von 50 % abgerechnet werden. Bei zweimaliger Berechnung der GOP 03030 im Behandlungsfall ist kein Abschlag notwendig.

Zuschläge für ärztlich angeordnete Hilfeleistungen

Durch die Vergütung von Leistungen, die **qualifizierte nichtärztliche Praxisassistenten (NäPa)** übernehmen können, sollen größere Hausarztpraxen entlastet werden. Wird ein NäPa beschäftigt, setzt die KV neben der GOP 03040 auch die **GOP 03060 (Zuschlag zur GOP 03040)** und die **GOP 03061 (Zuschlag zur GOP 03060)** automatisch zu. Mit diesen beiden Zuschlägen sollen Ausgaben für Weiterbildung, höhere Personalkosten und zusätzliche Praxisausstattungen wie Mobiltelefone für Hausbesuche finanziert werden. Die Zuschläge sind allerdings auf einen bestimmten Höchstwert begrenzt.

Auch **Besuche durch qualifizierte NäPa** werden zusätzlich vergütet. Der Arzt ist verpflichtet, die Tätigkeit des NäPa zu überwachen und er muss jederzeit für ihn erreichbar sein. Nach einem Hausbesuch informiert der NäPa den Arzt spätestens am nächsten Werktag über die erhobenen Befunde und durchgeführten Maßnahmen.

Für die Abrechnung eines NäPa ist eine **Genehmigung durch die KV** notwendig.

GOP	Kurztext	Punkte
03060	**Zuschlag zur GOP 03040** *Obligater Leistungsinhalt* – Unterstützung der hausärztlichen Versorgung durch qualifizierte nichtärztliche Praxisassistenten, *Fakultativer Leistungsinhalt* – Unterstützung bei der Betreuung von Patienten, – Unterstützung bei der Koordination diagnostischer, therapeutischer und pflegerischer Maßnahmen, insbesondere auch mit anderen behandelnden Ärzten, nichtärztlichen Hilfen und flankierenden Diensten, – Information und Beratung von Patienten, Angehörigen und Bezugspersonen, je Behandlungsfall	22
03061	**Zuschlag zur GOP 03060,** je Behandlungsfall	12

Merke:

Die **Zuschläge nach GOP 03060 und 03061** werden bei jedem Patienten von der KV **automatisch** zugesetzt,

- wenn der Hausarzt eine **Genehmigung** dafür von der KV erhalten hat und
- wenn der Patient entsprechend den Bestimmungen zur GOP 03040 **typisch hausärztlich behandelt wird.**

Hinweis:

Die Besuche des Assistenten werden im Kapitel 9.3 (Besuche) genauer erläutert.

Übungen

1. In welchen der folgenden Behandlungsfällen von Frau Dr. Söhnke wird die Vorhaltepauschale nach **GOP 03040** durch die zuständige KV zugesetzt bzw. **nicht** zugesetzt? Begründen Sie Ihre Entscheidung.

   a) Dr. Söhnke führt bei Herrn Kröger eine Ganzkörperuntersuchung durch, schreibt ein Ruhe- und ein Belastungs-EKG und bespricht mit ihm das Ergebnis.

   b) Herr Schreiber erscheint zur Kontrolluntersuchung seiner Blutwerte bei Dr. Söhnke, da sein Hausarzt, Dr. Wend, zurzeit im Urlaub ist und Dr. Söhnke die Urlaubsvertretung für ihn übernommen hat.

c) Frau Gläser leidet unter chronischen Schmerzen und erscheint zur Akupunkturbehandlung bei Frau Dr. Söhnke.

d) Frau Weiland erscheint mit einer Überweisung von ihrem Gynäkologen zur Mit-/Weiterbehandlung bei Dr. Söhnke, da bei der Vorsorgeuntersuchung ein erhöhter Blutdruck festgestellt wurde.

2. Die MFA Marina Vogt ist in der Praxis von Frau Dr. Söhnke als EVA (Entlastende Versorgungsassistentin) tätig.

a) Welche GOP werden als Zuschlag für ärztlich angeordnete Hilfeleistungen von der KV automatisch zugesetzt?

b) Herr Rudolf wird von Frau Dr. Söhnke als krebskranker Patient im Rahmen der Onkologie-Vereinbarungen behandelt. Begründen Sie, warum bei ihm keine Zuschläge für ärztlich angeordnete Hilfeleistungen abgerechnet werden dürfen.

7.2.3 Chronikerpauschalen und Gesprächsleistungen

Für den hohen Aufwand bei der Behandlung **chronisch Kranker** und für **länger als 10 Minuten dauernde Gespräche** kann der Hausarzt weitere Gebührenordnungspositionen abrechnen.

Chronikerpauschalen

Chronikerpauschalen dürfen nur bei Patienten abgerechnet werden, die folgende **Kriterien** erfüllen:

- Vorliegen mindestens einer **lang andauernden, lebensverändernden Erkrankung,**
- Notwendigkeit einer **kontinuierlichen ärztlichen Behandlung** und Betreuung.

!

Eine **kontinuierliche ärztliche Behandlung** liegt vor, wenn

im Zeitraum der **letzten vier Quartale** unter Einschluss des aktuellen Quartals wegen derselben gesicherten chronischen Erkrankung(en) jeweils

- **mindestens ein Arzt-Patienten-Kontakt pro Quartal**
- **in mindestens drei Quartalen** in **derselben Praxis** stattgefunden hat.
- Hierbei müssen **in mindestens zwei Quartalen persönliche Arzt-Patienten-Kontakte** stattgefunden haben,
- wobei davon ein persönlicher Arzt-Patienten-Kontakt auch als Arzt-Patienten-Kontakt im Rahmen einer **Videosprechstunde** erfolgen kann.

Merke:

4 zurückliegende Quartale (einschließlich des aktuellen) mit
3 Arzt-Patienten-Kontakten (A-P-K) in der Praxis
2 davon persönliche A-P-K
1 A-P-K per Videosprechstunde statt persönlicher A-P-K möglich

Beispiel:

3. Quartal 2024	4. Quartal 2024	1. Quartal 2025	2. Quartal 2025
Persönlicher APK bei Frau Dr. Söhnke	Telefonischer APK bei Frau Dr. Söhnke	Persönlicher APK in der Praxis Dr. Holler/Dr. Wend	APK im Rahmen einer Videosprechstunde bei Frau Dr. Söhnke
Frau Dr. Söhnke darf die Chronikerpauschalen ab dem 2. Quartal 2025 abrechnen.			

Bei Neugeborenen und Säuglingen mit chronischen Erkrankungen dürfen die Chronikerpauschalen auch ohne Voraussetzung der kontinuierlichen ärztlichen Behandlung berechnet werden.

Eine kontinuierliche ärztliche Behandlung liegt auch vor, wenn der Patient mit mindestens einer lebensverändernden chronischen Erkrankung seinen ihn **betreuenden Hausarzt gewechselt** hat. In diesem Fall muss der die hausärztliche Betreuung übernehmende Hausarzt die bei einem anderen Hausarzt stattgefundenen Arzt-Patienten-Kontakte dokumentieren. Die Dokumentation ist mit der Abrechnung mittels einer **kodierten Zusatznummer** nachzuweisen. Im Bereich der KV Nordrhein wird beispielweise die Chronikerpauschale mit **„H"** gekennzeichnet.

Im EBM sind **zwei Chronikerpauschalen** für Hausärzte aufgeführt. Sie dürfen

- nur einmal im Behandlungsfall
- nur im Rahmen von **persönlichen Arzt-Patienten-Kontakten**
- nur als **Zuschläge** neben anderen GOP abgerechnet werden:
  - **GOP 03220 – Chonikerpauschale I:** Zuschlag zur Versichertenpauschale nach GOP 03000
  - **GOP 03221 – Chronikerpauschale II:** Zuschlag zur Chronikerpauschale I nach GOP 03220

Somit kann der Hausarzt bei einem chronisch Kranken im Rahmen des **1. persönlichen Arzt-Patienten-Kontakts im Quartal die GOP 03220** und im Rahmen eines **2. persönlichen Arzt-Patienten-Kontakts im Quartal die GOP 03221** abrechnen.

Die Berechnung der beiden Chronikerpauschalen setzt die Angabe der **gesicherten Diagnose(n) gemäß ICD-10-GM** voraus.

Anmerkung:

In Behandlungsfällen, in denen Leistungen abgerechnet werden, die **nicht** zum grundsätzlichen hausärztlichen Versorgungsauftrag gehören, ist ein **Chronikerzuschlag nicht** berechnungsfähig. **Hierbei gelten die gleichen Ausnahmen wie bei der Vorhaltepauschale (GOP 03040).**

Merke:

Wenn **keine Vorhaltepauschale** abgerechnet werden darf, darf auch **kein Chronikerzuschlag** berechnet werden.

Für das Ausstellen eines **Medikationsplans bei chronisch Kranken** erhält der Hausarzt mit der **GOP 03222** einmal im Behandlungsfall einen Zuschlag zur GOP 03220. Dieser Zuschlag **wird von der KV automatisch zugesetzt.** Die GOP 03222 ist im Behandlungsfall **nicht** neben der GOP 03362 (hausärztlich-geriatrischer Betreuungskomplex) und im Krankheitsfall nicht neben der GOP 01630 (Medikationsplan) berechnungsfähig. Diese beiden GOP werden auf den nächsten Seiten des Buches genauer vorgestellt.

GOP	Kurztext	Punkte
03220	**Zuschlag zu der Versichertenpauschale nach der Gebührenordnungsposition 03000 zur Behandlung und Betreuung eines Patienten mit mindestens einer lebensverändernden chronischen Erkrankung** *Obligater Leistungsinhalt* – Persönlicher Arzt-Patienten-Kontakt, einmal im Behandlungsfall	130
03221	**Zuschlag zu der Gebührenordnungsposition 03220 für die intensive Behandlung und Betreuung eines Patienten mit mindestens einer lebensverändernden chronischen Erkrankung** *Obligater Leistungsinhalt* – Mindestens zwei persönliche Arzt-Patienten-Kontakte, – Überprüfung und/oder Anpassung und/oder Einleitung von Maßnahmen der leitliniengestützten Behandlung der chronischen Erkrankung(en) einmal im Behandlungsfall	40
03222	**Zuschlag zur GOP 03220** einmal im Behandlungsfall *Die GOP 03222 wird von der KV automatisch zugesetzt.*	10

Ausführliches mindestens zehnminütiges ärztliches Gespräch

Im Zusammenhang mit einer Erkrankung ist das **ärztliche Gespräch** mit der **GOP 03230** als Einzelleistung vom Hausarzt abrechenbar. Die Leistung darf **je vollendete 10 Minuten** berechnet werden. Die GOP 03230 ist auch im Rahmen einer Videosprechstunde berechnungsfähig.

Um die Menge zu begrenzen, unterliegen die Gesprächsleistungen einer Mengenbegrenzung.

GOP	Kurztext	Punkte
03230	**Problemorientiertes ärztliches Gespräch, das aufgrund von Art und Schwere der Erkrankung erforderlich ist** *Obligater Leistungsinhalt* – Gespräch von mindestens 10 Minuten Dauer – mit einem Patienten und/oder – mit einer Bezugsperson je vollendete 10 Minuten	128

Folgende **Bestimmungen** müssen bei der Abrechnung der **Gesprächsgebühr nach GOP 03230** beachtet werden

- Die GOP 03230 ist auch bei Durchführung der Leistung im Rahmen einer **Videosprechstunde** berechnungsfähig.
- Die GOP 03230 ist **im Notfall und im organisierten Not(fall)dienst nicht** berechnungsfähig.
- Bei einem Nebeneinander diagnostischer und therapeutischer Gebührenordnungspositionen und der GOP 03230 ist eine **mindestens 10 Minuten längere Arzt-Patienten-Kontaktzeit** als in den entsprechenden Gebührenordnungspositionen angegeben Voraussetzung für die Berechnung der GOP 03230.

Übungen

1. Folgende gesetzlich Krankenversicherte erscheinen zur Behandlung bei Frau Dr. Söhnke. Bei welchen Patienten darf Dr. Söhnke im aktuellen Quartal einen Chronikerzuschlag abrechnen? Begründen Sie Ihre Entscheidung.
   a) Herr Petersen leidet seit einem halben Jahr unter Asthmaanfällen und ist seitdem bei Dr. Söhnke in Behandlung.
   b) Frau Kerber hat seit mehreren Jahren einen Diabetes mellitus Typ 2 und ist damit bei Dr. Söhnke in ständiger Behandlung. Im letzten Quartal war sie nicht bei Dr. Söhnke, da sie in dieser Zeit ihre Tochter besuchte. Dort hat der Hausarzt der Tochter die Blutzuckerwerte kontrolliert.
   c) Herr Ellerkamp war wegen einer COPD in ständiger Behandlung bei einem Hausarzt in München. Nun ist er nach Neuss gezogen. Vor der Behandlung bei Frau Dr. Söhnke legt er eine Überweisung zur Mit-/Weiterbehandlung seines früheren Hausarztes vor.
   d) Frau Winkelmann leidet unter einer chronischen Niereninsuffizienz und war seit mehreren Jahren bei Dr. Wend in Behandlung. Sie möchte nun ihren Hausarzt wechseln und sich von Frau Dr. Söhnke weiter behandeln lassen.
   e) Herr Karlson hat seit mehreren Jahren ein Prostatakarzinom. In den drei Vorquartalen hatte er in jedem Quartal einen APK, davon war einer persönlich, einer telefonisch und einer per Videosprechstunde.
   f) Frau Hohenstein leidet seit zwei Jahren unter chronischen Rückenschmerzen und ist damit in ständiger Behandlung bei Frau Dr. Söhnke. Die Ärztin führt eine Schmerztherapie mittels Akupunktur bei ihr durch.

2. Wie oft darf bei folgenden gesetzlich Krankenversicherten die Gesprächsgebühr berechnet werden?

   a) Herr Grönemeier erscheint das erste Mal im Quartal zur Behandlung und wird von Frau Dr. Söhnke beraten. Das Gespräch dauert 15 Minuten.

   b) Frau Dettweiler erscheint das zweite Mal im Quartal zur Untersuchung und Beratung. Die Untersuchung dauert 5, das Gespräch 16 Minuten.

   c) Frau Christin führt im Rahmen der Videosprechstunde ein 23-minütiges Gespräch mit Frau Dr. Söhnke.

7.2.4 Besondere Leistungen

In der hausärztlichen Praxis folgen auf die körperliche Untersuchung eines Patienten oft auch apparative Leistungen. Dazu zählen in der hausärztlichen Praxis verschiedene Formen der Elektrokardiographie (EKG), die Langzeit-Blutdruckmessung und die Spirometrie:

- **Ruhe-EKG:** Das Ruhe-EKG am liegenden Patienten gehört zur Basisdiagnostik. Die Untersuchung ist wenig belastend und dauert nur wenige Minuten. Es eignet sich zur Diagnostik von Herzrhythmusstörungen und Herzinfarkt, zudem gibt es Hinweise auf eine Herzvergrößerung oder auf eine Herzmuskelentzündung.
- **Belastungs-EKG (Ergometrie):** Ein Belastungs-EKG erfolgt in den meisten Praxen auf einem Fahrrad-Ergometer, wobei das EKG fortlaufend unter zunehmender Belastung abgeleitet wird. Während und nach der Belastung wird auch der Blutdruck regelmäßig kontrolliert. Das Belastungs-EKG dient zur Diagnostik von Durchblutungsstörungen der Herz-Kranz-Gefäße, Hypertonie und Herzrhythmusstörungen unter Belastung.
- **Langzeit-EKG:** Beim Langzeit-EKG erhält der Patient für 24 Stunden ein tragbares Gerät. Während der Aufzeichnung notiert der Patient seine Aktivitäten. Es dient der Diagnostik von nur zeitweise auftretenden Herzrhythmusstörungen.
- **Langzeit-Blutdruckmessung:** Wie beim Langzeit-EKG trägt der Patient bei der Langzeit-Blutdruckmessung über 24 Stunden ein Messgerät, das tagsüber alle 15 Minuten, nachts alle 30 Minuten, den Blutdruck misst, und er notiert seine Aktivitäten. Mithilfe der Langzeit-Blutdruckmessung kann ermittelt werden, wie sich der Blutdruck in Belastungs- und Ruhephasen anpasst. Es eignet sich zur Abklärung einer „Praxishypertonie" oder zur Kontrolle der medikamentösen Blutdruckeinstellung.
- **Spirometrie:** Mithilfe der Spirometrie, auch „kleine Lungenfunktion genannt", können Lungenvolumina und Luftstromwerte beim Ein- und Ausatmen erfasst werden. Die graphische Darstellung der Strömungswerte erfolgt über die „Fluss-Volumen-Kurve". Die Untersuchung eignet sich zur Diagnostik von obstruktiven Atemwegserkrankungen wie Asthma bronchiale oder COPD.

Bis auf das Ruhe-EKG darf der Hausarzt die hier aufgeführten Untersuchungen als **Einzelleistungen** abrechnen. Sie befinden sich im Hausarztkapitel unter der Überschrift „Besondere Leistungen". Das Ruhe-EKG ist in der Versichertenpauschale enthalten und darf nicht als Einzelleistung abgerechnet werden.

Folgende Tabelle zeigt eine **Auswahl** von Leistungen, die im Abschnitt „Besonderen Leistungen" aufgeführt sind.

GOP	Kurztext	Punkte
03241	Computergestützte **Auswertung eines Langzeit-EKG** von mindestens 18 Stunden Dauer	86
03242	**Testverfahren** bei Demenzverdacht	23
03321	**Belastungs-EKG**	198
03322	Aufzeichnung eines **Langzeit-EKG** von mindestens 18 Stunden Dauer	48
03324	**Langzeit-Blutdruckmessung**	57
03330	**Spirographische Untersuchung**	53
03331	**Prokto-/Rektoskopischer Untersuchungskomplex**	94
03355	**Anleitung zur Selbstanwendung eines rtCGM** (Real-Time-Messgerät zur kontinuierlichen Glukosemessung) je vollendete 10 Minuten, höchstens 10-mal im Krankheitsfall	72

Die GOP 03355 darf nur von Fachärzten für Allgemeinmedizin und Fachärzten für Innere Medizin mit der **Zusatzbezeichnung „Diabetologie"** oder der Qualifikation „Diabetologie Deutsche Diabetes Gesellschaft (DDG)" abgerechnet werden.

Übungen

1. Der 73-jährige Herr Wilhelms ist chronisch krank. Am 14.5. erscheint er das erste Mal im Quartal zum Belastungs-EKG bei Frau Dr. Söhnke. Am nächsten Tag erkundigt sich Herr Wilhelms telefonisch bei Frau Dr. Söhnke nach dem Ergebnis. Rechnen Sie die erbrachten Leistungen ab.

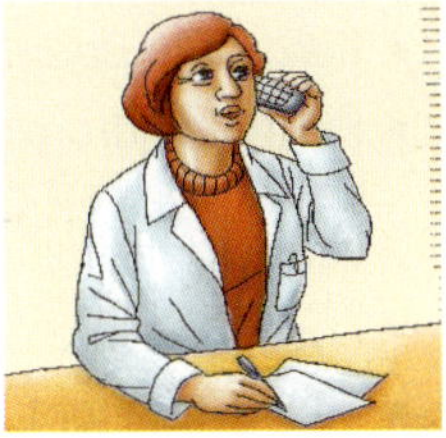

2. Die 52-jährige Frau Christiansen erscheint am 11.1. zum ersten Mal im Quartal. Dr. Söhnke führt zunächst ein Ruhe-EKG bei ihr durch. Anschließend legt sie ein Langzeit-EKG bei der Patientin an. Am nächsten Tag nimmt die MFA Gülay bei der Patientin das Langzeit-EKG ab und Dr. Söhnke wertet dieses computergestützt aus. Rechnen Sie die erbrachten Leistungen ab.
3. Dr. Söhnke legt am 2.8. bei dem 37-jährigen Herrn Kaminski ein Langzeit-Blutdruckmessgerät an. Es ist sein erster Arzt-Patienten-Kontakt im Quartal. Am nächsten Tag wird bei dem Patienten durch die MFA Marina das Gerät entfernt. Am 9.8. erkundigt sich der Patient telefonisch bei Dr. Söhnke nach dem Untersuchungsergebnis. Rechnen Sie die erbrachten Leistungen ab.
4. Die 25-jährige Frau Bender leidet unter Atemproblemen. Am 31.1. führt Dr. Söhnke eine spirographische Untersuchung durch. Es ist der erste Arzt-Patienten-Kontakt im Quartal. Rechnen Sie die erbrachten Leistungen ab.
5. Der 35-jährige Herr Möller ist seit mehreren Jahren bei Frau Dr. Söhnke aufgrund eines Diabetes Typ 1 regelmäßig in Behandlung. Er erscheint heute das zweite Mal im Quartal bei seiner Hausärztin. Dr. Söhnke erläutert ihrem Patienten die Selbstanwendung eines Real-Time-Messgerätes zur kontinuierlichen Glukosemessung. Die Anleitung dauert 20 Minuten. Rechnen Sie die Behandlung ab.

   (Hinweis: An dieser Stelle können Sie auch die Aufgaben 1–3 der Seiten 41/42 nach dem EBM lösen.)

7.2.5 Hausärztlich-geriatrische und palliative Versorgung

In der alternden Gesellschaft spielt die Betreuung von älteren Kranken eine immer größere Rolle. Die **Geriatrie** ist die Lehre der Altersmedizin, die im ambulanten Bereich vor allem durch Hausärzte wahrgenommen wird. Aufgrund der Art, Schwere und Komplexität der Krankheitsverläufe ist die Betreuung dieser Patienten sehr aufwendig.

Dasselbe gilt für unheilbar kranke und sterbende Menschen, bei denen eine kurative Medizin nicht mehr möglich ist. Diese Patienten werden in der Regel durch Hausärzte palliativmedizinisch betreut. Die **palliative Medizin** zielt nicht auf eine Verlängerung der Lebenszeit, sondern auf die Verbesserung der Lebensqualität. Im Vordergrund stehen die Wünsche, Ziele und das Befinden des Patienten. Die Betreuung der Patienten erfordert ein hohes Maß an Einfühlungsvermögen von Arzt und MFA.

Hausärztlich-geriatrische Gebührenordnungspositionen

Für die **geriatrische Versorgung** von Patienten können Hausärzte das **Basisassessment (GOP 03360)** und die **Betreuung (GOP 03362)** abrechnen. Es werden zwei **Voraussetzungen** für die Berechnungsfähigkeit der beiden Gebührenordnungspositionen unterschieden:

1. Der Patient ist mindestens **70 Jahre** alt und hat eine **geriatrietypische Erkrankung** oder einen **Pflegegrad**

2. Der Patient leidet unter **Demenz** oder **Parkinson** unabhängig davon, wie alt er ist.

Was man unter einer **„geriatrietypischen Erkrankung"** versteht, findet sich im EBM-Kapitel „Hausärztlich geriatrische Versorgung":

- Multifaktoriell bedingte Mobilitätsstörung einschließlich Fallneigung und Altersschwindel,
- Komplexe Beeinträchtigung kognitiver, emotionaler oder verhaltensbezogener Art,
- Frailty-Syndrom (Kombination von ungewolltem Gewichtsverlust körperlicher und/oder geistiger Erschöpfung, muskulärer Schwäche, verringerter Ganggeschwindigkeit und verminderter körperlicher Aktivität),
- Dysphagie (Schluckstörungen),
- Inkontinenz(en),
- Therapierefraktäres chronisches Schmerzsyndrom

Im Rahmen des **hausärztlich-geriatrischen Basisassessment (GOP 03360)** untersucht der Hausarzt den Patienten bezüglich körperlicher und geistiger Funktionseinschränkungen und beurteilt Mobilität bzw. Sturzgefahr. Dazu bedient er sich verschiedener standardisierter wissenschaftlich validierter **Testverfahren.** Entsprechend der festgestellten Funktionsstörungen des Patienten gibt der Arzt Anleitungen zur Anpassung des Wohnraums und des familiären häuslichen Umfelds.

Im Vordergrund des **hausärztlich-geriatrischen Betreuungskomplexes (GOP 03362)** steht die Koordination der medizinischen und pflegerischen Maßnahmen. Der Arzt überprüft und ergänzt ggf. die Behandlung der verschiedenen geriatrischen Syndrome, z. B. durch Verordnung von physiotherapeutischen, ergotherapeutischen oder logopädischen Maßnahmen. Zusätzlich überprüft und aktualisiert er den Medikamentenplan. Die Abrechnung setzt den **persönlichen Arzt-Patienten-Kontakt** voraus.

GOP	Kurztext	Punkte
03360	**Hausärztlich-geriatrisches Basisassessment,** einmal im Behandlungsfall	113
03362	**Hausärztlich-geriatrischer Betreuungskomplex,** einmal im Behandlungsfall	174

Folgende **Bestimmungen** müssen bei der Abrechnung der **hausärztlich-geriatrischen Versorgung nach GOP 03360 und 03362** beachtet werden:

- Die Berechnung der **GOP 03360 und 03362** setzt die **Angabe eines ICD-10-Kodes** voraus, der den geriatischen Versorgungsbedarf dokumentiert.
- Die **GOP 03360** ist im **Krankheitsfall höchstens zwei Mal** berechnungsfähig.
- Für die Berechnung der **GOP 03362 neben der Versichertenpauschale** nach den GOP 03000 oder 03030 ist in demselben Behandlungsfall mindestens **ein weiterer persönlicher Arzt-Patienten-Kontakt notwendig.**
- Die Berechnung der **GOP 03362** setzt das Vorliegen der **Ergebnisse eines hausärztlich-geriatrischen Basisassessment nach der GOP 03360** und/oder eines weiterführenden geriatrischen Assessments nach GOP 30984 voraus. Die Durchführung des Assessments darf nicht länger als vier Quartale zurückliegen.
- **Die GOP 03360 und 03362** sind jeweils **nicht neben** den GOP 03370 bis 03373 berechnungsfähig.
- Die **GOP 03362** enthält als obligaten Leistungsinhalt die **„Erstellung und Aktualisierung eines Medikationsplans“.** Aus diesem Grunde kann der Medikationsplan nicht zusätzlich als Einzelleistung abgerechnet werden. Neben der GOP 03362 kann deshalb **im Behandlungsfall weder die GOP 03222** (Zuschlag zur Chronikerpauschale nach GOP 03220) **noch im Krankheitsfall die GOP 01630** (Medikationsplan) abgerechnet werden.

Merke:

- Die **GOP 03360** (Hausärztlich-geriatrisches Basisassessment) ist **maximal zwei Mal im Krankheitsfall,** das heißt innerhalb von vier Quartalen, abrechenbar.
- Die **GOP 03362** (Hausärztlich-geriatrisches Betreuungskomplex) darf **im Behandlungsfall nur neben der Versichertenpauschale** abgerechnet werden, wenn **mindestens 2 persönliche Arzt-Patienten-Kontakte** stattfinden.

Palliative Gebührenordnungspositionen

Für die **allgemeine Palliativversorgung** von schwerstkranken und sterbenden Patienten können die **Gebührenordnungspositionen 03370 bis 03373** abgerechnet werden. Sie sind berechnungsfähig bei Patienten jeden Alters, die an einer nicht heilbaren, fortschreitenden Erkrankung leiden.

Die palliativen Maßnahmen umfassen eine **Eingangsdiagnostik** und **Zuschläge** zu unterschiedlichen Gebührenordnungspositionen für die **palliativmedizinische Betreuung.**

Im Mittelpunkt der Maßnahmen im Rahmen der **Ersterhebung des Patientenstatus (GOP 03370)** steht der **Patientenwillen.** Darauf basierend erstellt und dokumentiert der Hausarzt einen palliativmedizinischen **Betreuungsplan.** Die palliativmedizinische Eingangsdiagnostik ist **einmal im Krankheitsfall** berechnungsfähig.

Die Abrechnung der **Betreuungszuschläge** richtet sich danach, ob der Patient in der **Arztpraxis** betreut werden kann oder ob **Hausbesuche** notwendig sind. Obligater Leistungsinhalt ist jeweils der **persönliche Arzt-Patienten-Kontakt.** Die Betreuungszuschläge können im Behandlungsfall unterschiedlich oft abgerechnet werden. Folgende Tabelle nennt die wichtigsten Daten zu den Betreuungszuschlägen:

Palliativmedizinische Betreuungszuschläge			
GOP	**Zuschlag zur**	**bei Betreuung in**	**abrechenbar**
03371	**Versichertenpauschale** nach GOP 03000	der Arztpraxis	einmal im Behandlungsfall
03372	**Besuchsgebühr** beim planbaren Hausbesuch nach GOP 01410 oder 01413	der Häuslichkeit	je vollendete 15 Minuten
03373	**Besuchsgebühr in dringenden Fällen** nach GOP 01411, 01412 und 01415	der Häuslichkeit	je Besuch

GOP	Kurztext	Punkte
03370	**Palliativmedizinische** Ersterhebung des Patientenstatus inkl. Behandlungsplan, einmal im Krankheitsfall	341
03371	**Zuschlag zu der Versichertenpauschale 03000** für die palliativmedizinische Betreuung des Patienten in der Arztpraxis, einmal im Behandlungsfall	159
03372	**Zuschlag zu den Gebührenordnungspositionen 01410 oder 01413** für die palliativmedizinische Betreuung in der Häuslichkeit, je vollendete 15 Minuten	124
03373	**Zuschlag zu den Gebührenordnungspositionen 01411, 01412 oder 01415** für die palliativmedizinische Betreuung in der Häuslichkeit, je Besuch	124

Folgende **Bestimmungen** müssen bei der Abrechnung **der palliativmedizinischen Versorgung** beachtet werden:

- Die **GOP 03370 bis 03373** sind nicht neben der GOP 03220 (Chronikerzuschlag), 03360, 03362 (Geriatrische GOP) berechnungsfähig.
- Die Geprächsgebühr GOP 03230 darf **nicht** neben den GOP 03370, 03372 und 03373 abgerechnet werden.
- Die **GOP 03371 bis 03373 dürfen nicht nebeneinander** abgerechnet werden.
- Der **Höchstwert für die GOP 03372** beträgt am Behandlungstag 620 Punkte.
- Die **GOP 03373 ist für Besuche im Rahmen des organisierten Notdienstes,** für Besuche im Rahmen der Notfallversorgung durch nicht an der vertragsärztlichen Versorgung teilnehmende Ärzte, Institute und Krankenhäuser sowie für dringende Visiten auf der Belegstation **nicht berechnungsfähig.**

Neben der allgemeinen Palliativversorgung gibt es auch die **spezialisierte ambulante Palliativversorgung (SAPV).** Die SAPV wird von einem Team aus Ärzten, Pflegern und Kooperationspartnern erbracht. Für die Verordnung von SAPV verwendet der Arzt das **Muster 63** (Verordnung spezialisierter ambulanter Palliativversorgung (SAPV)). Ärzte, die Leistungen der SAPV erbringen, dürfen die GOP 03370-03373 **nicht** abrechnen.

Übungen

1. Rechnen Sie den Behandlungsfall von Herrn Tartarus ab.

   a) Herr Thaddäus Tartarus, 79 Jahre, seit drei Jahren wegen zunehmender Demenz (F01.1) in ständiger ärztlicher Behandlung, erscheint in Begleitung seiner Ehefrau das erste Mal im Quartal bei Frau Dr. Söhnke. Herr Tartarus hatte vor ein paar Tagen einen leichten Schlaganfall und ist gerade aus dem Krankenhaus entlassen worden. Die Ehefrau berichtet, dass ihr Mann seit dem Schlaganfall deutlich passiver geworden sei und sich schlechter auf den Beinen halten könne. Dr. Söhnke führt ein hausärztlich-geriatrisches Basisassessment durch und bespricht mit Frau Tartarus mögliche Veränderungen des Wohnraumes, um die Sturzgefahr für ihren Mann zu verringern. Das Gespräch dauert 15 Minuten.

   b) Ein paar Tage später kommt Herr Tartarus erneut mit seiner Ehefrau in die Praxis. Dr. Söhnke führt Maßnahmen gemäß des hausärztlich-geriatrischen Betreuungskomplexes durch und verordnet Ergotherapie.

2. Rechnen Sie den Behandlungsfall von Frau Ditter ab.

   a) Frau Dörthe Ditter, 64 Jahre, erscheint mit ihrem Ehemann das erste Mal im Quartal bei Dr. Söhnke. Bei ihr wurde vor ein paar Wochen ein nicht operabler maligner Hirntumor festgestellt. Frau Ditter hat gemeinsam mit Dr. Söhnke eine Patientenverfügung verfasst, in der sie erklärt, dass sie keine lebensverlängernden Maßnahmen wünscht und in Würde sterben möchte. Ihr Ehemann ist bereit, sie so lange, wie er kann, zu Hause zu betreuen. Dr. Söhnke untersucht und berät Frau Ditter und erstellt einen palliativmedizinischen Behandlungsplan. Das Gespräch dauert 30 Minuten.

b) Ein paar Wochen später im gleichen Quartal bittet Herr Ditter Dr. Söhke um einen Hausbesuch, da seine Frau über starke Kopfschmerzen klage und zunehmend bettlägerig geworden sei. Dr. Söhnke besucht die Patientin nach Praxisschluss, untersucht sie und passt die Schmerztherapie an. Sie erläutert dem Ehemann, wie er mit der Situation umgehen kann. Insgesamt dauert der Besuch 35 Minuten. (Hinweis: Besuchsgebühr ist die GOP 01410)

c) Zwei Tage später, am Donnerstag um 19.30 Uhr, gleiches Quartal, bittet Herr Ditter Dr. Söhnke um einen dringenden Hausbesuch, da seine Frau einen Krampfanfall hatte und nun bewusstlos sei. Dr. Söhne untersucht die Patientin und berät den Mann. (Hinweis: Besuchsgebühr ist die GOP 01411)

7.3 Arztgruppenübergreifende hausarztrelevante Gebührenordnungspositionen

Fallbeispiel

Am Nachmittag des Behandlungstages ruft Frau Lehmann (siehe Fallbeispiel des Kapitels 7.2) erneut in der Praxis von Frau Dr. Söhnke an. In der Aufregung habe sie am Morgen einiges vergessen. Sie bittet um die Ausstellung einer Arbeitsunfähigkeitsbescheinigung und eines Medikationsplanes für ihren Ehemann. Außerdem habe sie eine Frage zu ihren eigenen Blutdrucktabletten. Die MFA Marina stellt das Telefongespräch zu Frau Dr. Söhnke durch. Anschließend geben Sie die GOP ins Praxisverwaltungssystem ein.

Info

Die **Präambel des Hausarztes** führt eine Reihe von Gebührenordnungspositionen aus den arztgruppenübergreifenden Bereichen auf, die der Hausarzt neben den Gebührenordnungspositionen des Kapitels 3 abrechnen darf. Im Folgenden werden einige arztgruppenübergreifende Gebührenordnungspositionen erläutert, die im Rahmen von **nicht persönlichen Arzt-Patienten-Kontakten** und bei **Verwaltungstätigkeiten** zur Abrechnung kommen können.

7.3.1 Bereitschaftspauschale (GOP 01435)

Von den persönlichen Arzt-Patienten-Kontakten, bei denen sich Arzt und Patient persönlich an einem Ort treffen, werden **andere (mittelbare) Arzt-Patienten-Kontakte** unterschieden, z. B. wenn Arzt und Patient miteinander telefonieren. Abgerechnet werden dürfen andere Arzt-Patienten-Kontakte aber nur, wenn die Initiative vom Patienten ausgeht.

Die hausärztlich/fachärztliche **Bereitschaftspauschale nach GOP 01435** wird abgerechnet, wenn es im Quartal nur zu **telefonischen oder anderen mittelbaren Arzt-Patienten-Kontakten** kommt. Die Bereitschaftspauschale darf nur **einmal im Behandlungsfall** berechnet werden, bei Patienten bis zum vollendeten 12. Lebensjahr zweimal im Behandlungsfall.

Die Bereitschaftspauschale darf (mit Ausnahme der GOP 01431, 40128, 40129) **nicht neben anderen Gebührenordnungspositionen** abgerechnet werden. Der Arzt rechnet die Bereitschaftspauschale in der Regel nur **zu Zeiten der regulären Sprechstundenzeit** ab, da außerhalb der Sprechstunde Gebührenordnungspositionen zur Abrechnung kommen, die höherwertig sind.Neben der Bereitschaftspauschale darf er Tätigkeiten im Zusammenhang mit der elektronischen Patientenakte (GOP 01431) und den postalischen Versand von Formularen (GOP 40128, 40129) abrechnen.

GOP	Kurztext	Punkte
01435	**Haus-/Fachärztliche Bereitschaftspauschale** *Obligater Leistungsinhalt* – Telefonische Beratung des Patienten im Zusammenhang mit einer Erkrankung durch den Arzt bei Kontaktaufnahme durch den Patienten und/oder – Anderer mittelbarer Arzt-Patienten-Kontakt einmal im Behandlungsfall	88

Merke:

Die **Bereitschaftspauschale nach GOP 01435** darf **einmal** im Quartal abgerechnet werden (bei Patienten unter 12 Jahren zweimal), aber nur, wenn im Quartal kein persönlicher Arzt-Patienten-Kontakt stattfindet.

Andere Gebührenordnungspositionen dürfen nicht neben der Bereitschaftspauschale abgerechnet werden (außer GOP 01431, 40128, 40129).

7.3.2 Videosprechstunde

Hausärzte und fast alle Fachärzte können ihre Patienten auch im Rahmen einer Videosprechstunde betreuen. Dazu benötigen sie einen **zertifizierten Videodienstanbieter,** der für den sicheren technischen Ablauf der Videosprechstunde sorgt.

Auch wenn es sich bei der Videosprechstunde nicht um einen persönlichen Arzt-Patienten-Kontakt handelt, rechnen Hausärzte hierfür die **Versichertenpauschale nach GOP 03000** ab. Kommt es im Quartal nur zu Kontakten per Videosprechstunde und zu keinem persönlichen Arzt-Patienten-Kontakt, muss die Pseudo-GOP 88220 eingetragen werden. In diesen Fällen nimmt die KV einen **Abschlag** auf die jeweilige Pauschale vor.

Die Ärzte dürfen auch **„unbekannte" Patienten** per Videosprechstunde betreuen. Als „unbekannt" gilt ein Patient, wenn er noch nie oder noch nicht im laufenden Quartal oder im Vorquartal in der Praxis behandelt wurde. Bei unbekannten Patienten können die Stammdaten nicht über die elektronische Gesundheitskarte erfasst werden, sie müssen manuell in das Praxisverwaltungssystem eingegeben werden. Für diesen zeitlichen Mehraufwand darf die **GOP 01444** einmal im Behandlungsfall abgerechnet werden.

Da für die technischen Voraussetzungen und den Videodienstanbieter Kosten anfallen, erhalten die Ärzte einen Zuschlag zur Versicherten-, Grund- oder Konsiliarpauschale. Die **GOP 01450 (Zuschlag Videosprechstunde)** ist je Arzt-Patienten-Kontakt im Rahmen einer Videosprechstunde berechnungsfähig. Die Vergütung erfolgt extrabudgetär, unterliegt aber einer Mengenbegrenzung im Quartal.

Für den postalischen Versand von Formularen, die im Rahmen eine Videosprechstunde anfallen, darf der Arzt die GOP 40128 und 40129 abrechnen.

GOP	Kurztext	Punkte
01444	**Zuschlag** zu den Versichertenpauschalen … für die Authentifizierung eines unbekannten Patienten … im Rahmen einer Videosprechstunde … durch das Praxispersonal *Obligater Leistungsinhalt* – Praxispersonal-Patienten-Kontakt im Rahmen einer Videosprechstunde bei Kontaktaufnahme durch den Patienten – Überprüfung der eGK – Erhebung der Stammdaten, einmal im Behandlungsfall	10
01450	**Zuschlag** im Zusammenhang mit den Versichertenpauschalen … für die Betreuung eines Patienten im Rahmen einer Videosprechstunde … je Arzt-Patienten-Kontakt im Rahmen einer Videosprechstunde …	40

Neben den hier genannten GOP sind im Rahmen der Videosprechstunden weitere GOP berechnungsfähig, insbesondere die Gesprächsleistung nach GOP 03230.

7. 3.3 Verwaltungskomplex (GOP 01430)

Der **Verwaltungskomplex nach GOP 01430** wird für das Ausstellen von **Wiederholungsrezepten** oder **Überweisungen ohne Arzt-Patienten-Kontakt** sowie für die **Übermittlung** von ärztlichen Anordnungen oder Befunden an den Patienten durch das Praxispersonal abgerechnet. Beim Verwaltungskomplex findet kein Arzt-Patienten-Kontakt statt sondern ein **Praxispersonal-Patienten-Kontakt.**

Im Arztfall darf der Verwaltungskomplex (mit Ausnahme der GOP 01431) **nicht neben anderen Gebührenordnungspositionen** berechnet werden. Sobald der Arzt im Quartal andere Gebührenordnungspositionen abrechnen kann, insbesondere die Versichertenpauschale GOP 03000 bei einem persönlichen Arzt-Patienten-Kontakt, muss er ggf. schon angesetzte Verwaltungskomplexe wieder streichen. **Gemeinschaftspraxen** können von der Formulierung „im Arztfall" profitieren, wenn der Verwaltungskomplex und die Versichertenpauschale von jeweils unterschiedlichen Ärzten übernommen werden. In diesem Fall muss die GOP 01430 nicht gestrichen werden. Die GOP 01431, die neben dem Verwaltungskomplex abgerechnet werden darf, ist eine Zusatzpauschale bei Tätigkeiten im Zusammenhang mit der elektronischen Patientenakte.

Der Verwaltungskomplex kann im Quartal mehrfach abgerechnet werden, aber nicht mehrfach an einem Tag.

GOP	Kurztext	Punkte
01430	**Verwaltungskomplex** *Obligater Leistungsinhalt* – Ausstellung von Wiederholungsrezepten ohne persönlichen Arzt-Patienten-Kontakt und/oder – Ausstellung von Überweisungsscheinen ohne persönlichen Arzt-Patienten-Kontakt und/oder – Übermittlung von Befunden oder ärztlichen Anordnungen an den Patienten im Auftrag des Arztes durch das Praxispersonal *Fakultativer Leistungsinhalt* – Übermittlung mittels technischer Kommunikationseinrichtungen	12

Merke:

Der **Verwaltungskomplex nach GOP 01430** darf (auch mehrfach im Quartal) abgerechnet werden, aber nur, wenn im **Quartal**

- **kein** persönlicher Arzt-Patienten-Kontakt stattfindet,
- **keine** anderen Gebührenordnungspositionen abgerechnet werden können (außer GOP 01431).

Terminvergaben oder Messungen wie die Bestimmung des Blutdrucks oder der Körpertemperatur durch die MFA können im Rahmen des EBM nicht abgerechnet werden.

7.3.4 Vordrucke, Atteste, Berichte, Briefe

Das Ausfüllen der meisten Vordrucke (Formulare) ist bei gesetzlich Krankenversicherten nicht gesondert berechnungsfähig, sondern in der Versicherten- bzw. Grundpauschale enthalten. Das gilt insbesondere auch für das Ausstellen einer Arbeitsunfähigkeitsbescheinigung. Ist eine **Begleitperson** für einen Patienten zu einer **nicht geplanten Krankenhausbehandlung** notwendig, kann dieses **formlos** bescheinigt werden. Die folgende Tabelle enthält eine Auswahl von Formularen, für die es eine Abrechnungsmöglichkeit gibt:

GOP	Kurztext	Punkte
01425	Erstverordnung der **spezialisierten ambulanten Palliativversorgung** (Muster 63)	253
01426	Folgeverordnung zur **Forführung der spezialisierten ambulanten Palliativversorgung** (Muster 63)	152

GOP	Kurztext	Punkte
01611	Verordnung von medizinischer **Rehabilitation** (Muster 61)	315
01615	Feststellung und formlose Bescheinigung der medizinischen Notwendigkeit einer Mitaufnahme einer **Begleitperson**	30
01620	**Bescheinigung** oder **Zeugnis** auf Verlangen der Krankenkasse (Muster 50)	30
01621	**Krankheitsbericht** auf Verlangen der Krankenkasse (Muster 11, Muster 53 oder Muster 56)	44
01622	**Kurplan, Gutachten, Stellungnahme** auf Verlangen der Krankenkasse (Muster 20 a–d, Muster 51 , 52 oder 65)	83
01623	**Kurvorschlag** (Muster 25)	53
01624	Verordnung medizinischer **Vorsorge für Mütter oder Väter** unter Verwendung von Muster 64	210

Verfasst der Arzt die **Bescheinigungen und Berichte** nach GOP 01620 – 01622 in **freier Form** ohne Vordruck, kann die **GOP 40142 (Abfassen in freier Form)** zusätzlich abgerechnet werden.

Das Anfertigen von **ärztlichen Attesten,** wie Sportunfähigkeitsbescheinigungen oder Gesundheitszeugnisse für den Kindergarten, gehört nicht zum Leistungskatalog der gesetzlichen Krankenkassen. Entsprechende Bescheinigungen werden nach der **GOÄ** berechnet und müssen vom Patienten selbst gezahlt werden.

Für die Anfertigung von **Berichten oder Briefen** stehen dem Arzt die **GOP 01600 bzw. 01601** zur Verfügung. Während der ärztliche Bericht gemäß GOP 01600 nur das Ergebnis einer Untersuchung zusammenfasst, muss ein ärztlicher Brief gemäß GOP 01601 auch Informationen zu Anamnese, Befunden, abschließender Bewertung und Therapieempfehlungen enthalten. Benötigen zwei Ärzte denselben Bericht oder Brief, kann für die **Kopie die GOP 01602** berechnet werden.

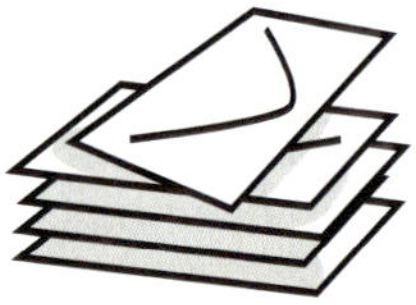

Hausärzte sollten möglichst über alle Besuche ihrer Patienten beim Facharzt informiert werden, auch wenn ein Besuch eines Patienten beim Facharzt ohne Wissen des Hausarztes erfolgt. Damit die Hausärzte solche Informationen erhalten, ist die Berechnungsfähigkeit einiger Gebührenordnungsnummern mit einer **Berichtspflicht** verbunden. Das heißt, der Facharzt kann die entsprechende Leistung nur abrechnen, wenn er dem Hausarzt einmal im Behandlungsfall einen ärztlichen Bericht oder Brief gemäß GOP 01600 bzw. 01601 sendet. Alle berichtspflichtigen Leistungen sind im Bereich I des EBM im Abschnitt 2.1.4 aufgelistet.

Hausärzte sind nur bei **Auftragsleistungen,** die von einem anderen Hausarzt in Auftrag gegeben werden, berichtspflichtig. Wird ein Facharzt aufgrund einer Überweisung durch einen anderen Facharzt tätig, muss er sowohl dem anderen Facharzt als auch dem Hausarzt einen Bericht senden. Für die **Kopie** an den zweiten Arzt kann die **GOP 01602** berechnet werden.

Von der **Berichtspflicht** bei einer ansonsten berichtspflichtigen Leistung ist der Arzt nur **entbunden,** wenn

- der Hausarzt die Leistung selbst erbringt oder
- der Patient keinen Hausarzt angibt oder
- der Patient der Berichterstattung an den Hausarzt widerspricht.

Die Berechnungsfähigkeit von ärztlichen Berichten oder Briefen gemäß GOP 01600 bzw. 01601 wird durch Ausschlusskriterien stark eingeschränkt. Insbesondere dürfen diese GOP im Behandlungsfall nicht neben den Versicherten-, Grund- oder Konsiliarpauschalen berechnet werden. Der Höchstwert für die Gebührenordnungspositionen gemäß GOP 01600 und 01601 beträgt 258 Punkte je Behandlungsfall.

Die Portokosten für das Versenden der Berichte oder Briefe können mit der Kostenpauschale nach GOP 40110 abgerechnet werden.

GOP	Kurztext	Punkte
01600	**Ärztlicher Bericht** über das Ergebnis einer Patientenuntersuchung	55
01601	**Ärztlicher Brief** in Form einer individuellen schriftlichen Information des Arztes an einen anderen Arzt über den Gesundheits- bzw. Krankheitszustand des Patienten	108
01602	GOP für die **Mehrfertigung** (z. B. Kopie) eines Berichtes oder Briefes nach GOP 01600, 01601, [...]	12

7.3.5 Medikationsplan

Gesetzlich Krankenversicherte haben Anspruch auf einen **Medikationsplan,** wenn sie **dauerhaft** über einen Zeitraum von mindestens 28 Tagen **drei oder mehr Medikamente gleichzeitig** anwenden. Der Medikationsplan soll eine Übersicht aller verschreibungspflichtigen und frei verkäuflichen Medikamente enthalten. Der Patient erhält den Medikationsplan als Papierausdruck. Er kann auch als elektronisches Dokument auf der elektronischen Gesundheitskarte des Patienten gespeichert werden.

Das Erstellen eines Medikationsplans wird mit der **GOP 01630** einmal im Krankheitsfall abgerechnet. Die GOP 01630 darf **im Laufe von vier Quartalen nur von einem Vertragsarzt** abgerechnet werden.

Für **Hausärzte** erübrigt sich die Abrechnung der GOP 01630 häufig, denn sie ist unter folgenden Voraussetzungen nicht möglich:

- Der Patient ist chronisch krank. Für die Erstellung des Medikationsplans setzt die KV einmal im Behandlungsfall die **GOP 03222** automatisch neben der GOP 03220 (Chronikerpauschale) zu.
- Der Patient erscheint zur hausärztlich-geriatrischen Betreuung nach **GOP 03362,** in der der Medikationsplan bereits enthalten ist. Er kann als Einzelleistung nicht noch einmal zusätzlich abgerechnet werden.

GOP	Kurztext	Punkte
01630	**Zuschlag für die Erstellung eines Medikationsplans** *Obligater Leistungsinhalt* – Erstellen eines Medikationsplans, – Aushändigung in Papierform *Fakultativer Leistungsinhalt* – Übertragung des Medikationsplans auf die elektronische Gesundheitskarte des Patienten	39

7.3.6 Notfalldatenmanagement (NFDM)

Auf der elektronischen Gesundheitskarte können **Daten** gespeichert werden, die bei einem **medizinischen Notfall** von wichtiger Bedeutung sein können. Dazu gehören Allergien, Medikamente, notfallrelevante Diagnose oder Implantate. Im Notfall dürfen Ärzte, Notfallrettungskräfte und andere Personen, die einen elektronischen Heilberufsausweis besitzen, den Notfalldatensatz lesen.

Die Speicherung von Notfalldaten auf der elektronischen Gesundheitskarte erfolgt durch durch den Arzt, welcher zunächst prüft, ob die Anlage eines Notfalldatensatzes auf der Gesundheitskarte **notwendig** ist. Wenn das der Fall ist und der Patient mit der **Anlage** einverstanden ist, kann der Arzt die **GOP 01640** einmal im Krankheitsfall abrechnen. Die GOP 01640 kann nur berechnet werden, wenn auf der Gesundheitskarte noch keine Notfalldaten existieren.

Die Überprüfung und Aktualisierung des Notfalldatensatzes ist mit der **GOP 01641** abrechnungsfähig. Die GOP 01641 wird als Zuschlag zur Versichertenpauschale und bestimmten Grund- oder Konsiliarpauschalen einmal im Behandlungsfall automatisch von der KV zugesetzt. Die GOP 01641 wird zum einen für die **Überprüfung auf Notwendigkeit** eines Notfalldatensatzes ohne anschließende Anlage zugesetzt. Das heißt, der Arzt hat sich davon überzeugt, dass eine Anlage eines Notfalldatensatzes bei dem Patienten nicht notwendig ist. Zum anderen wird die GOP 01641 zugesetzt, wenn der Arzt Aktualisierungen auf der Gesundheitskarte bei einem bereits vorhandenem Notfalldatensatz vornimmt.

Das **Löschen des Notfalldatensatzes** wird mit der **GOP 01642** vergütet. Die GOP 01642 ist einmal im Behandlungsfall berechnungsfähig. Die Löschung erfolgt auf Wunsch des Patienten und muss dokumentiert werden.

GOP	Kurztext	Punkte
01640	**Zuschlag** zu den Versichertenpauschalen aus den Kapiteln 3 und 4, den Grundpauschalen der Kapitel 5 bis 11 … für die Anlage eines Notfalldatensatzes *Obligater Leistungsinhalt* – persönlicher Arzt-Patienten-Kontakt – Überprüfung auf Notwendigkeit zur Anlage eines Notfalldatensatzes – Einholung der Einwilligung des Patienten zur Anlage eines Notfalldatensatzes und Anlage eines Notfalldatensatzes mit Eintragungen zu medizinisch notfallrelevanten Informationen über den Patienten – Übertragung des Notfalldatensatzes auf die eGK *Fakultativer Leistungsinhalt* – Aufklärung über die Ziele, Inhalte und Vorgehensweise zur Erstellung von Notfalldatensätzen – Erläuterung des Notfalldatensatzes gegenüber dem Patienten und/oder einer Bezugsperson einmal im Krankheitsfall	80
01641	**Zuschlag** zu den Versichertenpauschalen aus den Kapiteln 3 und 4, den Grundpauschalen der Kapitel 5 bis 11 … für den Notfalldatensatz, einmal im Behandlungsfall wird von der KV automatisch zugesetzt	4
01642	**Zuschlag** Löschen eines Notfalldatensatzes, einmal im Behandlungsfall	1

Bei der Abrechnung der **GOP 01460 – 01462** ist **Folgendes** zu beachten:

- Sie können nur abgerechnet werden, wenn die Praxis an die **Telematikinfrastruktur** angeschlossen ist.
- Im **Behandlungsfall** kann **nur eine** der drei GOP abgerechnet werden.

7.3.7 Elektronische Patientenakte (ePA)

Gesetzlich Krankenversicherte haben die Möglichkeit, ihre medizinischen Daten wie Befunde, Diagnosen, Therapien, Berichte und den Medikationsplan in einer elektronischen Patientenakte (ePA) zu speichern. Die dazu notwendige **APP** stellen die gesetzlichen Krankenkassen ihren Mitgliedern kostenfrei zu Verfügung. Der Patient kann seine elektronische Patientenakte selbst mit Daten füllen oder er lässt sich seine aktuelle medizinischen Befunde im Rahmen eines Arztbesuches darin hochladen.

Für das Erfassen, Verarbeiten und Speichern solcher Daten in die ePA kann der Arzt die **GOP 01647** ansetzen, die als **Zusatzpauschale** zu den Versicherten-, Grund- und Konsiliarpauschalen einmal im Behandlungsfall gezahlt wird.

Die **„sektorenübergreifende Erstbefüllung" der ePA** wird mit der **GOP 01648** abgerechnet. Das ist möglich, wenn noch keine Inhalte von einem Vertragsarzt, Krankenhausarzt, Pyschotherapeuten oder Zahnarzt in die ePA eingestellt worden sind. Die Abrechnung der GOP 01648 ist nur einmal je Versicherten möglich. Im Behandlungsfall darf sie nicht neben der GOP 01647 abgerechnet werden.

Bei ärztlichen Tätigkeiten im Zusammenhang mit der ePA, bei denen keine Versicherten-, Grund- oder Konsiliarpauschalen berechnet werden können, kann die **GOP 01431** abgerechnet werden. Die GOP 01431 ist eine **Zusatzpauschale** zu den GOP 01430 (Verwaltungskomplex), 01435 (Bereitschaftspauschale) und 01820 (Wiederholungsrezept Empfängnisregelung). Sie darf höchstens vier Mal im Arztfall angesetzt werden.

GOP	Kurztext	Punkte
01647	**Zusatzpauschale** zu den Versicherten-, Grund- oder Konsiliarpauschalen im Zusammenhang mit der elektronischen Patientenakte einmal im Behandlungsfall *Die GOP 01647 ist im Behandlungsfall nicht neben der GOP 01648 berechnungsfähig*	15
01648	**Zusatzpauschale** ePA-Erstbefüllung, einmalig je Versicherten *Die GOP 01648 ist im Behandlungsfall nicht neben der GOP 01647 berechnungsfähig.*	89
01431	**Zusatzpauschale** elektronische Patientenakte zu den GOP 01430, 01435 und 01820 höchstens viermal im Arztfall *Die GOP 01431 ist – mit Ausnahme der GOP 01430, 01435 und 01820 – im Arztfall nicht neben anderen GOP und nicht mehrfach an demselben Tag berechnungsfähig*	3

7.3.8 Digitale Gesundheitsanwendungen (DiGa)

Unter den digitalen Gesundheitsanwendungen versteht man **Apps**, die Versicherte auf ihr Smartphone oder Tablet herunterladen. Erstattet werden die Kosten für digitale Anwendungen, die vom Bundesinstitut für Arzneimittel und Medizinprodukte (BfArM) geprüft wurden und im DiGA-Verzeichnis gelistet sind. Solche DiGa darf der Arzt auf Muster 16 verordnen oder der Versicherte stellt bei seiner Krankenkasse direkt einen Antrag.

Beispiele für DiGa sind:

- **Somnio:** zur Behandlung von Ein- und Durchschlafstörungen
- **Vivira:** zur Behandlung von Rückenschmerzen
- **Zanadio:** zur Behandlung von Adipositas

Verlaufskontrolle und Auswertung von verschiedenen DiGa dürfen einmal im Behandlungsfall abgerechnet werden. Die folgende Tabelle nennt drei Beispiele.

GOP	Kurztext	Punkte
01471	Verlaufskontrolle und Auswertung der **DiGa Somnio**	64
01472	Verlaufskontrolle und Auswertung der **DiGa Vivira**	64
01473	Verlaufskontrolle und Auswertung der **DiGa Zanadio**	64

Übungen

1. Geben Sie die berechnungsfähige Gebührenordnungsposition für gesetzlich Krankenversicherte für die Sitzung an.

   a) Ein Patient holt sich im Quartal nur ein Wiederholungsrezept ab. Es kommt nicht zum Arzt-Patienten-Kontakt.

   b) Ein Patient ruft im Quartal nur einmal Dr. Söhnke an, um die Ergebnisse einer Blutuntersuchung zu erfahren.

   c) Ein Patient erscheint das zweite Mal im Quartal in der Praxis zum kurzen Beratungsgespräch mit Frau Dr. Söhnke.

   d) Ein 37-jähriger Patient erscheint heute das erste Mal im Quartal. Er möchte ausschließlich die Gesundheitsuntersuchung (GOP 01732) durchführen lassen.

   e) Ein 34-jähriger Patient legt einen Überweisungsschein zur Konsiliaruntersuchung bei Dr. Söhnke vor. Der überweisende Arzt Dr. Wend bittet um eine zweite Meinung bezüglich der abdominalen Beschwerden des Patienten.

   f) Ein Patient legt einen Überweisungsschein zur Mit-/Weiterbehandlung, ausgestellt durch einen anderen Hausarzt, vor. Dr. Söhnke soll den Gesundheitszustand des 65-jährigen Patienten während dessen Aufenthalt in Neuss regelmäßig kontrollieren.

   g) Ein 50-jähriger Patient lässt sich von der MFA Marina Vogt einen Termin zur Behandlung geben. Es kommt in diesem Quartal allerdings nicht zum Arzt-Patienten-Kontakt.

2. Welche Gebührenordnungspositionen können bei folgenden gesetzlich Krankenversicherten abgerechnet werden? Es handelt sich jeweils um den ersten und einzigen Kontakt des Patienten mit Dr. Söhnke.

   a) Ein 25-jähriger Patient ruft Dr. Söhnke während der Sprechstunde an und wird von ihr kurz beraten.

   b) Eine 82-jährige Patientin wird von Dr. Söhnke in der Abendsprechstunde um 20.00 Uhr behandelt.

   c) Ein 59-jähriger Patient der Gemeinschaftspraxis Dr. Holler/Dr. Wend wird von Dr. Söhnke behandelt. Dr. Söhnke hat heute die Vertretung der Gemeinschaftspraxis.

   d) Die Mutter der 2-jährigen Bettina wird von Dr. Söhnke beraten, da das Kind Fieber hat. Das Kind ist bei dem Beratungsgespräch nicht anwesend.

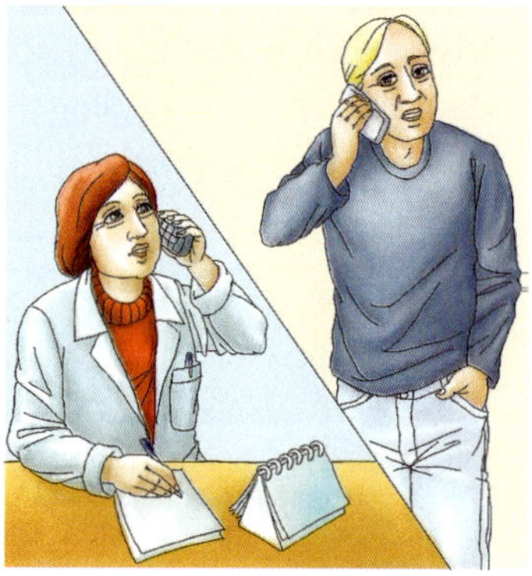

   e) Die Mutter der 2-jährigen Bettina wird von Dr. Söhnke beraten, da das Kind Fieber hat. Das Kind ist bei dem Beratungsgespräch anwesend.

   f) Dr. Söhnke führt um 20 Uhr einen dringenden Besuch (nach GOP 01415) bei einem 87-jährigen Patienten im Altersheim durch.

   g) Ein 40-jähriger Patient holt sich in der Praxis einen Überweisungsschein zum Neurologen ab. Es kommt nicht zum Arzt-Patienten-Kontakt.

3. Rechnen Sie die Behandlungsfälle folgender gesetzlich Krankenversicherter ab.

   a) Die 5-jährige Anna erscheint mit ihrer Mutter am 2. März zur Untersuchung. Dr. Söhnke nimmt bei Anna Blut ab, das in der Laborgemeinschaft untersucht wird. Am nächsten Tag erkundigt sich die Mutter telefonisch nach den Befunden. Am 5. März erscheinen Anna und ihre Mutter erneut zur Kontrolluntersuchung.

   b) Der 58-jährige Herr Wennig wird von Dr. Söhnke am 21. Mai nach der Sprechstunde unvorhergesehen um 20 Uhr behandelt (GOP 01100: Unvorhergesehene Inanspruchnahme). Am nächsten Tag erscheint der Patient in der regulären Sprechstunde und wird erneut von Dr. Söhnke behandelt.

   c) Die 38-jährige Frau Klaris holt sich am 3. Juli eine Überweisung zum HNO-Arzt ab. Am 24. Juli telefoniert sie mit Dr. Söhnke wegen eines fieberhaften Infektes.

   d) Die Mutter des 3-jährigen Torsten ruft Dr. Söhnke am 4. September um 15 Uhr an, da ihr Sohn über Unwohlsein klagt. Dr. Söhnke berät die Mutter telefonisch. Um 16 Uhr erscheint die Mutter bei Dr. Söhnke in der Praxis ohne ihren Sohn, dem es noch nicht besser gehe. Dr. Söhnke berät die Mutter erneut und händigt ihr eine Überweisung zum Kinderarzt aus.

   e) Der 65-jährige Herr Stippmann ist vor ein paar Tagen nach Neuss gezogen. Er erscheint am 16. Dezember in der Praxis Dr. Söhnke. Er legt eine Überweisung zur Mit-/Weiterbehandlung seines ehemaligen Hausarztes Dr. Kaiser vor. Am 18. Dezember übermittelt die MFA Gülay im Auftrag von Dr. Söhnke dem Patienten die Laborbefunde telefonisch.

4. Herr Knobel hatte in diesem Quartal noch keinen persönlichen Arzt-Patienten-Kontakt mit seiner Hausärztin Frau Dr. Söhnke. Heute holt er sich eine Überweisung zum Augenarzt und ein Wiederholungsrezept für seine Blutdrucktabletten ab. Wie oft darf für diese Leistungen der Verwaltungskomplex (GOP 01430) abgerechnet werden?

5. Rechnen Sie die Maßnahmen bei den gesetzlich Krankenversicherten ab. Es handelt sich beim jeweils ersten Termin um den ersten Arzt-Patienten-Kontakt im Quartal.

a) Frau Kleinschmidt erscheint am 30.3. zu einem Beratungsgespräch bei Frau Dr. Söhnke. Das Gespräch dauert 10 Minuten. Am 1.4. ruft Frau Kleinschmidt während der Sprechstunde bei Frau Dr. Söhnke an und wird erneut über 5 Minuten beraten.

b) Frau Dr. Söhnke berät Herrn Schreiber am 5.1. im Rahmen einer Videosprechstunde über 15 Minuten. Aufgrund seines Diabetes ist Herr Schreiber in ständiger Behandlung bei Frau Dr. Söhnke. Am 19.1. ruft Herr Schreiber an und führt ein 3-minütiges Telefongespräch mit Frau Dr. Söhnke.

c) Herr Ebert führt mit Frau Dr. Söhnke ein 20-minütiges Beratungsgespräch im Rahmen einer Videosprechstunde. Herr Ebert war seit einem Jahr nicht mehr in der Praxis.

6. Herr Lehmann (siehe Fallbeispiel) benötigt eine Arbeitsunfähigkeitsbescheinigung. Begründen Sie, warum Frau Dr. Söhnke hierfür nichts abrechnen kann.

7. Auf Verlangen der Krankenkasse fertigt Frau Dr. Söhnke einen Kurplan für Herrn Stieglitz an. Sie benutzt dafür keinen Vordruck, sondern verfasst ihn in freier Form. Rechnen Sie die Maßnahme ab.

8. Frau Dr. Söhnke fertigt auf Wunsch des behandelnden Krankenhausarztes einen ärztlichen Brief über den Krankheitsverlauf ihrer Patientin Frau Unger an und versendet ihn als Standardbrief. Frau Unger war in diesem Quartal noch nicht in der Praxis von Frau Dr. Söhnke. Welche GOP können abgerechnet werden?

9. Herr Lehmann benötigt einen Medikationsplan, den Frau Dr. Söhnke erstellt. Welche GOP kann dafür eingetragen werden?

10. Frau Kowalski bittet Frau Dr. Söhnke um einen neuen Medikationsplan. Die Patientin hat ihren Hausarzt gewechselt und ist seit diesem Quartal bei Frau Dr. Söhnke in Behandlung. Der alte Medikationsplan wurde vor 6 Monaten erstellt. Was ist bei der Abrechnung zu beachten?

11. Frau Bauer ist chronisch krank. Sie erscheint heute zum ersten Mal im Quartal zur Behandlung bei Frau Dr. Söhnke. Nach der Behandlung überreicht die Ärztin der Patientin den neu erstellten Medikationsplan. Rechnen Sie den Arzt-Patienten-Kontakt ab.

12. Herr Beyer ist chronisch krank. Er erscheint heute zum zweiten Mal im Quartal bei Frau Dr. Söhnke, die einen hausärztlich-geriatrischen Betreuungskomplex durchführt. Dabei ändert die Ärztin den Medikationsplan. Rechnen Sie den Arzt-Patienten-Kontakt ab.

13. Aufgrund seiner Herzrhythmusstörungen nimmt Herr Valentin Marcumar® ein. Frau Dr. Söhnke rät ihm, diese Informationen als Notfalldaten auf der Gesundheitskarte zu speichern. Herr Valentin ist damit einverstanden. Frau Dr. Söhnke legt die Daten auf der Gesundheitskarte an. Was kann sie dafür abrechnen?

14. Frau Singer hat sich die APP für die elektronische Patientenakte bei ihrer Krankenkasse heruntergeladen. Sie bittet Frau Dr. Söhnke, ihre aktuellen Befunde in die APP hochzuladen. Was darf Frau Dr. Söhnke für die Erstbefüllung der ePA abrechnen?

15. Im nächsten Quartal erscheint Frau Singer erneut in der Praxis. Dr. Söhnke führt eine Lungenfunktionsprüfung durch. Den Befund überträgt sie in die ePA der Patientin. Es ist der erste Arzt-Patienten-Kontakt im Quartal. Rechnen Sie die Leistungen bei Frau Singer ab.

16. Was versteht man unter DiGa? Nennen Sie Beispiele.

17. Nennen Sie GOP, die für Verlaufskontrollen und Auswertungen von DiGa abgerechnet werden können

Hinweis:

Kapitel 7.3.11 bis 7.3.13 befinden sich in der Europathek.

Lernfeld 4:
Bei Diagnostik und Therapie von Erkrankungen des Bewegungsapparates assistieren

8 Leistungsabrechnung beim Orthopäden

Thematische Einordnung in den Rahmenlehrplan

Lernfeld 4 thematisiert die Erkrankungen des Stütz- und Bewegungsapparates. Die Auszubildenden unterstützen den Arzt bei Maßnahmen der Vorbeugung, Diagnostik und Therapie dieser Erkrankungen. Zur Diagnostik von Frakturen, Arthrose und anderer Gelenkerkrankungen eignet sich die Röntgendiagnostik. Als therapeutische Maßnahme bei Krankheiten des Stütz- und Bewegungsapparates kommt neben der medikamentösen Therapie auch die physikalische Therapie zum Einsatz. Zu den Aufgabenbereichen der Medizinischen Fachangestellten gehören die anschließende Dokumentation der erbrachten Leistungen sowie die Abrechnung „unter Anwendung der Regelwerke und Nutzung aktueller Medien"[1].

Fallbeispiel

Am nächsten Tag erscheint Herr Lehmann (siehe Fallbeispiel des Kapitels 7.2) wie vereinbart erneut in der Praxisgemeinschaft. Er legt die Überweisung zum Orthopäden vor. Dr. Helbig führt eine körperliche Untersuchung des Stütz- und Bewegungsapparates durch und diagnostiziert einen lumbalen Bandscheibenprolaps. Er schlägt dem Patienten eine Infusionstherapie vor und legt die erste Infusion an. Weitere Infusionen sollen an den nächsten Tagen durchgeführt werden. Zur Sicherung der Diagnose möchte Dr. Helbig am nächsten Tag eine Röntgenaufnahme durchführen. Sie werden gebeten, die Abrechnung vorzunehmen.

Info

Fachärzte finden ihre spezifischen Gebührenordnungspositionen im **Bereich III. b des EBM,** dem fachärztlichen Versorgungsbereich. Die dort aufgeführten GOP sind den Fachärzten vorbehalten, die in der jeweiligen Präambel des Kapitels aufgelistet sind. Auch die **GOÄ** sortiert fachspezifische Leistungen in bestimmte Abschnitte. Die Abrechnung der dort aufgeführten Leistungen ist allerdings allen Ärzten erlaubt. Die Abrechnung des Orthopäden wird hier exemplarisch für Facharztabrechnungen vorgestellt.

8.1 Abrechnung nach dem EBM

Der Orthopäde findet seine arztgruppenspezifischen Gebührenordnungspositionen in **Kapitel 18** des Bereichs III. b. Neben diesen GOP führt die Präambel des Kapitels 18 zahlreiche GOP aus anderen Bereichen auf, die der Orthopäde zusätzlich abrechnen darf.

1 Siehe Rahmenlehrplan für den Ausbildungsberuf Medizinischer Fachangestellter/Medizinische Fachangestellte (Beschluss der Kultusministerkonferenz vom 18.11. 2005), Seite 12

8.1.1 Arztgruppenspezifische Gebührenordnungspositionen des Orthopäden

Die arztgruppenspezifischen Gebührenordnungspositionen des Orthopäden gliedern sich in orthopädische Grundpauschalen sowie in diagnostische und therapeutische Gebührenordnungspositionen.

Grundpauschalen

Für den **ersten persönlichen Arzt-Patienten-Kontakt im Quartal** rechnet der Orthopäde eine Grundpauschale ab. Die Grundpauschale darf auch abgerechnet werden, wenn es sich beim ersten Arzt-Patienten-Kontakt um einen **Kontakt im Rahmen einer Videosprechstunde** handelt.

Allgemein gelten für die fachärztlichen Grundpauschalen ähnliche Bestimmungen wie für die Versichertenpauschalen im hausärztlichen Versorgungsbereich. Unter anderem gilt:

- Der obligate Leistungsinhalt ist der **persönliche Arzt-Patienten-Kontakt** bzw. der Arzt-Patienten-Kontakt im Rahmen einer Videosprechstunde,
- sie sind nur **einmal im Behandlungsfall** berechenbar,
- sie beinhalten als fakultative Leistungsinhalte weitere persönliche oder andere Arzt-Patienten-Kontakte im Behandlungsfall sowie die in **Anhang 1** aufgeführten Leistungen,
- Gebühren für Berichte oder Briefe gemäß GOP 01600 bzw. 01601 sind darin enthalten.

Neben der Grundpauschale dürfen Fachärzte unter bestimmten Umständen **Zuschläge** abrechnen, die häufig von der KV automatisch zugesetzt werden. Dazu gehört einmal im Behandlungsfall der **Hygienezuschlag** nach GOP 18215.

Die Grundpauschalen sind in Altersgruppen gestaffelt.

GOP	Kurztext	Punkte
18210	**Grundpauschale** für Versicherte bis zum vollendeten 5. Lebensjahr	182
18211	**Grundpauschale** für Versicherte ab Beginn des 6. Lebensjahres bis zum vollendeten 59. Lebensjahr	192
18212	**Grundpauschale** für Versicherte ab Beginn des 60. Lebensjahres	222
18215	**Hygienezuschlag** zu den GOP 18210 bis 18212, einmal im Behandlungsfall	2

Zuschläge für die fachärztliche Grundversorgung

Neben anderen Ärzten, wie Fachärzten für Augenheilkunde, Gynäkologie und Innere Medizin, gehören Fachärzte für Orthopädie zu den fachärztlichen Grundversorgern. Für diesen Auftrag dürfen sie Zuschläge abrechnen.

Die **Zuschläge für die fachärztliche Grundversorgung sind einmal im Behandlungsfall berechnungsfähig,** solange der Facharzt keine spezialisierten Leistungen durchführt. Das bedeutet, der Facharzt der Grundversorgung erhält den Zuschlag nur in den Behandlungsfällen, in denen er ausschließlich Leistungen der Grundversorgung erbringt.

Beispiel:

Untersucht der Orthopäde bei einem Patienten das Knie und behandelt medikamentös, rechnet er die Zuschläge ab. Führt er hingegen eine ambulante Arthroskopie durch, erhält er keine Zuschläge.

Leistungen, neben denen die Zuschläge für die Grundversorgung **nicht** abgerechnet werden darf, sind im **Anhang 3 des EBM** aufgelistet (Auswahl):

EBM-Abschnitt	Titel
1.7.6	Sterilisation
1.7.7	Schwangerschaftsabbruch
30.4	Physikalische Therapie
30.5	Phlebologie
30.7	Schmerztherapie/Akupunktur
30.8	Soziotherapie
30.9	Schlafstörungsdiagnostik
31.2	Ambulantes Operieren
32.3	Speziallabor
34.3–34.6	CT/MRT
35.2	Richtlinien-Psychotherapie

Der **Orthopäde** rechnet als Zuschläge für die fachärztliche Grundversorgung die **GOP 18220** und **18222** ab. Die beiden Zuschläge werden von der KV automatisch zugesetzt.

GOP	Kurztext	Punkte
18220	**Zuschlag für die orthopädische Grundversorgung gemäß Allgemeiner Bestimmung 4.3.8 zu den Gebührenordnungspositionen 18210 bis 18212** einmal im Behandlungsfall *Der Zuschlag nach der Gebührenordnungsposition 18220 kann gemäß Allgemeiner Bestimmung 4.3.8 ausschließlich in Behandlungsfällen abgerechnet werden, in denen nur Leistungen der fachärztlichen Grundversorgung gemäß Anhang 3 und/oder regionaler Vereinbarungen erbracht und berechnet werden.*	31
18222	**Zuschlag zu der GOP 18220** einmal im Behandlungsfall	8

Zuschlag für das Erstellen oder Aktualisieren des Medikationsplans

Der Orthopäde erhält, wie die meisten anderen Fachärzte auch, für das Erstellen und Aktualisieren eines **Medikationsplans** einen **Zuschlag** zur Grundpauschale nach GOP 18210 bis 18212. Der **Zuschlag nach GOP 18227** ist leistungsunabhängig, das heißt, er wird auch gezahlt, wenn der Arzt keinen Medikationsplan erstellt. Die GOP 18227 wird von der KV automatisch zugesetzt unter der Voraussetzung, dass im Krankheitsfall **keine GOP 01630** abgerechnet wurde. Die Vergütung erfolgt extrabudgetär.

GOP	Kurztext	Punkte
18227	**Zuschlag zu den GOP 18220 bis 18212** einmal im Behandlungsfall	2

Zuschlag TSS-Terminvermittlung

Nicht nur die Hausärzte, sondern auch die Fachärzte erhalten einen Zuschlag zur Grundpauschale für Patienten, die sie aufgrund einer **Terminvermittlung durch die Terminservicestelle (TSS)** behandeln. Patienten, die einen dringenden Termin bei einem Facharzt brauchen, benötigen zunächst eine Überweisung mit einem Dringlichkeitscode. Den Code geben die Patienten bei der Terminservicestelle an, die einen Termin bei einem Facharzt innerhalb von 4 Wochen vermittelt.

Der Orthopäde rechnet den Zuschlag für Patienten, die er durch die TSS erhalten hat, mit der **GOP 18228** ab. Die Höhe der Vergütung ist, genau wie beim Hausarzt, abhängig vom Zeitpunkt der Behandlung nach der Terminvermittlung. Deshalb muss auch der Orthopäde die GOP 18228 mit den Buchstaben A–D kennzeichnen. Die Behandlung des Patienten erfolgt im laufenden Quartal extrabudgetär. Die GOP 18228 kann von der KV automatisch zugesetzt werden.

GOP	Kurztext	Punkte
18228	**Zuschlag** zu den GOP 18210–18212 für die Behandlung aufgrund einer TSS-Vermittlung, einmal im Arztgruppenfall	(abhängig von der Wartezeit)

Diagnostische und therapeutische Gebührenordnungspositionen

Der Orthopäde kann unter bestimmten Voraussetzungen **Zusatzpauschalen** für weiterführende Diagnostik und Therapie einer speziellen Krankheit abrechnen. Für die Berechnung der diagnostischen und therapeutischen Zusatzpauschalen wird in der Regel mehr als ein Arzt-Patienten-Kontakt im Behandlungsfall gefordert. Die Arzt-Patienten-Kontakte müssen allerdings nicht ausschließlich persönlich sein, sondern können auch mittelbar (z. B. telefonisch) erfolgen. Folgende Zusammenstellung nennt eine Auswahl von Zusatzpauschalen und abrechnungsfähigen Einzelleistungen des Orthopäden:

GOP	Kurztext	Punkte
18310	**Zusatzpauschale** Behandlung und ggf. Diagnostik von **Erkrankungen des Stütz- und Bewegungsapparates bei Neugeborenen, Säuglingen, Kleinkindern und Kindern,** mindestens 3 Arzt-Patienten-Kontakte im Behandlungsfall	233
18311	**Zusatzpauschale** Behandlung und ggf. Diagnostik von **Erkrankungen des Stütz- und Bewegungsapparates bei Jugendlichen und Erwachsenen,** mindestens 3 Arzt-Patienten-Kontakte im Behandlungsfall	218
18320	**Zusatzpauschale Orthopädische oder orthopädisch-rheumatologische Funktionsdiagnostik** bzw. Assessment mittels Untersuchungsinventaren, einmal im Behandlungsfall	154
18330	**Zusatzpauschale** Diagnostik und/oder orthopädische Therapie eines Patienten mit einer **Funktionsstörung der Hand,** mindestens 3 Arzt-Patienten-Kontakte im Behandlungsfall	212
18331	**Zusatzpauschale** Diagnostik und/oder Behandlung von **degenerativen Erkrankungen der Wirbelsäule bei Jugendlichen und Erwachsenen,** mindestens 2 Arzt-Patienten-Kontakte im Behandlungsfall	168
18340	Behandlung von **sekundär heilenden Wunden** oder **Decubitalulcera,** mindestens 5 Arzt-Patienten-Kontakte im Behandlungsfall	271
18700	**Zusatzpauschale** Behandlung von **Rheumatoider Arthritis, Seronegativer Spondylarthritis, Kollagenose, Myositis**	250

Übungen

1. Rechnen Sie die folgenden Behandlungsmaßnahmen, die Dr. Helbig bei Herrn Lehmann (siehe Fallbeispiel) vorgenommen hat, ab:

   Behandlungstag 1: vollständige körperliche Untersuchung des Stütz- und Bewegungsapparates, Beratung, Infusion

   Behandlungstag 2: Infusion

   Behandlungstag 3: Infusion

   Behandlungstag 4: symptombezogene Kontrolluntersuchung

2. Die 4-jährige Ann-Kathrin Meier, versichert bei der IKK, erscheint am 31.1. mit Fußbeschwerden bei Dr. Helbig. Es ist der erste Arzt-Patienten-Kontakt im Quartal. Der Arzt diagnostiziert eine beidseitige Fußdeformität und verordnet Einlagen. Am 4.2. kommt Ann-Kathrin erneut in die Praxis. Dr. Helbig kontrolliert die Fußstellung mit den neuen Einlagen. Am 4.3. überprüft Dr. Helbig noch einmal den Behandlungsverlauf.

8.1.2 Strahlendiagnostik und physikalische Therapie

Da Hausärzte Röntgenleistungen nach dem EBM nicht abrechnen können, finden Röntgenuntersuchungen in Hausarztpraxen nicht statt. Fachärzte dürfen nur dann Röntgenleistungen nach dem EBM abrechnen, wenn sie bestimmte **Voraussetzungen** erfüllen. Neben der apparativen und persönlichen **Qualifizierung** ist das der Nachweis über die **Fachkunde in Strahlenschutz.**

Der Arzt ist verpflichtet, seine Mitarbeiter jährlich über geeignete Maßnahmen des Strahlenschutzes aufzuklären. Röntgenaufnahmen müssen 10 Jahre aufbewahrt werden, die von Kindern und Jugendlichen bis zu deren vollendeten 28. Lebensjahr.

Orthopäden dürfen unter den oben genannten Voraussetzungen in ihrer Praxis röntgen und die Leistungen bei gesetzlich Krankenversicherten abrechnen. Die entsprechenden Gebührenordnungspositionen befinden sich im arztgruppenübergreifenden speziellen **Kapitel 34 des EBM.** Die folgende Tabelle zeigt eine Auswahl von Röntgenleistungen, die ein Orthopäde berechnen kann:

GOP	Kurztext	Punkte
34220	**Röntgenaufnahmen** des knöchernen **Thorax** und/oder seiner Teile in mindestens 2 Ebenen	91
34221	**Röntgenaufnahmen** von **Teilen der Wirbelsäule** in mindestens 2 Ebenen	140
34222	**Röntgenaufnahme(n)** der **gesamten Wirbelsäule**	164
34230	**Röntgenaufnahme** von **Teilen des Skeletts** oder des Kopfes	74
34231	**Röntgenaufnahmen** der **Schulter** und/oder des **Schultergürtels** in mindestens 2 Ebenen	137
34232	**Röntgenaufnahmen** der **Hand**, des **Fußes** oder deren Teile in mindestens 2 Ebenen	99
34233	**Röntgenaufnahmen** der **Extremitäten** oder deren Teile (mit Ausnahme der in GOP 34232 genannten Extremitätenteile) in mindestens 2 Ebenen	99
34234	**Röntgenaufnahme(n)** des **Beckens** und/oder dessen Weichteile	71
34237	**Röntgenaufnahmen** des **Beckens** in mindestens zwei Ebenen	154

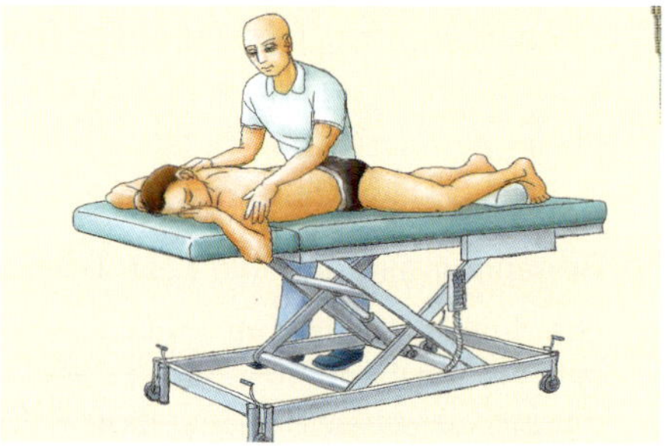

Physikalische Therapie kann in einer Arztpraxis oder bei einem **Physiotherapeuten** angeboten werden. Soll der Patient beim Physiotherapeuten behandelt werden, füllt der Arzt eine **Heilmittelverordnung nach Muster 13** aus. In diesem Fall rechnet der Physiotherapeut, nicht der Arzt, die erbrachten Leistungen ab.

Maßnahmen der physikalischen Therapie, die in der Arztpraxis durchgeführt werden, rechnet der durchführende Arzt ab. Gebührenordnungspositionen für die **physikalische Therapie** sind sowohl im arztgruppenübergreifenden allgemeinen **EBM-Kapitel 2.5** (GOP 02500 bis 02520) als auch im arztgruppenübergreifenden speziellen

Kapitel 30.4 (GOP 30400 bis 30440) enthalten. Abrechenbar sind allerdings nur die GOP, die in der jeweiligen arztgruppenspezifischen Präambel aufgeführt sind.

Folgende Tabelle zeigt eine Auswahl von **GOP für physikalische Therapie:**

GOP	Leistung	Punkte
02510	**Wärmetherapie**	21
02511	**Elektrotherapie**	9
02512	Gezielte **Elektrostimulation** bei spastischen und/oder schlaffen Lähmungen	18
30400	**Massagetherapie**	74
30402	**Unterwasserdruckstrahlmassage**	97
30420	**Krankengymnastik** (Einzelbehandlung)	94
30421	**Krankengymnastik** (Gruppenbehandlung)	48

Übungen

1. Dr. Helbig röntgt bei Herrn Lehmann (siehe Fallbeispiel) die gesamte Wirbelsäule. Welche GOP kann er dafür berechnen?
2. Dr. Helbig verordnet Herrn Lehmann 6x Krankengymnastik in Einzelbehandlung, die in der Praxis durchgeführt werden kann. Welche GOP kann dafür jeweils abgerechnet werden?
3. Rechnen Sie die Behandlungstage nach dem EBM ab.
   a) Die 64-jährige Frau Heidrun Samel erscheint am 20.10. das erste Mal im Behandlungsfall bei Frau Dr. Söhnke. Die Patientin ist chronisch krank und in ständiger Behandlung bei Frau Dr. Söhnke. Nun klagt sie über Schmerzen im Bereich der Lendenwirbelsäule. Die Ärztin untersucht die Patientin und verabreicht ihr eine intramuskuläre Injektion mit einem Schmerzmittel. Außerdem überreicht sie ihr eine Überweisung zur Konsiliaruntersuchung beim Orthopäden.
   b) Frau Samel erscheint am 21.10. bei Dr. Helbig. Der Arzt untersucht sie und fertigt eine Röntgenaufnahme der Lendenwirbelsäule im Bereich L1/L2 an. Anschließend erläutert Dr. Helbig der Patientin den Befund.
   c) Am 22.10. kommt Frau Samel erneut zu Frau Dr. Söhnke. Sie berichtet über das Untersuchungsergebnis bei Dr. Helbig. Die Patientin klagt weiterhin über Schmerzen. Dr. Söhnke rät zu einer Wärmetherapie des Rumpfes mit Heißluft, die in der Praxis durchgeführt werden kann. Die erste Behandlung beginnt heute.

8.1.3 Abrechnung von Leistungen aufgrund einer Überweisung nach Muster 6

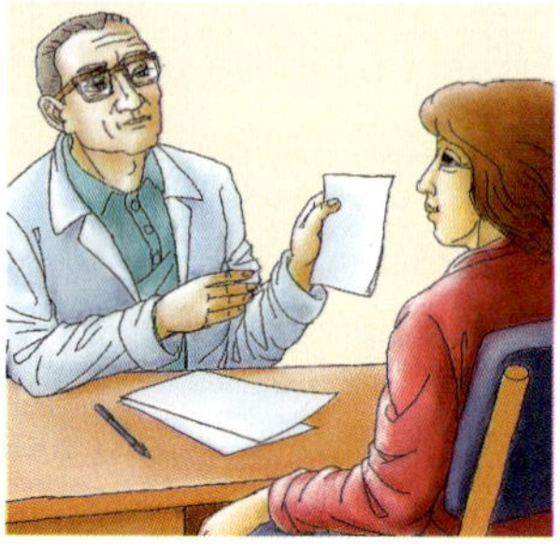

Orthopäden werden häufig aufgrund einer Überweisung tätig. Auf Überweisungen mittels **Muster 6** (Überweisungsschein) muss die gewünschte Überweisungsart durch ein entsprechendes Kreuz festgelegt werden. Es werden folgende Arten unterschieden:

- Auftragsleistung
- Konsiliaruntersuchung
- Mit-/Weiterbehandlung

Legt der Patient eine Überweisung zur Konsiliaruntersuchung oder zur Mit-/Weiterbehandlung vor, rechnet der Arzt für den persönlichen Arzt-Patienten-Kontakt seine entsprechende Versicherten-, Grund- oder Konsiliarpauschale ab.

Anders verhält es sich bei einer **Überweisung zur Auftragsleistung** an Ärzte, die nicht ausschließlich auf Überweisung tätig sind. Statt einer Versicherten- bzw. Grundpauschale müssen diese Ärzte für den persönlichen Arzt-Patienten-Kontakt im Rahmen der Auftragsleistung die **Konsultationspauschale nach GOP 01436** abrechnen.

GOP	Kurztext	Punkte
01436	**Konsultationspauschale,** persönlicher Arzt-Patienten-Kontakt im Rahmen einer Überweisung zur Durchführung von Auftragsleistungen [...]	18

Zusätzlich zur Konsultationspauschale werden die durchgeführten Maßnahmen abgerechnet.

Abrechnungsbeispiel

Dr. Helbig erhält eine Überweisung zur Auftragsleistung: Die linke Hand des Patienten soll geröntgt werden.

Abrechnung:

- GOP 01436 Konsultationspauschale für den persönlichen Arzt-Patienten-Kontakt
- GOP 34232 für die Röntgenaufnahme der Hand in zwei Ebenen

Bei der Abrechnung der **GOP 01436** ist **Folgendes zu beachten:**

- Die GOP 01436 darf im Behandlungsfall **mehrfach** im Rahmen weiterer Überweisungen zu Auftragsleistungen abgerechnet werden.
- Sie kann **nicht neben Versicherten-, Grund- bzw. Konsiliarpauschalen** berechnet werden.
- Für die Berechnung einer Versicherten-, Grund- bzw. Konsiliarpauschale neben einer GOP 01436 in demselben Behandlungsfall ist mindestens ein weiterer persönlicher Arzt-Patienten-Kontakt bzw. ein Arzt-Patienten-Kontakt im Rahmen einer Videosprechstunde notwendig.

Handelt es sich bei dem Auftrag um eine Leistung, die in **Anhang 1** (Verzeichnis der nicht gesondert berechnungsfähigen Leistungen) zu finden ist, darf eine **Versicherten- bzw. Grundpauschale mit 50 % der Punktzahl** einmal im Behandlungsfall abgerechnet werden.

Abrechnungsbeispiel

Dr. Söhnke erhält eine Überweisung zur Auftragsleistung. Bei einem 45-jährigen Patienten soll ein Ruhe-EKG durchgeführt werden.

Abrechnung:

- GOP 03000 (mit 50 % der Punktzahl) für den persönlichen Arzt-Patienten-Kontakt beim Hausarzt

Überweisung zur Auftragsleistung
(beim Hausarzt oder Facharzt, der nicht ausschließlich auf Überweisung tätig ist)

Angeforderte Leistung nicht in Anhang 1 enthalten:	Angeforderte Leistung in Anhang 1 enthalten:
↓	↓
Abrechnung: **Konsultationspauschale** (GOP 01436) und weitere Leistungen	**Abrechnung:** **Versicherten- bzw. Grundpauschale** mit 50 % der Punktzahl einmal im Behandlungsfall

Abb. 1 Abrechnung von Überweisungen zur Auftragsleistung

Die Konsultationspauschale nach GOP 01436 wird ebenfalls bei Überweisungen zur Konsiliaruntersuchung oder Mit-/Weiterbehandlung im Zusammenhang mit **ambulanten Operationen** (Kapitel 31 des EBM) abgerechnet.

Übungen

1. Die 10-jährige Antonia Gröning, versichert bei der AOK Rheinland/Hamburg, kommt mit einer Überweisung zur Auftragsleistung (Röntgen des rechten Fußes nach GOP 34232) zu Dr. Helbig. Rechnen Sie die erbrachten Leistungen ab.
2. Die 70-jährige Frau Klingeler, versichert bei der LKK, kommt mit einer Überweisung zur Auftragsleistung zu Frau Dr. Söhnke mit dem Auftrag: Ableitung eines Ruhe-EKG.
3. Der 65-jährige Gerold Hardenberg legt einen Überweisungsschein seines Hausarztes zur Auftragsleistung vor. Dr. Söhnke soll ein Belastungs-EKG durchführen. Rechnen Sie die erbrachten Leistungen ab.

8.2 Strahlendiagnostik und physikalische Therapie nach der GOÄ

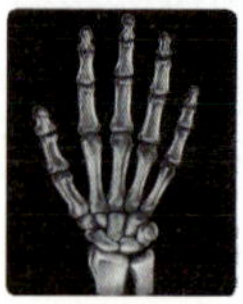

GOÄ-Nummern zur Strahlendiagnostik sind im **GOÄ-Abschnitt O (Strahlendiagnostik, Nuklearmedizin, Magnetresonanztomographie und Strahlentherapie)** enthalten. Für diesen Abschnitt gilt der reduzierte Gebührenrahmen der technischen Leistungen: **1,8-fach** für den Schwellensatz und **2,5-fach** für den Höchstsatz. Der GOÄ-Abschnitt O ist in folgende Kapitel unterteilt:

Kapitel des GOÄ-Abschnitts O	Titel	GOÄ-Nummern
I.	Strahlendiagnostik	5000 – 5380
II.	Nuklearmedizin	5400 – 5607
III.	Magnetresonanztomographie	5700 – 5735
IV.	Strahlentherapie	5800 – 5855

Röntgenaufnahmen zählen zu den Maßnahmen der Strahlendiagnostik und sind im I. Kapitel des GOÄ-Abschnitts O aufgeführt. Mit der Gebühr sind alle Kosten, das heißt auch die Kosten für Materialien, Aufbewahrung oder Befundmitteilung, abgegolten. Die folgende Übersicht zeigt eine Auswahl von GOÄ-Nummern der Strahlendiagnostik:

GOÄ-Nr.	Röntgen	Punkte
Finger oder Zehen		
5010*	jeweils in zwei Ebenen	180
5011*	ergänzende Ebene(n) *Werden mehrere Finger oder Zehen mittels einer Röntgenaufnahme erfasst, so dürfen die Leistungen nach den Nrn. 5010 und 5011 nur einmal und nicht je aufgenommenem Finger oder Zehen berechnet werden.*	60
Handgelenk, Mittelhand, alle Finger einer Hand, Sprunggelenk, Fußwurzel und/oder Mittelfuß, Kniescheibe		
5020*	jeweils in zwei Ebenen	220
5021*	ergänzende Ebene(n) *(Anmerkung sinngemäß wie bei Nrn. 5010 und 5011)*	80
Oberarm, Unterarm, Ellenbogengelenk, Oberschenkel, Unterschenkel, Kniegelenk, ganze Hand oder ganzer Fuß, Gelenke der Schulter, Schlüsselbein, Beckenteilaufnahme, Kreuzbein oder Hüftgelenk		
5030*	jeweils in zwei Ebenen	360
5031*	ergänzende Ebene(n) *(Anmerkung sinngemäß wie bei Nrn. 5010 und 5011)*	100
5040*	**Beckenübersicht**	300
5100*	**Halswirbelsäule**, in zwei Ebenen	300
5105*	**Brust- oder Lendenwirbelsäule,** in zwei Ebenen, je Teil	400
5110*	**Ganzaufnahme der Wirbelsäule** oder **einer Extremität**	500

Die Maßnahmen der **physikalischen Therapie,** die im **GOÄ-Abschnitt E (Physikalisch-medizinische Leistungen)** aufgeführt sind, können abgerechnet werden, wenn sie in der Arztpraxis durchgeführt werden. Für alle im GOÄ-Abschnitt E aufgeführten Leistungen gilt der reduzierte Gebührenrahmen der technischen Leistungen. Folgende Kapitel sind im GOÄ-Abschnitt E enthalten:

Kapitel des GOÄ-Abschnitts E	Titel	GOÄ-Nummern
I.	Inhalation	500 – 501
II.	Krankengymnastik und Übungsbehandlungen	505 – 518
III.	Massagen	520 – 527
IV.	Hydrotherapie und Packungen	530 – 533
V.	Wärmebehandlung	535 – 539
VI.	Elektrotherapie	548 – 558
VII.	Lichttherapie	560 – 569

Die folgende Übersicht zeigt eine Auswahl von Maßnahmen der **physikalischen Therapie** aus dem GOÄ-Abschnitt E:

GOÄ-Nr.	Leistung	Punkte
506*	**Krankengymnastische Ganzbehandlung** als Einzelbehandlung einschließlich der erforderlichen Massage(n)	120
507*	**Krankengymnastische Teilbehandlung** als Einzelbehandlung einschließlich der erforderlichen Massage(n)	80
520*	**Teilmassage** (Massage einzelner Körperteile)	45
521*	**Großmassage,** je Sitzung	65
523*	**Massage im extramuskulären Bereich** (z. B. Bindegewebsmassage, manuelle Lymphdrainage)	65
530*	**Kalt- oder Heißpackung(en) oder heiße Rolle,** je Sitzung	35
535*	**Heißluftbehandlung** eines Körperteils (z. B. Kopf oder Arm)	33
536*	**Heißluftbehandlung** mehrerer Körperteile (z. B. Rumpf oder Beine)	51
538*	**Infrarotbehandlung,** je Sitzung	40
539*	**Ultraschallbehandlung**	44
548*	**Kurzwellen-, Mikrowellenbehandlung** (Anwendung hochfrequenter Ströme)	37
549*	**Kurzwellen-, Mikrowellenbehandlung** (Anwendung hochfrequenter Ströme) bei Behandlung verschiedener Körperregionen in einer Sitzung	55
551*	**Reizstrombehandlung** (Anwendung niederfrequenter Ströme)	48
552*	**Iontophorese**	44

Übungen

1. Dr. Helbig röntgt bei Frau Kreuzberg die gesamte Wirbelsäule. Welche GOÄ-Nr. wird dafür eingetragen?
2. Dr. Helbig verordnet bei Frau Kreuzberg krankengymnastische Ganzbehandlung in Einzelbehandlung, die in der Praxis durchgeführt werden kann. Welche GOÄ-Nr. wird dafür eingetragen?
3. Rechnen Sie die erbrachten Leistungen nach der GOÄ ab.
   a) Die 64-jährige Frau Hildegard Samel erscheint am 20.10. das erste Mal im Behandlungsfall bei Dr. Söhnke. Die Patientin leidet seit mehreren Jahren an einer Osteoporose. Nun klagt sie über Schmerzen im Bereich der Lendenwirbelsäule. Dr. Söhnke untersucht den Bewegungsapparat der Patientin vollständig und berät sie. Gegen die Schmerzen erhält die Patientin eine intramuskuläre Injektion. Dr. Söhnke überreicht der Patientin eine Überweisung zur Konsiliaruntersuchung bei Dr. Helbig.
   b) Hildegard Samel erscheint am 21.10. bei Dr. Helbig. Der Arzt untersucht die Patientin symptombezogen und fertigt eine Röntgenaufnahme der Lendenwirbelsäule an. Er diagnostiziert zunehmende Einbrüche der Wirbelsäule im Bereich L1/L2. Diesen Befund erläutert der Arzt der Patientin.
   c) Am 22.10. kommt die Patientin Hildegard Samel erneut zu Dr. Söhnke. Sie berichtet über das Untersuchungsergebnis bei Dr. Helbig. Die Patientin klagt weiterhin über Schmerzen. Dr. Söhnke untersucht die Patientin symptombezogen und rät zu einer Wärmetherapie des Rumpfes mit Heißluft, die in der Praxis durchgeführt werden kann. Die erste Behandlung findet heute statt.

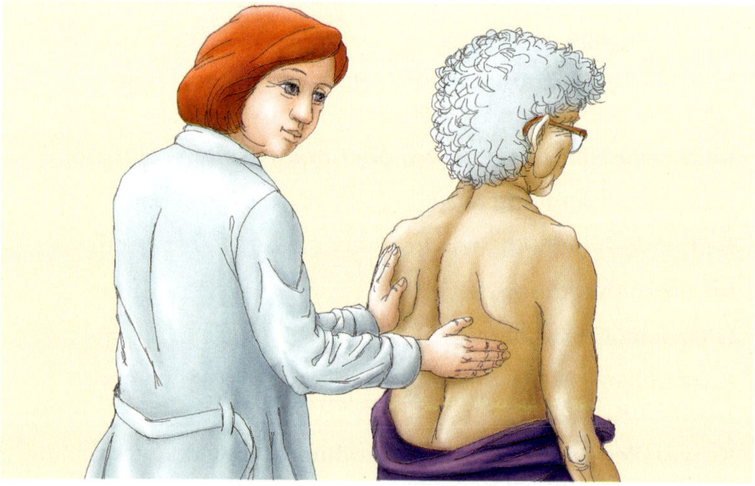

Lernfeld 5: Zwischenfällen vorbeugen und in Notsituationen Hilfe leisten

9 Behandlungen unter besonderen Bedingungen

Thematische Einordnung in den Rahmenlehrplan

Das situationsgerechte Handeln bei Zwischenfällen und in Notfallsituationen steht im Vordergrund des Lernfelds 5. Die Schüler leiten beim Notfall entsprechende Maßnahmen ein und unterstützen ärztliches Handeln. Anschließend „dokumentieren sie die erbrachten Leistungen und rechnen sie ab". Kapitel 9 thematisiert die Abrechnungsbestimmungen bei Inanspruchnahme des Arztes außerhalb der Sprechstunde, im organisierten Notdienst und bei Besuchen.

9.1 Behandlung außerhalb der Sprechstunde oder in der Samstagssprechstunde

Fallbeispiel

Um 20 Uhr, nach der Sprechstunde am Montag, ist Dr. Söhnke noch in der Praxis und vervollständigt einige Patientendateien. Plötzlich klopft die 47-jährige Patientin Katharina Longerich an der Praxistür. Die Patientin klagt über Husten, Fieber und Atemnot. Dr. Söhnke diagnostiziert nach eingehender Untersuchung der Brustorgane eine beginnende Pneumonie. Anschließend berät Dr. Söhnke und verordnet der Patientin ein Antibiotikum. Um 23 Uhr ruft die Patientin Dr. Söhnke noch einmal an, da das Fieber weiter gestiegen sei. Am nächsten Tag sollen Sie die Abrechnung der erbrachten Leistungen vornehmen.

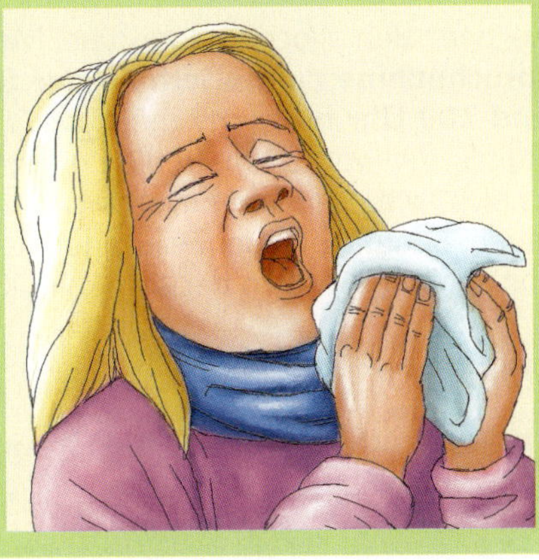

Info

Wird ein Arzt **außerhalb der Sprechzeiten** und **am Wochenende** in Anspruch genommen, kann er zusätzlich zu seinen erbrachten Leistungen besondere Gebühren berechnen. Die Abrechnung dieser Gebühren ist sowohl beim persönlichen als auch bei anderen Arzt-Patienten-Kontakten möglich.

9.1.1 Abrechnung nach dem EBM

Der EBM vergütet den besonderen Aufwand für Leistungen außerhalb der Sprechstunde oder beim Abhalten einer Samstagssprechstunde. Die dafür berechnungsfähigen Gebührenordnungspositionen sind im **EBM-Kapitel 1.1** mit dem Titel **„Aufwandserstattung für die besondere Inanspruchnahme des Vertragsarztes durch einen Patienten"** enthalten. Bei der besonderen Inanspruchnahme unterscheidet man die **unvorhergesehene Inanspruchnahme** des Vertragsarztes durch einen Patienten außerhalb der Sprechstunde und die **Inanspruchnahme** während der **Samstagssprechstunde.**

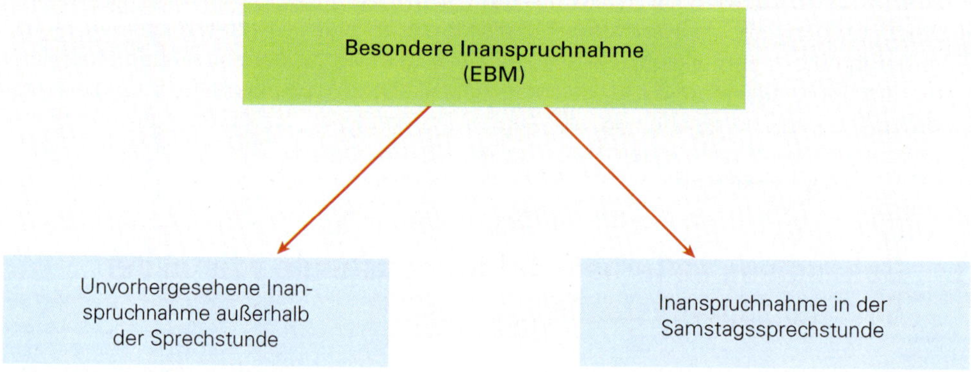

Abb. 1 Besondere Inanspruchnahme

An normalen Wochentagen von Montag bis Freitag ist eine **unvorhergesehene Inanspruchnahme** nur **außerhalb der Sprechstunde** und nur **zwischen 19.00 Uhr abends und 7.00 Uhr morgens** möglich. Wird der Arzt beispielsweise außerhalb seiner Sprechstunde mittwochs um 18.00 Uhr durch einen Patienten in Anspruch genommen, handelt es sich nicht um eine unvorhergesehene Inanspruchnahme. Bei Behandlungen an Samstagen, Sonntagen oder Feiertagen handelt es sich immer um eine unvorhergesehene Inanspruchnahme, sofern der Arzt keine Samstagssprechstunde hält.

Merke:

Eine **unvorhergesehene Inanspruchnahme** nach dem EBM liegt nur dann vor, wenn die Behandlung des Patienten

- außerhalb der Sprechstunde **und**
- montags bis freitags zwischen 19.00 und 7.00 Uhr bzw. ganztägig samstags, sonntags, feiertags, am 24.12., am 31.12. erfolgt.

Unvorhergesehene Inanspruchnahme

Für die **Abrechnung der unvorhergesehenen Inanspruchnahme** kommen die beiden Gebührenordnungspositionen **01100 und 01101** infrage.

GOP	Kurztext	Punkte
01100	**Unvorhergesehene Inanspruchnahme I** des Vertragsarztes durch einen Patienten • zwischen 19.00 und 22.00 Uhr • an Samstagen, Sonntagen und gesetzlichen Feiertagen, am 24.12. und 31.12. zwischen 7.00 und 19.00 Uhr	196
01101	**Unvorhergesehene Inanspruchnahme II** des Vertragsarztes durch einen Patienten • zwischen 22.00 und 7.00 Uhr • an Samstagen, Sonntagen und gesetzlichen Feiertagen, am 24.12. und 31.12. zwischen 19.00 und 7.00 Uhr	313

Die beiden Gebührenordnungspositionen bei unvorhergesehener Inanspruchnahme unterscheiden sich in der Bewertung und in den genannten **Uhrzeiten:**

Uhrzeit	Montag–Freitag	Samstag/Sonntag/Feiertag/ 24.12. und 31.12.
0.00 bis 7.00 Uhr	GOP 01101	GOP 01101
7.00 bis 19.00 Uhr	–	GOP 01100
19.00 bis 22.00 Uhr	GOP 01100	GOP 01101
22.00 bis 24.00 Uhr	GOP 01101	GOP 01101

Folgende **Bestimmungen** müssen bei der **Abrechnung der GOP 01100 und 01101** beachtet werden:

- Sie sind ausschließlich bei **kurativer Behandlung** berechnungsfähig.
- Sie sind nicht berechnungsfähig, wenn der Arzt zu diesen Zeiten **Sprechstunde** hält oder den Patienten zu diesen Zeiten **bestellt** hat.
- Sie dürfen **nicht zusammen** abgerechnet werden.
- Sie dürfen nicht im organisierten Notdienst abgerechnet werden.
- Sie dürfen nicht neben Besuchsleistungen abgerechnet werden.
- Bei **Gruppenbehandlungen** darf die Gebühr **nur einmal** berechnet werden.

Zusammen mit der unvorhergesehenen Inanspruchnahme (GOP 01100 oder 01101) kann eine **Versicherten- bzw. Grundpauschale** abgerechnet werden. Der Hausarzt muss beachten, dass er beim ersten und zweiten persönlichen Arzt-Patienten-Kontakt, der unvorhergesehen geschieht, die **Versichertenpauschale bei unvorhergesehener Inanspruchnahme (GOP 03030)** abrechnen muss. Kommt es später im Behandlungsfall zur Abrechnung der regulären Versichertenpauschale (GOP 03000), muss die GOP 03030 wieder gestrichen werden. Die GOP 01100 bzw. 01101 bleibt stehen.

Abrechnungsbeispiel

Die 37-jährige Patientin Frau Müller-Riehms erscheint am Montag, dem 14.12., um 20.30 Uhr unvorhergesehen bei Dr. Söhnke. Es ist der erste Arzt-Patienten-Kontakt im Quartal. Am nächsten Tag behandelt Dr. Söhnke die Patientin um 10 Uhr in ihrer regulären Sprechstunde.

Abrechnung:

- **14.12.:** GOP 01100 (Unvorhergesehene Inanspruchnahme) ~~und GOP 03030 (Versichertenpauschale bei unvorhergesehener Inanspruchnahme)~~
- **15.12.:** GOP 03000 (Versichertenpauschale)

Am 15.12. muss die am 14.12. berechnete GOP 03030 gestrichen werden. Die GOP 01100, die am 14.12. berechnet wurde, bleibt stehen.

Samstagssprechstunde

Hält der Vertragsarzt **an Samstagen** zwischen 7.00 und 19.00 Uhr **Sprechstunde,** kann er neben seinen erbrachten Leistungen die **GOP 01102** abrechnen:

GOP	Kurztext	Punkte
01102	**Inanspruchnahme** des Vertragsarztes an Samstagen zwischen 7.00 und 19.00 Uhr	101

Folgende **Bestimmungen** müssen bei der **Abrechnung der GOP 01102** beachtet werden:

- Neben der GOP 01102 sind sowohl **Versicherten- bzw. Grundpauschalen** als auch **präventive Leistungen** abrechenbar.
- Gebührenordnungspositionen der **unvorhergesehenen Inanspruchnahme**, des **organisierten Notdienstes** oder für **Besuche** dürfen **nicht neben der GOP 01102** berechnet werden. Eine Ausnahme macht die GOP 01413 (Besuch eines weiteren Kranken). Die GOP 01102 kann neben der GOP 01413 abgerechnet werden, wenn der Besuch eines weiteren Kranken im Altenheim auf besondere Aufforderung durch das Pflegepersonal erfolgt.
- Bei Gruppenbehandlungen darf die Gebühr nur einmal berechnet werden.

Abrechnungsbeispiel

Dr. Söhnke besucht während der Samstagssprechstunde die 84-jährige Patientin Heidemarie Gomes im St. Josef-Altenheim. Nach dem Besuch bittet die Stationsschwester die Ärztin, den 90-jährigen Patienten Ernst Weiland zu untersuchen, da er Fieber habe. Es handelt sich bei beiden Patienten um den ersten Arzt-Patienten-Kontakt im Quartal.

Abrechnung:

- **Heidemarie Gomes:** GOP 03000 (Versichertenpauschale) und GOP 01410 (Besuch eines Kranken)

Die GOP 01102 darf nicht neben der Besuchsgebühr nach GOP 01410 berechnet werden.

- **Ernst Weiland:** GOP 03000 (Versichertenpauschale), GOP 01413 (Besuch eines weiteren Kranken) und GOP 01102 (Samstagssprechstunde)

Da der Besuch von Ernst Weiland auf besondere Anforderung durch die Stationsschwester des Altenheims erfolgt, darf die GOP 01102 neben der GOP 01413 berechnet werden.

9.1.2 Abrechnung nach der GOÄ

Neben Beratungen und Untersuchungen nach den GOÄ-Nummern 1, 3, 4, 5, 6, 7 oder 8 kann ein **Zuschlag** berechnet werden, wenn die Leistung **außerhalb der Sprechstunde** erfolgt. Anders als beim EBM kann der Zuschlag jederzeit berechnet werden, vorausgesetzt die Leistung erfolgt außerhalb der Sprechstunde, also beispielsweise auch am Mittwochnachmittag. Die Zuschläge dürfen nur mit dem einfachen Gebührensatz berechnet werden. Der GOÄ-Abschnitt B II nennt folgende Zuschläge:

GOÄ-Zuschlag	Leistung	Punkte
A	**Zuschlag** für **außerhalb der Sprechstunde** erbrachte Leistungen	70
B	**Zuschlag** für in der Zeit **zwischen 20 und 22 Uhr oder 6 und 8 Uhr außerhalb der Sprechstunde** erbrachte Leistungen	180
C	**Zuschlag** für in der Zeit **zwischen 22 und 6 Uhr** erbrachte Leistungen	320
D	**Zuschlag** für an **Samstagen, Sonntagen oder Feiertagen** erbrachte Leistungen	220

Folgende **Bestimmungen** müssen bei der **Abrechnung der Zuschläge A – D** beachtet werden:

- Die Zuschläge A, B und C schließen sich gegenseitig aus, dürfen also nicht zusammen abgerechnet werden.
- Der Zuschlag D darf mit den Zuschlägen B oder C kombiniert werden, wenn Leistungen an Samstagen, Sonn- oder Feiertagen zwischen 20 und 8 Uhr erbracht wurden.
- Die Zuschläge A – D und K1 (GOÄ-Nr. K1: Zuschlag zu Untersuchungen bei Kindern bis zum vollendeten 4. Lebensjahr) dürfen im Zusammenhang mit Besuchen nicht abgerechnet werden.
- Hält der Arzt am **Samstag Sprechstunde,** kann er den **Zuschlag D nur mit dem halben Gebührensatz** berechnen.

Die unten stehende Darstellung verdeutlicht die Abrechnungsmöglichkeiten von **Zuschlägen zu Beratungen und Untersuchungen außerhalb der Sprechstunden** zu bestimmten Zeiten:

Uhrzeit	Montag – Freitag	Samstag/Sonntag/Feiertag	
0.00 bis 6.00 Uhr	Zuschlag C	Zuschlag D	+ Zuschlag C
6.00 bis 8.00 Uhr	Zuschlag B	Zuschlag D	+ Zuschlag B
8.00 bis 20.00 Uhr	Zuschlag A	Zuschlag D	
20.00 bis 22.00 Uhr	Zuschlag B	Zuschlag D	+ Zuschlag B
22.00 bis 24.00 Uhr	Zuschlag C	Zuschlag D	+ Zuschlag C

Abrechnungsbeispiel

Die Privatpatientin Elisabeth Kühn ruft Dr. Söhnke am Freitagabend außerhalb der Sprechstunde, um 22.00 Uhr, an und klagt über Halsschmerzen. Dr. Söhnke berät die Patientin telefonisch. Am nächsten Tag erscheint die Patientin in der Samstagssprechstunde von Dr. Söhnke, die die Patientin symptombezogen untersucht und berät.

Abrechnung:

- Freitag um 22.00 Uhr: GOÄ-Nr. 1 und Zuschlag C
- Samstagssprechstunde: GOÄ-Nrn. 1, 5 und Zuschlag D mal 0,5

Der Zuschlag D darf während der Samstagssprechstunde nur mit dem halben Gebührensatz berechnet werden.

Übungen

Rechnen Sie die erbrachten Leistungen sowohl nach dem EBM als auch nach der GOÄ ab.

1. Am Mittwochnachmittag um 16 Uhr ruft die 23-jährige Chantal Wehner Dr. Söhnke außerhalb der Sprechstunde an. Das telefonische Beratungsgespräch dauert 20 Minuten. Es handelt sich um den ersten Arzt-Patienten-Kontakt im Quartal.

2. Der 43-jährige Jochen Eberts ruft Dr. Söhnke an folgenden Terminen jeweils außerhalb der Sprechstunde an und wird von der Ärztin kurz beraten. Es kommt im Quartal zu keinem persönlichen Arzt-Patienten-Kontakt.

   a) Montag, 1.1., um 6.30 Uhr

   b) Dienstag, 2.1., um 20 Uhr

   c) Mittwoch, 3.1., um 18 Uhr

   d) Donnerstag, 4.1., um 23 Uhr

   e) Samstag, 6.1., um 19 Uhr

   f) Sonntag, 7.1., um 15 Uhr

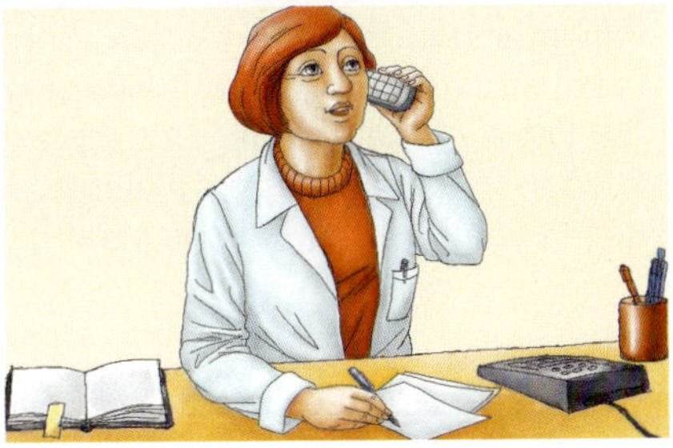

3. Der 54-jährige Rainer Kohlschreiber ruft Dr. Söhnke am Sonntagabend um 21.30 Uhr an. Dr. Söhnke berät ihn kurz telefonisch. Es handelt sich um den ersten Arzt-Patienten-Kontakt im Quartal. Am nächsten Morgen untersucht Dr. Söhnke den Patienten symptombezogen während ihrer Sprechstunde und berät ihn.

4. Die 31-jährige Birgit Biermann ruft Dr. Söhnke am Donnerstag um 23 Uhr an. Das telefonische Beratungsgespräch dauert 12 Minuten. Die Patientin war im Behandlungsfall bereits zweimal persönlich bei Dr. Söhnke.

5. Am 10.1. erscheint der 84-jährige Otto Meier zum ersten Mal im Quartal in der Praxis von Dr. Söhnke und holt sich ein Wiederholungsrezept ab. Am 13.1. untersucht Dr. Söhnke während ihrer Samstagssprechstunde den Gefäßstatus des Patienten vollständig und führt ein 11-minütiges Beratungsgespräch mit ihm.

6. Die 14-jährige Claudia Kostner wird von Dr. Söhnke am Freitagabend nach der Sprechstunde um 21 Uhr symptombezogen untersucht und beraten. Es handelt sich um den ersten Arzt-Patienten-Kontakt im Quartal. Am nächsten Morgen erscheint die Patientin erneut in der Samstagssprechstunde von Dr. Söhnke und wird erneut von ihr symptombezogen untersucht und beraten.

7. Dr. Söhnke erhebt bei dem 76-jährigen Oskar Dudenhöfer in der Samstagssprechstunde einen Ganzkörperstatus und berät ihn über 15 Minuten. Es handelt sich um den ersten Arzt-Patienten-Kontakt im Quartal. Am Abend ruft der Patient die Ärztin um 19.30 Uhr an. Das telefonische Beratungsgespräch dauert 8 Minuten.

8. Der 67-jährige Hartmut Albrich ruft am 24.12. um 15 Uhr außerhalb der Sprechstunde bei Dr. Söhnke an. Die Ärztin berät den Patienten kurz. Es ist der 5. Arzt-Patienten-Kontakt im Quartal. Am nächsten Tag ruft der Patient um 12 Uhr die Ärztin erneut an und wird wieder kurz von ihr beraten.

9. Rechnen Sie die erbrachten Leistungen bei der Patientin Katharina Longerich (siehe Fallbeispiel) ab.

9.2 Notfall und organisierter Not(-fall)dienst

Fallbeispiel

Am Sonntag ist Dr. Söhnke für den organisierten Not(-fall)dienst der Stadt Neuss zuständig, den sie in der Notfallpraxis am Lukaskrankenhaus verrichtet.

Um 11.00 Uhr erscheint der 49-jährige Winfried Altenkamp, versichert bei der TK, und klagt über Diarrhö und krampfartige Bauchschmerzen. Der Patient gehört nicht zum Patientenstamm der Praxis Dr. Söhnke. Die Ärztin untersucht den Patienten und verabreicht ihm eine Infusion mit einem krampflösenden Medikament. Um 18.00 Uhr erscheint der Patient erneut in der Notfallpraxis, da die Beschwerden nach anfänglicher Besserung wieder stark zugenommen haben. Nach einer erneuten Untersuchung weist Dr. Söhnke den Patienten aufgrund des herabgesetzten Allgemeinzustands ins Krankenhaus ein.

Info

Beim Auftreten von plötzlichen Erkrankungen außerhalb der Sprechstunde können sich Patienten in der Regel nicht an ihren behandelnden Arzt persönlich wenden. Sie können einen anderen Arzt aufsuchen, der sie als **Notfall** behandelt oder den **ärztlichen Bereitschaftsdienst** unter der **Telefonnummer 116117** anrufen. Dort erhalten sie Informationen über Adresse, Rufnummer und Öffnungszeiten der Notdienstpraxen in der Umgebung. Bei Bedarf kann über die Nummer auch ein **ärztlicher Hausbesuch** organisiert werden.

Aufgrund des Sicherstellungsauftrags haben die Kassenärztlichen Vereinigungen die Pflicht, für eine ausreichende ambulante ärztliche Versorgung für gesetzlich Krankenversicherte **auch in sprechstundenfreien Zeiten** zu sorgen. In der Regel wird der organisierte Not(-fall)dienst von den **niedergelassenen Vertragsärzten** in speziellen **Notfallpraxen** übernommen.

Zu welchen Zeiten der Notdienst angeboten wird, legt jeder KV-Bereich individuell fest. In der Regel werden folgende Zeiten angegeben:

Notdienstzeiten:
- täglich: 19.00 – 7.00 Uhr
- Mittwoch und Freitag: 13.00 – 19.00 Uhr
- Samstag, Sonntag, gesetzlicher Feiertag, am 24.12., am 31.12.: 7.00 – 19.00 Uhr

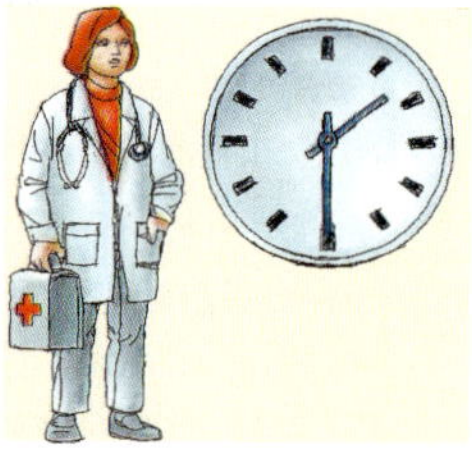

Anmerkung:

Die Organisation der Abrechnung im organisieren Notdienst kann regional abweichen. Im Bereich der KV Nordrhein erfolgt die Abrechnung der Leistungen in der Notfallpraxis und wird am Ende des Quartals dem Arzt zugewiesen.

9.2.1 Notfallpauschalen und Notfallkonsultationspauschalen

Der EBM enthält **spezielle Vorschriften und Gebührenordnungspositionen für die Abrechnung von Leistungen im organisierten Not(-fall)dienst.** Die speziellen Gebührenordnungspositionen sind im arztgruppenübergreifenden allgemeinen **Kapitel 1.2 des EBM** enthalten und dürfen somit von allen Ärzten abgerechnet werden, die diese Gebührenordnungspositionen in ihrer arztgruppenspezifischen Präambel finden.

Ist im Notfall eine sofortige Behandlung notwendig, die Versorgung durch einen Vertragsarzt aber nicht möglich oder vertretbar, dürfen auch nicht an der vertragsärztlichen Versorgung teilnehmende Ärzte, Institute oder Krankenhäuser bestimmte GOP aus dem EBM-Kapitel 1.2 abrechnen.

Merke:

Die Gebührenordnungspositionen des **EBM-Kapitels 1.2** werden abgerechnet für ärztliche Leistungen

- im organisierten Not(-fall)dienst und
- bei der Versorgung von Notfällen duch Ärzte, Institute oder Krankenhäuser, die nicht an der vertragsärztlichen Versorgung teilnehmen.

Im organisierten Notdienst ist grundsätzlich jeder **Arzt-Patienten-Kontakt abrechnungsfähig.**

Für den **ersten persönlichen Arzt-Patienten-Kontakt** im Quartal im organisierten Notdienst stehen verschiedene **Notfallpauschalen** zur Auswahl, bei **weiteren persönlichen oder mittelbaren** (telefonischen) **Arzt-Patienten-Kontakten** verschiedene **Notfallkonsultationspauschalen.** Im organisierten Notdienst dürfen auch **Videosprechstunden** durchgeführt werden. Findet der erste Arzt-Patienten-Kontakt im organisierten Notdienst im Quartal im Rahmen einer Videosprechstunde statt, darf auch hier eine Notfallpauschale abgerechnet werden.

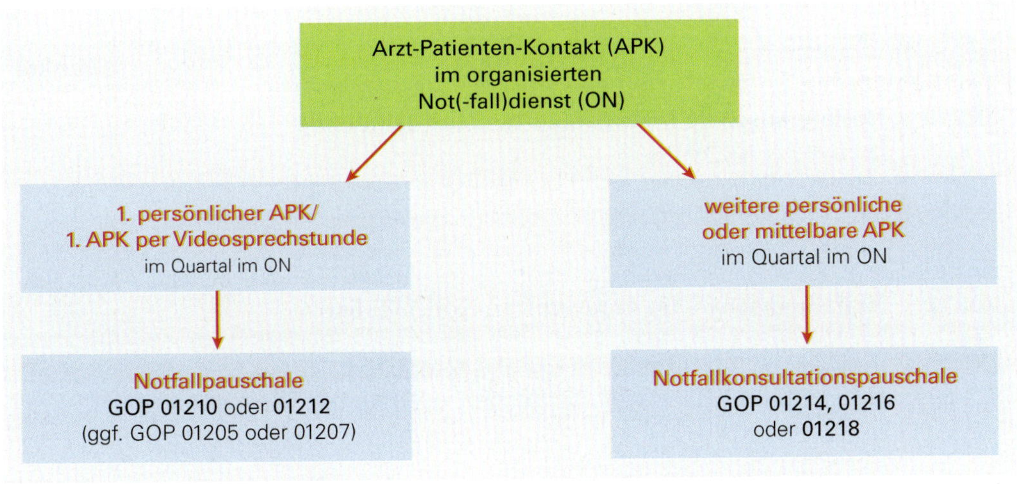

Notfallpauschalen

Abhängig vom **Zeitpunkt** des **ersten persönlichen Arzt-Patienten-Kontakts** im organisierten Not(-fall)dienst werden zwei Notfallpauschalen unterschieden, die **GOP 01210 und 01212.** Folgende Tabelle zeigt, um welche Zeiten es sich jeweils handelt:

Notfallpauschale für den **1. persönlichen Arzt-Patienten-Kontakt** im Quartal im organisierten Notdienst, einmal im Behandlungsfall		
Uhrzeit 	**Montag – Freitag**	**Samstag/Sonntag/Feiertag/ 24.12. und 31.12.**
7.00 bis 19.00 Uhr	GOP 01210	GOP 01212
19.00 bis 7.00 Uhr	GOP 01212	GOP 01212

Im gesamten Behandlungsfall darf **nur eine** der Notfallpauschalen abgerechnet werden. Hat der Arzt bespielsweise bei einem Patienten die GOP 01210 abgerechnet, darf er im laufenden Quartal die höher bewertete GOP 01212 nicht mehr ansetzen.

Die **Leistungsinhalte beider Notfallpauschalen** sind vergleichbar mit denen der Versicherten- und Grundpauschalen:

- **Obligater Leistungsinhalt: Persönlicher Arzt-Patienten-Kontakt** im organisierten Not(-fall)dienst oder Arzt-Patienten-Kontakt im Rahmen einer **Videosprechstunde** im organisierten Not(-fall)dienst
- **Fakultativer Leistungsinhalt: In Anhang 1,** Spalte GP (Grundpauschale), **aufgeführte Leistungen,** funktioneller Ganzkörperstatus (GOP 27310).

Eine arztgruppenspezifische Versicherten-, Grund- oder Konsiliarpauschale kann im Behandlungsfall neben einer Notfallpauschale nur abgerechnet werden, wenn mindestens ein weiterer persönlicher Arzt-Patienten-Kontakt außerhalb des organisierten Not(-fall)dienstes stattfindet.

GOP	Kurztext	Punkte
01210	**Notfallpauschale im organsierten Not(-fall)dienst** bei Inanspruchnahme – zwischen 07:00 und 19:00 Uhr (außer an Samstagen, Sonntagen, gesetzlichen Feiertagen und am 24.12. und 31.12.) einmal im Behandlungsfall	120
01212	**Notfallpauschale im organsierten Not(-fall)dienst** bei Inanspruchnahme – zwischen 19:00 und 07:00 Uhr des Folgetages – ganztägig an Samstagen, Sonntagen, gesetzlichen Feiertagen und am 24.12. und 31.12. einmal im Behandlungsfall	195

Notfallkonsultationspauschalen

Weitere persönliche oder andere, mittelbare Arzt-Patienten-Kontakte, wie beispielsweise Telefonkontakte zwischen Arzt und Patienten, können im organsierten Not(-fall)-dienst über eine **Notfallkonsultationspauschale** abgerechnet werden. Zur Auswahl stehen, abhängig von der Uhrzeit der Inanspruchnahme, die **GOP 01214, 01216 und 01218.** Folgende Tabelle nennt diese Zeiten:

Notfallkonsultationspauschale für **weitere persönliche Arzt-Patienten-Kontakte** im Quartal oder für **mittelbare Arzt-Patienten-Kontakte** im organisierten Notdienst, je Arzt-Patienten-Kontakt		
Uhrzeit	**Montag – Freitag**	**Samstag/Sonntag/Feiertag/ 24.12. und 31.12.**
7.00 bis 19.00 Uhr	GOP 01214	GOP 01216
19.00 bis 22.00 Uhr	GOP 01216	GOP 01218
22.00 bis 7.00 Uhr	GOP 01218	GOP 01218

Eine der drei Notfallkonsultationspauschalen darf **bei jedem Arzt-Patienten-Kontakt** im organisierten Not(-fall)dienst berechnet werden, sofern keine Notfallpauschale abgerechnet werden kann. Obligater und fakultativer Leistungsinhalt sind bei allen drei Notfallkonsultationspauschalen gleich:

- **Obligater Leistungsinhalt: Weiterer persönlicher oder anderer Arzt-Patienten-Kontakt** im organisierten Not(-fall)dienst,
- **Fakultativer Leistungsinhalt: In Anhang 1**, Spalte GP, **aufgeführte Leistungen** und funktioneller Ganzkörperstatus (GOP 27310).

GOP	Kurztext	Punkte
01214	**Notfallkonsultationspauschale I im organisierten Not(-fall)dienst** bei Inanspruchnahme zu Zeiten außerhalb der in GOP 01216 und 01218 angegeben, je Arzt-Patienten-Kontakt	50
01216	**Notfallkonsultationspauschale II im organisierten Not(-fall)dienst** bei Inanspruchnahme – zwischen 19:00 und 22:00 Uhr – an Samstagen, Sonntagen und gesetzlichen Feiertagen, am 24.12. und 31.12. zwischen 07:00 und 19:00 Uhr, je Arzt-Patienten-Kontakt	140
01218	**Notfallkonsultationspauschale III im organisierten Not(-fall)dienst** bei Inanspruchnahme – zwischen 22:00 und 7:00 Uhr – an Samstagen, Sonntagen und gesetzlichen Feiertagen, am 24.12. und 31.12. zwischen 19:00 und 7:00 Uhr je Arzt-Patienten-Kontakt	170

Bei der Abrechnung einer **Notfallpauschale** oder einer **Notfallkonsultationspauschale** muss Folgendes beachtet werden:

- Die **Angabe der Uhrzeit** der Inanspruchnahme ist für die Abrechnung zwingend erforderlich.
- Es dürfen die Gebührenordnungspositionen der **besonderen Inanspruchnahme** (GOP 01100–01102 und GOP 03030 bzw. 04030) **nicht** daneben abgerechnet werden.
- Bei **Besuchen** im organisierten Not(-fall)dienst darf die **GOP 01418** zusätzlich berechnet werden. Besuchsgebühren nach GOP 01411, 01412, 01414, 01415, 03373 dürfen **nicht** daneben abgerechnet werden.

Merke:

Im **organisierten Not(-fall)dienst** darf

- für den ersten Arzt-Patienten-Kontakt (persönlich oder per Videosprechstunde) im Behandlungsfall eine **Notfallpauschale**,
- für alle weiteren persönlichen oder anderen Arzt-Patienten-Kontakten eine **Notfallkonsultationspauschale**

abgerechnet werden.

- Die Angabe der **Uhrzeit** ist zwingend erforderlich.

Im organsierten Not(-fall)dienst sind weitere Gebührenordnungspositionen berechnungsfähig, wenn sie **in unmittelbarem diagnostischen oder therapeutischen Zusammenhang mit der Notfallversorgung** stehen. Deshalb dürfen keine präventiven Leistungen oder Beratungsgespräche abgerechnet werden.

Ansonsten sind **alle Gebührenordnungspositionen des EBM berechnungsfähig,** auch wenn sie in der Präambel der eigenen Arztgruppe **nicht** aufgeführt sind oder wenn zu den arztgruppenspezifischen Gebührenordnungspositionen einer anderen Arztgruppe gehören. So darf im organisierten Not(-fall)dienst der Hausarzt beispielsweise auch spezifische chirurgische Gebührenordnungspositionen abrechen. Ebenso kann er für eine Infusion die GOP 02100 abrechnen, die nicht in der hausärztlichen Präambel (Kapitel 3) aufgeführt ist.

Übungen

1. Bei den folgenden Patienten handelt es sich um gesetzlich Krankenversicherte, die von Frau Dr. Söhnke im organisierten Not(-fall)dienst versorgt werden. Wenn nicht anders angegeben, handelt es sich jeweils um den ersten Arzt-Patienten-Kontakt bei Dr. Söhnke im Quartal. Sie sollen die Eintragung der GOP für die ärztlichen Leistungen vornehmen.

   a) Der 75-jährige Dieter Langen wird am Freitag um 18.30 Uhr von Dr. Söhnke behandelt.

   b) Die 44-jährige Britta Thomas ruft Dr. Söhnke am Mittwoch um 15 Uhr an und wird von ihr beraten.

c) Der 27-jährige Carsten Schäfer ruft Dr. Söhnke am 31.12. um 19.30 Uhr an und wird von ihr beraten.

d) Der 59-jährige Torsten Vierstein wird von Dr. Söhnke am Sonntag um 14 Uhr behandelt.

e) Die 32-jährige Eva Schulz wird am Freitag um 22.30 Uhr von Dr. Söhnke behandelt.

f) Die 20-jährige Christina Schrade ruft Dr. Söhnke am Dienstag um 19.00 Uhr an, da sie Fieber hat. Dr. Söhnke berät sie telefonisch. Um 22.00 Uhr erscheint sie in der Notfallpraxis und wird von Dr. Söhnke untersucht.

g) Der 76-jährige Walter Kromberg erscheint am Samstag um 11 Uhr zum Verbandswechsel. Der Verband ist durchgeblutet.

h) Die 56-jährige Anna Schwarzkopf erscheint am 24.12. um 10 Uhr und wird von Frau Dr. Söhnke untersucht und beraten.

i) Der 49-jährige Christian Haferkamp wird von Dr. Söhnke am Freitag, dem 12.12., um 23 Uhr wegen eines fieberhaften Infekts behandelt. Am 25.12. ruft der Patient Dr. Söhnke um 13 Uhr an und klagt über Magenschmerzen.

j) Der 90-jährige Xaver Holland war bereits dreimal in der regulären Sprechstunde bei Dr. Söhnke. Er erscheint am Sonntag um 16 Uhr bei Dr. Söhnke und wird von ihr untersucht. Um 21 Uhr ruft er die Ärztin noch einmal an.

k) Die 38-jährige Carola Niewald erscheint am Sonntag um 10 Uhr und wird von Dr. Söhnke behandelt.

2. Welche GOP dürfen Sie bei Herrn Altenkamp (siehe Fallbeispiel) abrechnen?

9.2.2 Schweregradzuschläge

Zu den Notfallpauschalen nach GOP 01210 und 01212 dürfen bei Patienten mit erhöhtem Behandlungsbedarf ggf. **Schweregradzuschläge** abgerechnet werden. Das gilt allerdings nur bei persönlichen Arzt-Patienten-Kontakten, **nicht** im Rahmen einer Videopsrechstunde. Dabei werden zwei Arten von Schweregradzuschlägen unterschieden, zum einen der Zuschlag aufgrund einer **festgelegten, schwerwiegenden Behandlungsdiagnose,** zum anderen aufgrund einer **schwierigen Kommunikation bzw. bei geriatrischen Patienten.** Die folgende Tabelle verdeutlicht die Abrechnungsmöglichkeiten der Schweregradzuschläge neben den Notfallpauschalen:

Schweregradzuschlag	**Schwerwiegende Behandlungsdiagnose**	**Schwierige Kommunikation/ geriatrische Patienten**
neben GOP 01210	**GOP 01223**	–
neben GOP 01212	**GOP 01224**	**GOP 01226**

Schwerwiegende Behandlungsdiagnose

Bei **schwerwiegenden Behandlungsdiagnosen** kann im organisierten Not(fall-)dienst grundsätzlich ein Zuschlag berechnet werden: **die GOP 01223 neben der GOP 01210 oder die GOP 01224 neben der GOP 01212.** Dazu muss eine der folgenden Behandlungsdiagnosen gesichert vorliegen:

- Frakturen im Bereich der Extremitäten proximal des Metacarpus und Metatarsus
- Schädel-Hirn-Trauma mit Bewusstlosigkeit von weniger als 30 Minuten (S06.0 und S06.70)
- Akute tiefe Beinvenenthrombose
- Hypertensive Krise
- Angina pectoris (ausgenommen: I20.9)
- Pneumonie
- Akute Divertikulitis

Bei Patienten mit anderen Erkrankungen, die ebenso eine besonders aufwändige Versorgung benötigen, können die GOP 01223 und 01224 im medizinischen Ausnahmefall ebenfalls berechnet werden. Dafür ist eine ausführliche schriftliche Begründung erforderlich, die insbesondere die Schwere und Komplexität der Behandlungsdiagnose darlegt.

Schwierige Kommunikation/geriatrische Patienten

Der Schweregradzuschlag nach **GOP 01226 darf nur neben der GOP 01212** abgerechnet werden. Er berücksichtigt den erhöhten Aufwand bei geriatrischen Patienten oder bei Patienten mit schwieriger Kommunikation aufgrund des Alters bzw. der Erkrankung. Laut Bestimmungen ist die GOP 01226 nur berechnungsfähig bei

- **Neugeborenen, Säuglingen und Kleinkindern**

oder

- **Patienten mit krankheitsbedingt erheblich komplexer Beeinträchtigung** kognitiver, emotionaler und verhaltensbezogener Art (ausgenommen Beeinträchtigung kognitiver, emotionaler und verhaltensbezogener Art infolge psychotroper Substanzen)

und/oder

- **Patienten ab dem vollendeten 70. Lebensjahr mit geriatrischem Versorgungsbedarf** und Frailty-Syndrom (Kombination von unbeabsichtigtem Gewichtsverlust, körperlicher und/oder geistiger Erschöpfung, muskulärer Schwäche, verringerter Ganggeschwindigkeit und verminderter körperlicher Aktivität)

und/oder

- **Patienten mit einer der folgenden Erkrankungen:** F00–F02 dementielle Erkrankungen, G30 Alzheimer-Erkrankung, G20.1 Primäres Parkinson-Syndrom mit mäßiger bis schwerer Beeinträchtigung und G20.2 Primäres Parkinson-Syndrom mit schwerster Beeinträchtigung.

GOP	Kurztext	Punkte
01223	**Zuschlag Notfallpauschale zur GOP 01210** einmal im Behandlungsfall	128
01224	**Zuschlag Notfallpauschale zur GOP 01212** einmal im Behandlungsfall	195
01226	**Zuschlag Notfallpauschale zur GOP 01212** einmal im Behandlungsfall	90

Bei der Abrechnung der **Schweregradzuschläge** müssen folgende **Bestimmungen** beachtet werden:

- Im Gegensatz zu den anderen GOP des organisierten Notdienstes muss die **Uhrzeit nicht** angegeben werden.
- Es muss eine gesicherte ICD-10-codierte Diagnose angegeben werden.
- Im Behandlungsfall darf **nur ein Zuschlag neben der GOP 01212** abgerechnet werden, **entweder die GOP 01224 oder die GOP 01226.**

Übungen

1. Um 23 Uhr während des organisierten Notdienstes erscheint Frau Kaspers bei Frau Dr. Söhnke. Sie klagt über starke Schmerzen und Schwellung im linken Bein. Die Ärztin führt eine Blutuntersuchung auf D-Dimere (GOP 32027) durch und diagnostiziert eine tiefe Beinvenenthrombose. Daraufhin weist sie die Patientin ins Krankenhaus ein. Es handelt sich um den ersten Arzt-Patienten-Kontakt im Quartal. Rechnen Sie die Maßnahmen ab.
2. Rechnen Sie die Arzt-Patienten-Kontakte jeweils ab.
   a) Herr Röhrig erscheint am Freitagabend um 18.30 Uhr während des organisierten Notdienstes bei Dr. Söhnke. Er klagt über Schmerzen hinter dem Brustbein. Durch ein Ruhe-EKG und durch einen Troponin-Test (GOP 32150) kann ein akuter Herzinfarkt ausgeschlossen werden. Es ist der erste Arzt-Patienten-Kontakt im Behandlungsfall.
   b) Um 22.30 Uhr erscheint Herr Röhrig erneut bei Frau Dr. Söhne im organisierten Notdienst. Er klagt über starke Schmerzen und Luftnot hinter dem Brustbein. Im Ruhe-EKG finden sich nun Hinweise auf einen akuten Herzinfarkt. Dr. Söhnke verständigt sofort den Rettungsdienst.
3. Herr Berens leidet seit 2 Jahren unter einer Alzheimer-Demenz. Begleitet von seiner Frau erscheint er am Samstag um 20.00 Uhr in der Notfallpraxis, in der Herr Dr. Helbig den organisierten Notdienst verrichtet. Der Arzt misst bei Herrn Berens einen Blutdruck von 250/150 mm Hg. Nachdem die hypertensive Krise medikamentös behandelt wurde, weist Dr. Helbig den Patienten ins Krankenhaus ein. Welche GOP tragen Sie für den Arzt-Patienten-Kontakt ein?
4. Während des organisierten Notdienstes am Freitag ruft die Mutter der 2-jährigen Amelie Frau Dr. Söhnke um 18 Uhr an, da das Kind leicht erhöhte Temperatur hat. Um 22 Uhr erscheint Amelie mit ihrer Mutter in der Notfallpraxis, da das Kind inzwischen 39°C Fieber hat. Dr. Söhnke diagnostiziert eine fieberhafte Rhinitis. Welche GOP können Sie jeweils abrechnen?

9.2.3 Abklärungspauschalen

Der organisierte Not(fall-)dienst wird häufig nicht nur von Patienten mit dringendem Behandlungsbedarf in Anspruch genommen, sondern auch von solchen, die **keine „echten" Notfälle** sind. Laut einer Studie trifft dieses auf 10 % aller Patienten zu, die eine Notfallambulanz aufsuchen. Werden diese Patienten in die reguläre vertragsärztliche Versorgung überführt, darf eine Abklärungspauschale berechnet werden. Damit wird die **Abklärung** der Behandlungsnotwendigkeit und die **Koordination** der weiteren Behandlung vergütet. Mit den Abklärungspauschalen soll der organisierte Not(fall-)dienst entlastet werden.

Wie bei den Notfallpauschalen nach GOP 01210 und 01212 werden **zwei Abklärungspauschalen** je nach Wochentag und Uhrzeit unterschieden:

Notfallpauschale (Abklärung, Koordination) für den **1. persönlichen Arzt-Patienten-Kontakt** im Quartal im organisierten Notdienst, einmal im Behandlungsfall		
Uhrzeit 	**Montag – Freitag**	**Samstag/Sonntag/Feiertag/ 24.12. und 31.12.**
7.00 bis 19.00 Uhr	GOP 01205	GOP 01207
19.00 bis 7.00 Uhr	GOP 01207	GOP 01207

GOP	Kurztext	Punkte
01205	**Notfallpauschale (Abklärung, Koordination I)** einmal im Behandlungsfall	45
01207	**Notfallpauschale (Abklärung, Koordination II)** einmal im Behandlungsfall	80

Bei der Abrechnung der **Abklärungspauschalen** müssen folgende **Bestimmungen** beachtet werden:

- Zum **obligaten Leistungsinhalt** gehört der persönliche Arzt-Patienten-Kontakt im organisierten Not(fall-)dienst und die Bewertung der Dringlichkeit der Behandlungsnotwendigkeit.
- Zum **fakultativen Leistungsinhalt** zählt die Erhebung eines Lokalbefundes und die Koordination der weiteren Versorgung außerhalb des Notdienstes.
- Die Angabe der Uhrzeiten sind zwingend erforderlich.
- Es gelten die gleichen Ausschlüsse wie bei den Notfallpauschalen nach GOP 01210 oder 01212.
- Neben den Abklärungspauschalen dürfen keine GOP aus den EBM-Kapiteln 33, 34 und 35 (bildgebende Diagnostik/Therapie) abgerechnet werden.
- Im Behandlungsfall darf nur eine der beiden Abklärungspauschalen GOP 01205 oder 01207 abgerechnet werden.
- Im Behandlungsfall darf neben einer Abklärungspauschale weder die GOP 01210 noch die GOP 01212 abgerechnet werden.

Übungen

1. In der Notfallpraxis herrscht während des organisierten Not(fall-)dienstes am Freitagabend Hochbetrieb. Rechnen Sie folgende Arzt-Patienten-Kontakte ab. Es handelt sich jeweils um den ersten Arzt-Patienten-Kontakt im organisierten Notdienst.

   a) Um 18 Uhr erscheint Herr März, da er über plötzliche Rückenschmerzen klagt. Dr. Söhnke untersucht ihn und verabreicht ihm ein Analgetikum.

   b) Frau März, die ihren Mann beleitet, bittet Frau Dr. Söhnke bei der Gelegenheit darum, eines ihrer Muttermale zu begutachten, das seit einiger Zeit etwas größer geworden sei. Dr. Söhnke schaut sich das Muttermal an und rät der Patientin, am nächsten Montag damit zum Hausarzt zu gehen.

   c) Um 20 Uhr untersucht Dr. Söhnke Frau Freiberg, die seit einer Woche unter einem grippalen Infekt leidet. Nun hat sie hohes Fieber und Luftnot. Dr. Söhnke diagnostiziert eine akute Pneumonie.

   d) Um 20.30 Uhr erscheint Herr Bigic. Der Patient berichtet über Knieschmerzen, die seit mehreren Monaten immer wieder auftreten. Aufgrund seiner Arbeitszeit habe er keine Möglichkeit, in der Woche einen Arzt aufzusuchen. Dr. Söhnke kann eine dringliche Behandlung ausschließen und bittet den Patienten, sich einen Termin bei seinem Hausarzt geben zu lassen.

2. Um 2 Uhr am Samstagmorgen erscheint Herr März erneut, da die Rückenschmerzen nach anfänglicher Besserung nun wieder zunehmen würden. Dr. Söhnke verabreicht erneut ein Analgetikum und händigt ihm Schmerzzäpfchen aus.

9.2.4 Reanimation

Im Falle eines Herz-Kreislauf-Stillstands kann der Versuch unternommen werden, den Patienten wiederzubeleben. Es werden eine **Herzdruckmassage** und eine **künstliche Beatmung** durchgeführt. Eventuell führt der Arzt einen Schlauch in die Luftröhre ein, um den Patienten leichter beatmen zu können. Dieses Vorgehen nennt man **Intubation.** Sind die Atemwege des Patienten verlegt, muss der Arzt einen **Luftröhrenschnitt** (Koniotomie) vornehmen. Im Falle von Kammerflimmern wird der Versuch unternommen, den Herzrhythmus durch einen Stromstoß **(Defibrillation)** wieder zu aktivieren.

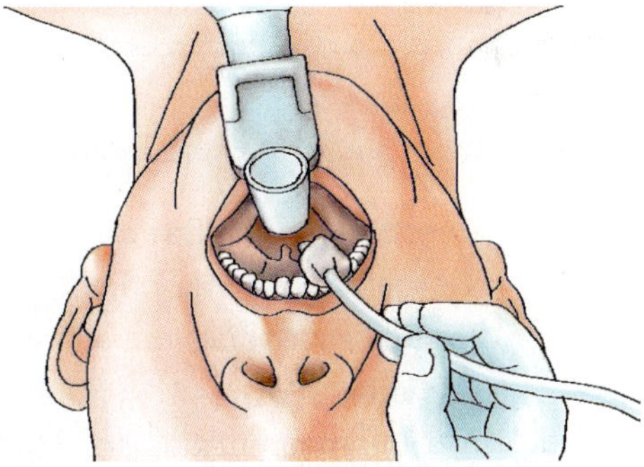

Abb. 1 Intubation

Abrechnung nach dem EBM

Nach dem EBM kann der Arzt für eine künstliche Beatmung bzw. für eine Herzdruckmassage den **Reanimationskomplex (GOP 01220)** abrechnen. Weitere Maßnahmen, die bei einer Reanimation erfolgen können, sind als fakultative Leistungen aufgeführt und dürfen nicht zusätzlich berechnet werden.

Muss der Arzt eine **Koniotomie** oder eine **Intubation** durchführen, um den Patienten beatmen zu können, kann er die **GOP 01221** abrechnen. Für eine **Defibrillation** berechnet er die **GOP 01222.**

GOP	Kurztext	Punkte
01220	**Reanimationskomplex** *Obligater Leistungsinhalt* – Künstliche Beatmung und/oder extrathorakale Herzmassage *Fakultativer Leistungsinhalt* – Infusion(en) (Nr. 02100), – Einführung einer Magenverweilsonde (Nr. 02330), – Legen und/oder Wechsel eines transurethralen Dauerkatheters (Nr. 02323), – Blutentnahme durch Arterienpunktion (Nr. 02330) – Intraarterielle Injektion(en) (Nr. 02331), – Punktion(en) I (Nr. 02340), – Punktion(en) II (Nr. 02341), – Ausspülen des Magens	1027
01221	**Zuschlag Beatmung** zu der Gebührenordnungsposition 01220 *Obligater Leistungsinhalt* – Koniotomie (Luftröhrenschnitt) und/oder – Endotracheale Intubation(en)	203
01222	**Zuschlag Defibrillation** zu der Gebührenordnungsposition 01220 *Obligater Leistungsinhalt* – Elektrodefibrillation(en) und/oder – Elektrostimulation(en) des Herzens	288

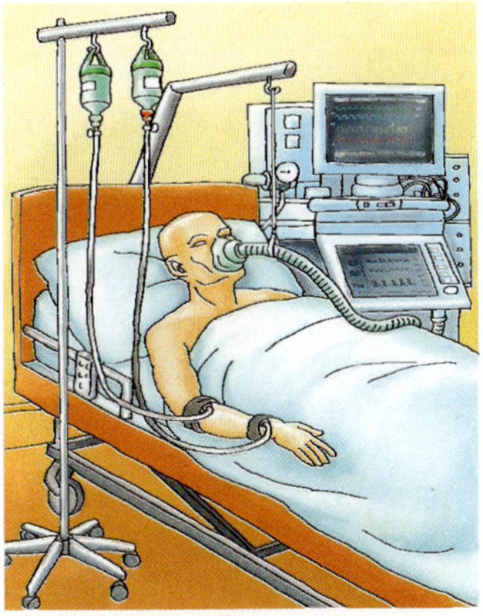

Abrechnung nach der GOA

Gebührenordnungsnummern, die ausschließlich für Notfälle oder im organisierten Not(-fall)dienst berechnungsfähig sind, sieht die GOÄ nicht vor. Es können grundsätzlich alle GOÄ-Nummern abgerechnet werden. Als Entschädigung für Erschwernisse, wie Behandlungen in der Nacht oder an Wochenenden, können ggf. die Zuschläge A–D berechnet werden. Werden Leistungen außerhalb der Praxis durchgeführt, sind Besuche und Wegegebühren berechnungsfähig.

Berechnungsfähig im Notfall sind z. B. einige **intensivmedizinische oder internistische Leistungen aus den GOÄ-Abschnitten C und F:**

GOÄ-Nr.	Leistung	Punkte
429	**Wiederbelebungsversuch** – einschließlich künstlicher Beatmung und extrathorakaler indirekter Herzmassage, gegebenenfalls einschließlich Intubation	400
430	Extra- oder intrathorakale Elektro-**Defibrillation** und/oder Stimulation des Herzens	400
431	**Elektrokardioskopie** im Notfall (Betrachtung der EKG-Kurve)	100
433	**Ausspülung des Magens** – auch mit Sondierung der Speiseröhre und des Magens und/oder Spülung des Duodenums –	140
650	**Elektrokardiographische Untersuchung** zur Feststellung einer Rhythmusstörung und/oder zur Verlaufskontrolle – ggf. als Notfall-EKG –	152

Übungen

1. Um 10 Uhr während der Samstagssprechstunde wird der 57-jährige Achmed Günsül plötzlich ohnmächtig. Dr. Söhnke diagnostiziert einen Herz-Kreislauf-Stillstand und beginnt sofort mit der Reanimation. Während die MFA Gülay die Herzdruckmassage durchführt, intubiert Dr. Söhnke den Patienten und beatmet ihn. Auf einem EKG-Monitor ist ein Kammerflimmern zu sehen. Dr. Söhnke führt erfolgreich eine Defibrillation durch. Zur Stabilisierung des Kreislaufs erhält der Patient eine intravenöse Injektion und eine Infusion, die länger als 30 Minuten dauert. Es handelt sich um den zweiten Arzt-Patienten-Kontakt im Behandlungsfall. Rechnen Sie die Maßnahmen nach EBM und GOÄ ab.

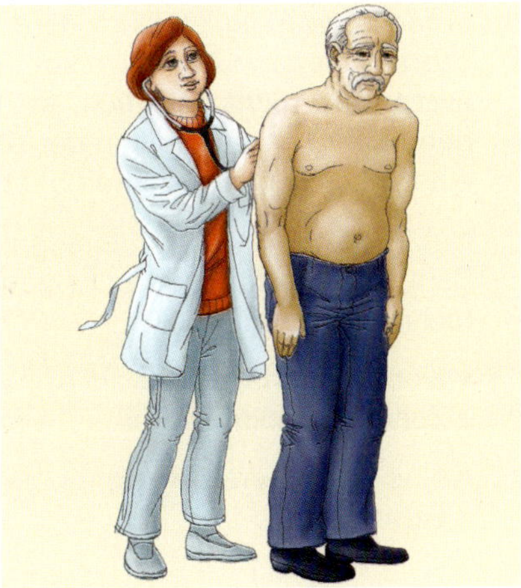

9.3 Besuche

Fallbeispiel

In der Nachmittagssprechstunde von Dr. Söhnke ist gerade viel zu tun, als Frau Kirchner aufgeregt anruft. Ihr Mann habe einen heftigen Migräneanfall mit sehr starken Kopfschmerzen. Sofort bricht Dr. Söhnke die Behandlung bei Herrn Urban ab und greift zu ihrer Arzttasche. Die Ärztin bittet die MFA Marina darum, dem Patienten die Situation zu erklären.

Marina: *Dr. Söhnke ist gerade zu einem Notfall gerufen worden. Wir bitten Sie, sich noch einen Moment zu gedulden.*

Herr Urban: *Da habe ich ja Pech heute. Erst musste ich länger warten, weil Frau Doktor so lange auf Besuchstour war, und jetzt muss sie schon wieder los.*

Marina: *Das tut mir wirklich leid für Sie. Ich hoffe, Sie können uns entschuldigen.*

Herr Urban: *Ich hab's nicht bös gemeint. Ich dachte nur, arme Frau Doktor, so ein Stress! Sie kommt gar nicht dazu, ihre normale Sprechstunde zu erledigen. Gibt's für die ganze Fahrerei und Besucherei eigentlich Extrageld?*

Info

Der EBM definiert den **Besuch** folgendermaßen:

„**Ein Besuch** ist eine **ärztliche Inanspruchnahme,** zu der der Arzt seine Praxis, Wohnung oder einen anderen Ort verlassen muss, **um sich an eine andere Stelle zur Behandlung eines Erkrankten zu begeben.** Ein Besuch liegt somit auch vor, wenn der Arzt zur Notversorgung eines Unfallverletzten auf der Straße gerufen wird."

Sucht der Arzt einen ausgelagerten Praxisteil (z. B. seine Apparategemeinschaft) oder seine Nebenbetriebsstätte auf, kann kein Besuch berechnet werden.

Der Arzt darf einen Besuch abrechnen, wenn dieser wegen einer Erkrankung des Patienten notwendig ist. Nach dem Bundesmantelvertrag hat ein gesetzlich Krankenversicherter nur dann Anspruch auf einen Besuch, wenn ihm das **Aufsuchen der Vertragsarztpraxis nicht möglich** ist. Das ist der Fall, wenn der Patient bettlägerig bzw. gehunfähig ist oder wenn der Verdacht auf eine ansteckende Krankheit besteht.

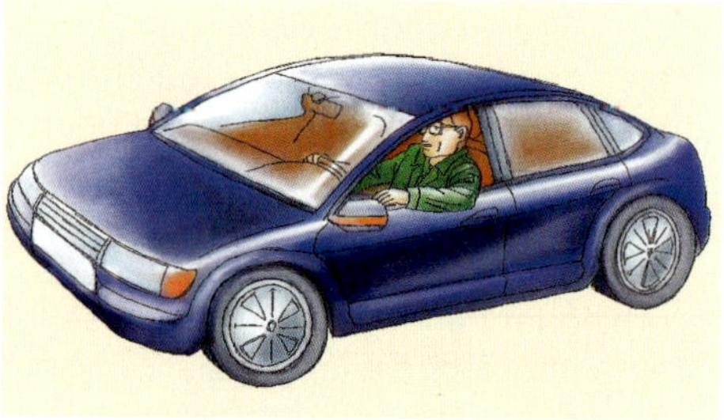

Neben den ärztlichen Leistungen darf im Rahmen eines Besuchs Folgendes abgerechnet werden:

- eine **Besuchsgebühr** als Aufwands- und Zeitentschädigung und
- eine **Kostenerstattung** für die **Fahrtkosten.**

Vor allem Hausärzte werden fast täglich um **Hausbesuche** gebeten. In der Regel nimmt die MFA an der Anmeldung die telefonischen Besuchswünsche der Patienten entgegen und organisiert die Besuchstour des Arztes nach der Sprechstunde. Einige Patienten werden vom Arzt in regelmäßigen Abständen besucht; insbesondere plant der Arzt für seine Patienten im Altenheim regelmäßige Besuchstouren.

Erfordert die Erkrankung des Patienten eine sofortige Behandlung, muss der Arzt seine Tätigkeit unterbrechen und einen **dringenden Besuch** ausführen. Besuche, die unter „erschwerten Umständen", das heißt in der Nacht, an Wochenenden oder dringend, ausgeführt werden, werden höher vergütet.

Auch Besuche durch Medizinische Fachangestellte werden vergütet. Das Honorar ist abhängig von der Arztgruppe und von der Qualifikation der MFA.

9.3.1 Planbare Besuche (EBM)

Die Gebührenordnungspositionen für Besuche sind im **EBM-Kapitel 1.4** zu finden.

Für den Besuch eines Kranken rechnet der Arzt die **GOP 01410** ab. Ärztliche Leistungen sind in der Gebühr **nicht** enthalten und können zusätzlich abgerechnet werden. Behandelt beispielsweise der Arzt einen Patienten im Rahmen eines Besuchs das erste Mal im Quartal, kann er neben der Besuchsgebühr eine Versicherten- oder Grundpauschale berechnen. Neben der GOP 01410 können die **Fahrtkosten** zusätzlich berechnet werden.

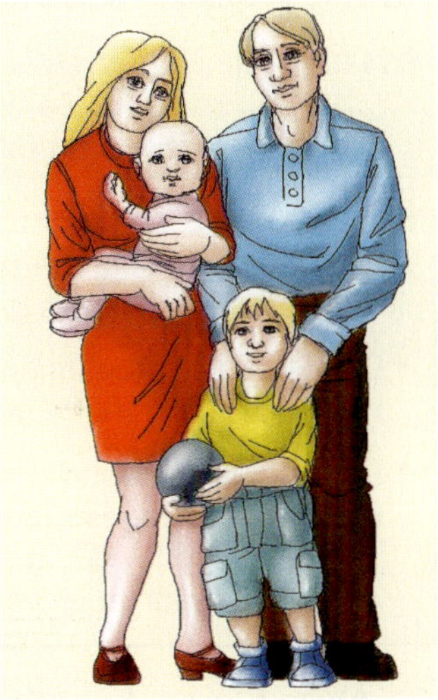

Benötigen weitere Familienmitglieder eine ärztliche Behandlung, darf der Arzt als Aufwandsentschädigung für jeden weiteren Patienten derselben sozialen Gemeinschaft die **GOP 01413 (Besuch eines weiteren Kranken**) abrechnen. Neben der GOP 01413 **dürfen keine Fahrtkosten zusätzlich** berechnet werden.

Der Begriff **„soziale Gemeinschaft"** ist weiträumig. Er erfasst nicht nur die zusammenwohnenden Angehörigen einer Familie, sondern auch sämtliche Bewohner eines Altenheimes sowie anderer Heime (z. B. Kinderheime), sofern ein Gemeinschaftsleben – z. B. regelmäßige gemeinsame Einnahme aller oder fast aller Mahlzeiten oder Versorgung mit Essen in den Zimmern – gepflegt wird. Dabei ist es gleichgültig, ob die Mitglieder der sozialen Gemeinschaft in einem Gebäudeteil untergebracht sind oder auf einem Gelände in verschiedenen Gebäuden wohnen. Somit darf nur bei dem ersten Patienten im Rahmen einer Besuchstour im Altenheim die GOP 01410 berechnet werden; bei den weiteren Patienten wird die GOP 01413 abgerechnet. Bei Altenwohnheimen, in denen ein „betreutes Wohnen" angeboten wird, kann die GOP 01410 für jede abgeschlossene Wohneinheit einmal abgerechnet werden. Kennzeichen einer abgeschlossenen Wohneinheit sind eigene Haustür, Türklingel, Briefkasten, Bad oder Küche.

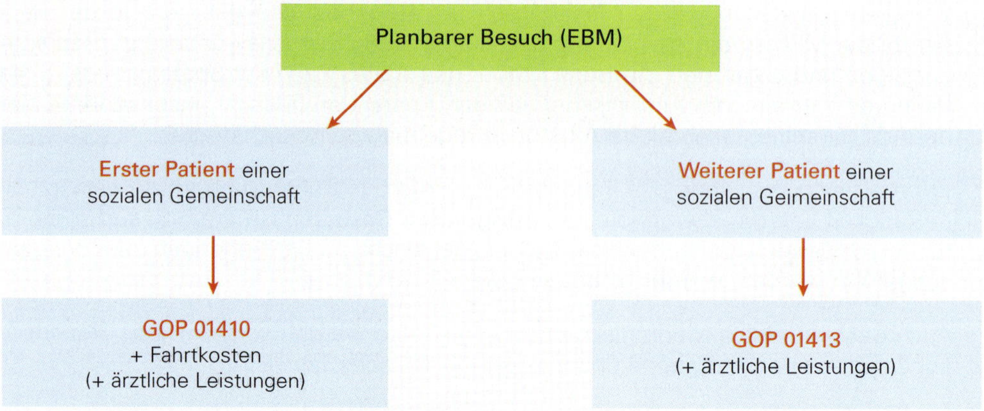

Abb. 1 Abrechnung planbarer Besuche nach dem EBM

GOP	Kurztext	Punkte
01410	**Besuch eines Kranken**	212
01413	**Besuch eines weiteren Kranken** in derselben sozialen Gemeinschaft (z. B. Familie) und/oder in beschützenden Wohnheimen bzw. Einrichtungen bzw. Pflege- oder Altenheimen mit Pflegepersonal	106

Bei der Abrechnung von **planbaren Besuchen** müssen **Ausschlusskriterien** beachtet werden. Unter anderem gilt Folgendes:

- Die Gebührenordnungspositionen für Besuche **schließen sich gegenseitig aus,** das heißt, man kann nur eine Besuchsgebühr bei einem Patienten abrechnen.
- Die planbaren Besuche nach den GOP 01410 und 01413 dürfen **nicht zusammen mit einer unvorhergesehenen Inanspruchnahme** (GOP 01100, 01101) abgerechnet werden. Die GOP 01102 für die Samstagssprechstunde darf nicht mit der GOP 01410, in Ausnahmefällen aber mit der GOP 01413 berechnet werden.

Abrechnungsbeispiel

Am Nachmittag des 1.7. fährt Dr. Söhnke zur **Altenwohnanlage „Abendsonne",** wo sie heute ausschließlich chronisch kranke, gesetzlich Krankenversicherte versorgt. Auf der **Pflegestation** behandelt sie zunächst die 92-jährige Edda Liebermann, anschließend die 87-jährige Elisabeth Tiegler. Im Bereich des „betreuten Wohnens" untersucht sie im **Apartment A** die 79-jährige Antonia Wilkens, im **Apartment B** die 75-jährige Isabella Merling.

Abrechnung:

Edda Liebermann: GOP 03000, 03220, 01410 + Fahrtkosten
Elisabeth Tiegler: GOP 03000, 03220, 01413
Antonia Wilkens: GOP 03000, 03220, 01410 + Fahrtkosten
Isabella Merling: GOP 03000, 03220, 01410 + Fahrtkosten

Begründung:

Eine Versichertenpauschale kann bei jedem Patienten abgerechnet werden, da am 1. 7. ein neues Quartal beginnt und beim ersten persönlichen Arzt-Patienten-Kontakt im Behandlungsfall die Versichertenpauschale berechnungsfähig ist. Bei chronisch Kranken kommt im Rahmen des ersten Arzt-Patienten-Kontakts der Chronikerzuschlag nach GOP 03220 hinzu.

Auf der **Pflegestation** darf sie nur für die Behandlung des ersten Patienten, Frau Liebermann, die GOP 01410 plus Fahrtkosten zusätzlich abrechnen; für den Besuch des weiteren Patienten, Frau Tiegler, darf die GOP 01413 zusätzlich berechnet werden.

Bei den **Apartments des „betreuten Wohnens"** handelt es sich jeweils um abgeschlossene Wohneinheiten. Aus diesem Grund darf bei den Patientinnen Wilkens und Merling jeweils die GOP 01410 plus Fahrtkosten zusätzlich berechnet werden.

Übungen

1. Geben Sie für jeweilige Person an, ob es sich um einen Besuch, einen Mitbesuch oder um keinen Besuch im Sinne des EBM handelt.

   a) Dr. Söhnke besucht Herrn und Frau Wunderlich in ihrer Wohnung, die im Mehrfamilienhaus an der Schillerstraße liegt.

   b) Nach dem Besuch des Ehepaares Wunderlich besucht Dr. Söhnke auch die Mutter von Herrn Wunderlich, die in der Nachbarwohnung im Haus an der Schillerstraße wohnt.

   c) Auf der Straße vor der Praxis erleidet Frau Stein einen Schwächeanfall. Frau Dr. Söhnke eilt sofort zu ihr.

   d) Dr. Söhnke wird in die Kita an der Further Straße gerufen, da mehrere Kinder nach dem Mittagessen über Bauchschmerzen klagen. Die Kita besteht aus mehreren Gebäudekomplexen. In Gebäude 1 behandelt die Ärztin Tim und Jonas, in Gebäude 2 Larissa und Anna, in Gebäude 3 Lukas und Mia.

   e) Dr. Söhnke joggt nach der Sprechstunde am Montag um 19 Uhr durch den Neusser Park. Dort wird sie von ihrer Patientin, Frau Röcher, angesprochen, die über ständige Schmerzen in der Hüfte klagt. Die Ärztin bittet die Patientin, am nächsten Tag die Sprechstunde aufzusuchen.

9.3.2 Dringende Besuche und Besuche im organisierten Not(-fall)dienst (EBM)

Erscheint das Krankheitsbild eines Patienten so schwerwiegend, dass der Arzt schnellstmöglich zum Besuch aufbrechen muss, liegt ein **dringender Besuch** vor. Dringende Besuche, die **unverzüglich ausgeführt** werden, können mit der **GOP 01411 oder 01412** abgerechnet werden. Unverzüglich bedeutet, dass der Arzt seine Tätigkeit unterbricht, um zum Besuch aufzubrechen. In den Unterlagen des Patienten müssen die Uhrzeit der Bestellung und der Ausführung des Besuchs dokumentiert werden.

Unterbricht der Arzt seine **Sprechstundentätigkeit,** um einen dringenden Besuch auszuführen, wird immer die **GOP 01412** abgerechnet.

Die Berechnungsfähigkeit eines **dringenden, unverzüglich ausgeführten Besuchs nach GOP 01411 oder 01412** außerhalb der Spechstundenzeiten hängt vom **Wochentag und von der Uhrzeit** der Leistungserbringung ab. Folgende Tabelle zeigt die Abrechnungsmöglichkeiten der beiden GOP an verschiedenen Tagen und zu verschiedenen Uhrzeiten:

Uhrzeit	Montag – Freitag	Samstag/Sonntag/Feiertag/ 24.12. und 31.12
0.00 bis 7.00 Uhr	GOP 01412	GOP 01412
7.00 bis 19.00 Uhr	(GOP 01410)	GOP 01411
19.00 bis 22.00 Uhr	GOP 01411	GOP 01412
22.00 bis 24.00 Uhr	GOP 01412	GOP 01412

Merke:

Die **GOP 01412** wird **uhrzeitunabhängig** abgerechnet, wenn der Arzt für den Besuch seine **Sprechstundentätigkeit unterbricht.**

Führt der Arzt einen **dringenden Besuch im Altenheim** zwar nicht unverzüglich, aber noch am Tag der Bestellung durch, kann er dafür die **GOP 01415** berechnen.

Der EBM definiert die Gebührenordnungspositionen folgendermaßen:

GOP	Kurztext	Punkte
01411	**Dringender Besuch I wegen der Erkrankung,** unverzüglich nach Bestellung ausgeführt – zwischen 19.00 und 22.00 Uhr, oder an Samstagen, Sonntagen und gesetzlichen Feiertagen, am 24.12. und 31.12. zwischen 7.00 und 19.00 Uhr	469

GOP	Kurztext	Punkte
01412	**Dringender Besuch II/dringende Visite auf der Belegstation wegen der Erkrankung,** unverzüglich nach Bestellung ausgeführt – Dringender Besuch zwischen 22.00 und 7.00 Uhr oder – Dringender Besuch an Samstagen, Sonntagen und gesetzlichen Feiertagen, am 24.12. und 31.12. zwischen 19.00 und 7.00 Uhr oder – Dringender Besuch / dringende Visite auf der Belegstation bei **Unterbrechen der Sprechstundentätigkeit** mit Verlassen der Praxisräume	626
01415	**Dringender Besuch** eines Patienten in **beschützenden Wohnheimen** bzw. Einrichtungen bzw. Pflege- oder Altenheimen mit Pflegepersonal, noch am Tag der Bestellung ausgeführt	546

Besuche im organisierten Not(-fall)dienst werden **uhrzeitunabhängig** mit der **GOP 01418** abgerechnet. Hier ist die **Angabe der Besuchszeit** zwingend erforderlich.

GOP	Kurztext	Punkte
01418	**Besuch im organisierten Not(-fall)dienst**	778

Hinweis:

Führt der Arzt neben dem dringenden Besuch einen Mitbesuch durch, wird dieser mit der GOP 01413 berechnet.

Folgende Abbildung zeigt die Abrechnungsmöglichkeiten der **dringenden Besuche nach EBM:**

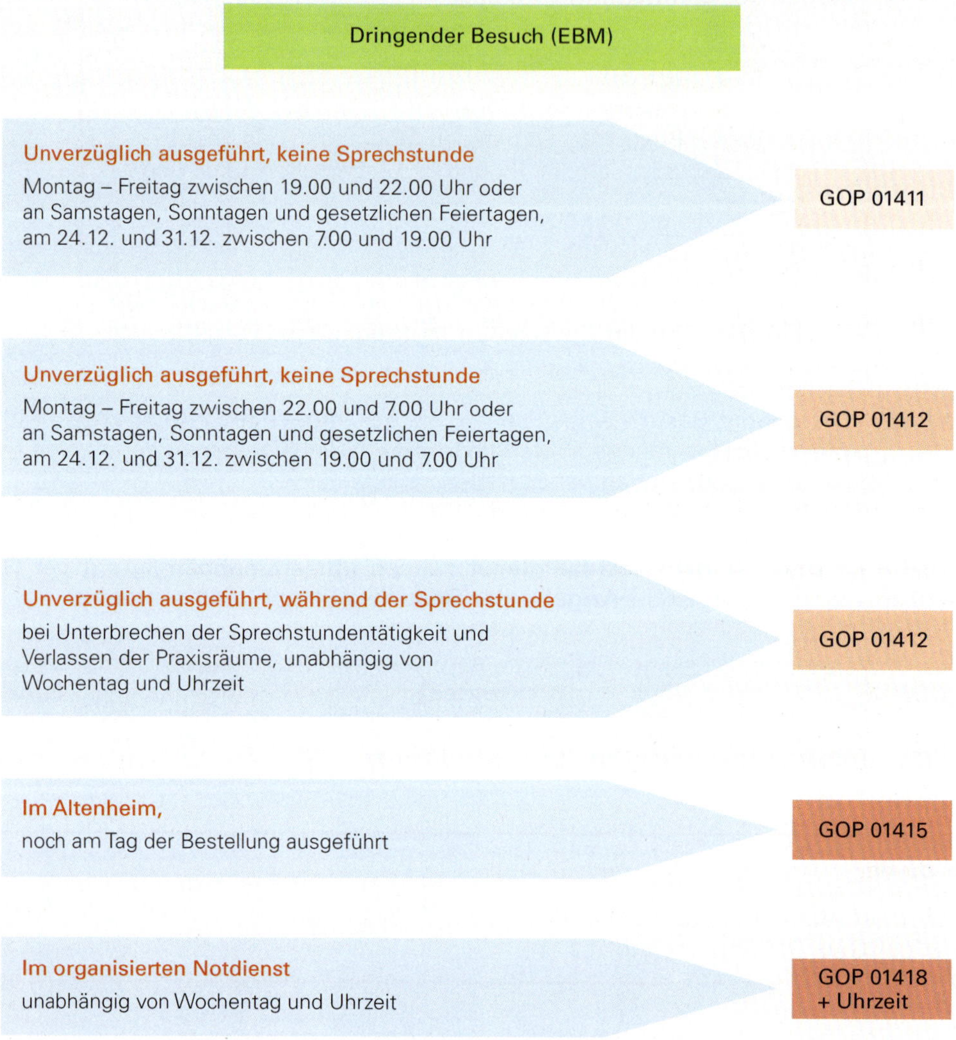

Abb. 1 Abrechnung von dringenden Besuchen nach dem EBM

Folgende **Abrechnungsbestimmungen** müssen bei **Besuchen nach GOP 01411, 01412, 01415 und 01418** beachtet werden:

- Es darf nur eine Besuchsgebühr berechnet werden.
- Es dürfen zusätzlich **Fahrtkosten** berechnet werden.
- Sie dürfen **nicht neben einer besonderen Inanspruchnahme (GOP 01100 – 01102)** abgerechnet werden.
- Handelt es sich im Rahmen eines dringenden Besuchs außerhalb der Sprechstunde um den ersten persönlichen Arzt-Patienten-Kontakt im Behandlungsfall, rechnet der **Hausarzt** die Versichertenpauschale nach **GOP 03030** ab.
- Führt ein Arzt einen **dringenden Besuch** im Altenheim unverzüglich zu den unter der GOP 01412 genannten Zeiten durch, kann er anstelle der GOP 01415 auch die GOP 01412 berechnen, die höher honoriert wird.
- Besuche **im organisierten Notdienst dürfen nur nach GOP 01418** berechnet werden, auch wenn sie unverzüglich ausgeführt werden oder im Altenheim erfolgen. Die Berechnung der GOP 01418 setzt die Angabe der **Uhrzeit** der Inanspruchnahme voraus.

Übungen

1. Nennen Sie die Gebührenordnungsposition für den Besuch, die zur genannten Zeit und unter den aufgeführten Umständen abgerechnet werden darf. Es handelt sich, falls nicht anders angegeben, um Besuche außerhalb des organisierten Notdienstes.

   a) Dringender Besuch am Freitag um 23 Uhr

   b) Dringender Besuch am Freitag um 23 Uhr im organisierten Notdienst

   c) Besuch im Altenheim am Mittwoch um 15 Uhr während der Besuchstour

   d) Besuch im Altenheim am Mittwoch um 15 Uhr, der morgens angefordert wurde

   e) Besuch eines weiteren Patienten im Altenheim

   f) Dringender Besuch aus der Sprechstunde heraus am Montag um 15 Uhr

   g) Dringender Besuch am Freitag um 18 Uhr nach der Sprechstunde

9.3.3 Fahrtkosten (EBM)

Die Bestimmungen zur Fahrtkostenerstattung sind in den KV-Bereichen unterschiedlich.

Im **Bereich der KV Nordrhein** erhält der Arzt bei einer Entfernung **bis zu zwei Kilometern** zwischen Praxis und Patient eine **Wegepauschale,** unabhängig davon, wie lang der Weg tatsächlich ist. Die Wegepauschale wird **von der KV automatisch zugesetzt.**

Ab einer Entfernung von **mehr als zwei Kilometern** zahlt die KV Nordrhein ein **Wegegeld je gefahrenen Kilometer.** Neben der Gebührenordnungsposition wird die Anzahl der gefahrenen Kilometer für die einfache Strecke in **Doppelkilometer (DKM)** angegeben. Wird beispielsweise hinter der Besuchsziffer die Angabe 4 DKM gemacht, beträgt die einfache Fahrt zwischen Arzt und Patient vier Kilometer. Es wird mathematisch auf volle Kilometer auf- bzw. abgerundet. Die eingetragenen Doppelkilometer dürfen höchstens die doppelte Entfernung zum nächsten Arzt mit derselben Facharztbezeichnung betragen.

Hinweis:

Es wird grundsätzlich die Fahrstrecke zwischen Arztpraxis und Patienten angegeben, unabhängig davon, wie weit der Arzt tatsächlich gefahren ist.

Besucht der Arzt beispielsweise einen Patienten, dessen Wohnung in 3,8 Kilometer Entfernung zur Praxis liegt, und anschließend den Nachbarn des Patienten, setzt er bei beiden Patienten die Angabe 4 DKM hinzu.

Merke:

Wegepauschale: bis 2 Kilometer, keine Angabe notwendig
Wegegeld: ab 3 Kilometer, Angabe der Doppelkilometer notwendig

Die Vergütung der Wegepauschale bzw. des Wegegeldes ist abhängig von der **Uhrzeit** des Besuchs. Fahrtkosten bei Besuchen, die zwischen 19.00 und 7.00 Uhr stattfinden, werden höher honoriert. Um kenntlich zu machen, dass ein **Besuch zwischen 19.00 und 7.00 Uhr** durchgeführt wurde, wird hinter der Besuchsgebühr der Buchstabe **„N"** vermerkt. Führt ein Arzt beispielsweise einen Besuch um 21.00 Uhr aus, wird die GOP 01410N in die Abrechnungsunterlagen des Patienten eingetragen.

Folgende Tabelle stellt die Abrechnungsvorschriften für Fahrtkosten im **Bereich der KV Nordrhein** zusammen:

Entfernung/Uhrzeit	Fahrtkosten	Eintragung in den Abrechnungsunterlagen
bis zwei Kilometer, 7.00–19.00 Uhr	Wegepauschale	–
bis zwei Kilometer, 19.00–7.00 Uhr	Wegepauschale	Buchstabe „N" hinter der Besuchs-GOP
mehr als zwei Kilometer, 7.00–19.00 Uhr	Wegegeld	Entfernung in Doppelkilometern neben der Besuchs-GOP
mehr als zwei Kilometer, 19.00–7.00 Uhr	Wegegeld	Buchstabe „N" hinter der Besuchs-GOP, Entfernung in Doppelkilometern neben der Besuchs-GOP

Andere KV-Bereiche (z. B. die KV Niedersachsen) zahlen **Wegepauschalen**, die in drei Zonen gegliedert sind:

- **Kernbereich (Zone 1):** Der Besuchsort liegt innerhalb eines Radius von zwei Kilometern rund um die Praxis.
- **Randbereich (Zone 2):** Der Besuchsort liegt in einem Radius zwischen mehr als zwei und fünf Kilometern Entfernung rund um die Praxis.
- **Fernbereich (Zone 3):** Der Besuchsort liegt außerhalb eines Radius von mehr als fünf Kilometern rund um die Praxis. Im organisierten Notdienst werden weitere Fernbereiche unterschieden (10–15 km, 15–20 km, 20–25 km, 25–30 km, 30–35 km)

Die Wegepauschalen werden in der Zeit zwischen 20.00–8.00 Uhr höher vergütet als zwischen 08.00–20.00 Uhr. Zur Abrechnung der Wegepauschalen werden folgende Kostenpauschalen angegeben:

GOP	Kurztext	Euro
40220	Zone 1 am Tage 8.00–20.00 Uhr	3,57
40222	Zone 2 am Tage 8.00–20.00 Uhr	7,02
40224	Zone 3 am Tage 8.00–20.00 Uhr	10,25
40226	Zone 1 bei Nacht 20.00–8.00 Uhr	7,02
40228	Zone 2 bei Nacht 20.00–8.00 Uhr	10,92
40230	Zone 3 bei Nacht 20.00–8.00 Uhr	14,71

Der Fernbereich über 10 km Entfernung im organisierten Notdienst, wird durch einen Buchstabenzusatz gekennzeichnet.

Übungen

1. Unterscheiden Sie Wegepauschale und Wegegebühr.
2. Geben Sie an, welche Gebühr oder welche Eintragung Sie ggf. für die Fahrtkosten neben der Besuchsgebühr vornehmen können.
   a) Besuch am Samstag um 15 Uhr bei Herrn Koschnik, der in 2,5 km Entfernung zur Praxis wohnt
   b) Mitbesuch am Samstag um 15 Uhr bei der Ehefrau von Herrn Koschnik
   c) Dringender Besuch bei Herrn Gütler im Altenheim am Montag um 18 Uhr. Das Altenheim liegt in 2,4 km Entfernung.
   d) Besuch bei Frau Augentaler im organisierten Notdienst um 22 Uhr am Sonntag. Die Wohnung der Patientin liegt in 1,9 km Entfernung von der Praxis.
   e) Dringender Besuch bei Herrn Binzen am Freitag um 20 Uhr. Dr. Söhnke fährt 2 km von zu Hause aus zu dem Patienten, die Praxis liegt 3 km vom Patienten entfernt.

9.3.4 Delegierte Besuche (EBM)

Beauftragt der Arzt eine seiner **Medizinischen Fachangestellten** mit einem **Krankenbesuch,** so kann er diesen abrechnen. Wie auch bei der Abrechnung der ärztlichen Besuche, dürfen delegierte Besuche nur abgerechnet werden, wenn der Patient aus medizinischen Gründen die Praxis nicht aufsuchen kann. Der delegierende Arzt ist verpflichtet, die Tätigkeiten der MFA zu überwachen. Sie darf nur Leistungen erbringen, die der Arzt ihr im Einzelfall aufgetragen hat. Außerdem muss sie dem Arzt spätestens am nächsten Werktag über den Besuch berichten und alles dokumentieren.

Ärzte erhalten für den delegierten Besuch eine höhere Vergütung, wenn dieser durch eine **besonders qualifizierte Medizinische Fachangestellte** erfolgt, z. B. durch eine EVA (entlastende Versorgungsassistentin). Im EBM werden die entsprechenden qualifizierten Mitarbeiter als **qualifizierte nichtärztliche Praxisassistenten (NäPa)** bezeichnet.

Abrechnungsfähige GOP für den Patientenbesuch durch eine MFA finden sich im **EBM-Kapitel 3 (hausärztlichlicher Versorgungsbereich)** und im **Kapitel 38 (Delegationsfähige Leistungen).** In allen dort gennannten GOP für delegierte Besuche ist das **Wegegeld enthalten** und kann nicht zusätzlich abgerechnet werden.

Bei der Abrechnung wird unterschieden:

1. Besuch **eines (ersten) Patienten** einer sozialen Gemeinschaft oder Besuch **eines weiteren Patienten** einer sozialen Gemeinschaft
2. Besuch in der **Häuslichkeit** des Patienten oder Besuch im **Alten- bzw. Pflegeheim**
3. Besuch durch einen **nichtärztlichen Praxismitarbeiter ohne besondere Qualifikation** oder Besuch durch einen qualifizierten **nichtärztlichen Assistenten (NäPa)**
4. Besuch delegiert durch einen **Facharzt** oder Besuch delegiert durch einen **Hausarzt**

Vom Hausarzt/Facharzt an einen nichtärztlichen Praxismitarbeiter delegierte Besuche

Grundsätzlich dürfen sowohl **Hausärzte** als auch **Fachärzte** für Besuche, die sie an einen **nichtärztlichen Praxismitarbeiter** delegieren, die **GOP 38100 (Besuch)** oder die **GOP 38105 (Mitbesuch)** abrechnen.

Durch **Hausarzt/Facharzt** an MFA delegierter Besuch eines Patienten	**GOP Besuch**	**GOP Mitbesuch**
Sowohl in der **Häuslichkeit** des Patienten als auch im **Pflege- oder Altenheim**	38100	38105

GOP	Kurztext	Punkte
38100	**Aufsuchen eines Patienten durch einen nichtärztlichen Mitarbeiter,** je Sitzung	76
38105	**Aufsuchen eines weiteren Patienten durch einen nichtärztlichen Mitarbeiter,** je Sitzung	39

Bei der Abrechnung der **GOP 38100 und 38105** muss Folgendes **beachtet** werden:

- Bei einem Patienten darf entweder nur der **Besuch** (GOP 38100) **oder** nur der **Mitbesuch** (GOP 38105) abgerechnet werden.
- Neben den GOP 38100 und 38105
  - sind die delegierten Leistungen zusätzlich abrechnungsfähig.
  - dürfen die GOP 03062 und 03063 nicht abgerechnet werden.
  - sind ärztliche Besuche nach GOP 01410 bis 01413, 01415 und 01418 im begründeten **Einzelfall** abrechnungsfähig.

Vom Facharzt an eine qualifizierte NäPa delegierte Besuche

Verschiedene Fachärzte erhalten für Besuche, die sie an eine qualifizierte NäPa delegieren, einen **Zuschlag zur GOP 38100 oder zur GOP 38105.** Die Präambel des EBM-Kapitels 38 listet die Fachärzte auf, die zur Abrechnung der Zuschläge berechtigt sind. Dazu gehören beispielsweise Fachärzte für Chirurgie, Innere Medizin oder Orthopädie. Besucht die qualifizierte NäPa einen Patienten in dessen **Häuslichkeit,** darf neben dem **Besuch** der **Zuschlag nach GOP 38202** und neben dem **Mitbesuch** der **Zuschlag nach GOP 38207** abgerechnet werden. Bei Besuchen im **Pflege- oder Altenheim** sind es andere Zuschläge: Hier darf neben dem **Besuch** der **Zuschlag nach GOP 38200** und neben dem **Mitbesuch** der **Zuschlag nach GOP 38205** angesetzt werden.

Durch **Facharzt** an qualifizierte NäPa delegierter Besuch eines Patienten	**GOP Besuch**	**GOP Mitbesuch**
in der **Häuslichkeit** des Patienten	38100 + 38202	38105 + 38207
im **Pflege- oder Altenheim**	38100 + 38200	38105 + 38205

GOP	Kurztext	Punkte
38200	**Zuschlag zur GOP 38100 für den Besuch und die Betreuung durch einen qualifizierten nichtärztlichen Praxisassistenten (Pflegeheim/Beschützende Einrichtung)** *Obligater Leistungsinhalt* • Persönlicher nichtärztlicher Praxisassistent-Patienten-Kontakt, • Aufsuchen eines Patienten zum Zweck der Versorgung in – Alten- oder Pflegeheimen und/oder – anderen beschützenden Einrichtungen, • Dokumentation je Sitzung	90
38202	**Zuschlag zur GOP 38100 für den Besuch und die Betreuung durch einen qualifizierten nichtärztlichen Praxisassistenten (Häuslichkeit)** *Obligater Leistungsinhalt* • Persönlicher nichtärztlicher Praxisassistent-Patienten-Kontakt, • Aufsuchen eines Patienten zum Zweck der Versorgung in der Häuslichkeit, • Dokumentation je Sitzung	90
38205	**Zuschlag zur GOP 38105 für den Besuch und die Betreuung eines weiteren Patienten durch einen qualifizierten nichtärztlichen Praxisassistenten (Pflegeheim/Beschützende Einrichtung)** *Obligater Leistungsinhalt* (siehe GOP 38200), je Sitzung	83

Fortsetzung der Tabelle auf Seite 144

GOP	Kurztext	Punkte
38207	**Zuschlag zur GOP 38105 für den Besuch und die Betreuung eines weiteren Patienten durch einen qualifizierten nichtärztlichen Praxisassistenten (Häuslichkeit)** *Obligater Leistungsinhalt* (siehe GOP 38202), je Sitzung	83

!

Bei der Abrechnung der **GOP 38200, 38202, 38205, 38207** muss Folgendes **beachtet** werden:

- Sie **schließen sich gegenseitig aus,** das heißt, bei einem Patienten darf nur eine der vier GOP angesetzt werden.
- Sie können nur in Fällen berechnet werden, in denen eine **Versichertenpauschale oder Grundpauschale** berechnet wurde.
- Sie enthalten als **fakultativen Leistungsinhalt**
  - Leistungen aus den Delegationsvereinbarungen (Anlage 8 BMV-Ä)
  - in Anhang 1 Spalte VP/GP enthaltene Leistung

Vom Hausarzt an eine qualifizierte NäPa delegierte Besuche

Hausärzte dürfen ebenfalls die **GOP 38200 und 38205 für Besuche in Pflege- oder Altenheimen,** die sie an eine qualifizierte NäPa delegieren, abrechnen. Von der Abrechnung der GOP 38202 bzw. 38207 sind Hausärzte laut Präambel des EBM-Kapitels 38 explizit ausgeschlossen. Das bedeutet, Besuche in der Häuslichkeit des Patienten durch eine qualifizierte NäPa werden nicht zusätzlich honoriert, sondern werden wie Besuche durch eine nicht speziell qualifizierte MFA mit der GOP 38100 oder 38105 abgerechnet.

Durch **Hausarzt** an qualifizierte NäPa delegierter Besuch eines Patienten	**GOP Besuch**	**GOP Mitbesuch**
in der **Häuslichkeit** des Patienten	38100	38105
im **Pflege- oder Altenheim**	38100 + 38200	38105 + 38205

Auch das **EBM-Kapitel 3 (hausärztlicher Versorgungsbereich)** enthält Gebührenordnungspositionen für die Abrechnung von Besuchen, die an eine qualifizierte NÄPa delegiert werden. Die Berechtigung zur Abrechnung dieser GOP ist allerdings nur den Hausärzten vorbehalten, die von ihrer KV **die Berechtigung zur Abrechnung der GOP 03060** (siehe Kapitel 7.2.2) erhalten haben.

Hausärzte mit dieser Berechtigung dürfen für **Besuche durch eine qualifizierte NäPa** die **GOP 03062-03065** abrechnen, für den **Besuch die GOP 03062** und für den **Mitbesuch die GOP 03063.** Dabei kann es sich sowohl um einen Besuch in der **Häuslichkeit** des Patienten als auch um einen Besuch im **Pflege- oder Altenheim** handeln. Auch Besuche durch die qualifizierte NäPa zur **postoperativen Versorgung** werden über eine der beiden GOP abgerechnet. Die Zuschläge nach GOP 03064 und 03065 werden von der KV automatisch zugesetzt.

Durch **Hausarzt mit Berechtigung zur Abrechnung der GOP 03060** an qualifizierte NäPa delegierter Besuch eines Patienten	**GOP Besuch**	**GOP Mitbesuch**
in der **Häuslichkeit** des Patienten/im **Pflege- oder Altenheim**/zur **postoperativen Versorgung**	03062	03063

GOP	Kurztext	Punkte
03062	**Ärztlich angeordnete Hilfeleistungen anderer Personen** *Obligater Leistungsinhalt* • Persönlicher nichtärztlicher Praxisassistent-Patienten-Kontakt, • Aufsuchen eines Patienten zum Zweck der Versorgung – in der Häuslichkeit, und/oder – in Alten- oder Pflegeheimen und/oder – in anderen beschützenden Einrichtungen und/oder • Aufsuchen eines Patienten zum Zweck der postoperativen Versorgung im Rahmen der Gebührenordnungsposition 31600 (1. Besuch), • Dokumentation je Sitzung	166
03063	**Ärztlich angeordnete Hilfeleistungen anderer Personen für einen weiteren Patienten** *Obligater Leistungsinhalt* wie bei GOP 03062 je Sitzung	122
03064	**Zuschlag zur GOP 03062** wird von der KV automatisch zugesetzt	20
03065	**Zuschlag zur GOP 03063** wird von der KV automatisch zugesetzt	14

Bei der Abrechnung muss Folgendes **beachtet** werden:

- Bei einem Patienten darf entweder nur der Besuch (GOP 03062) oder der Mitbesuch (GOP 03063) abgerechnet werden.
- Die **GOP 03062–03065** dürfen nur bei Patienten berechnet werden, bei denen auch eine **Versichertenpauschale** berechnet wurde.
- Neben den **GOP 03062 und 03063**
  - dürfen die GOP 38100, 38105 bzw. 38200, 38205 nicht abgerechnet werden.
  - sind ärztliche Besuche nach GOP 01410 bis 01413 und 01418 im begründeten **Einzelfall** abrechnungsfähig.
- Die **GOP 03062 und 03063**
  - enthalten als fakultativen Leistungsinhalt
    - Leistungen aus den Delegationsvereinbarungen (Anlage 8 BMV-Ä)
    - in Anhang 1 Spalte VP enthaltene Leistung

Übungen

1. Im Auftrag ihrer Arbeitgeber führen auch die Mitarbeiter der Praxisgemeinschaft Dr. Söhnke/Dr. Helbig Patientenbesuche durch. Die MFA Marina Vogt besitzt die Qualifikation zur entlastenden Versorgungsassistentin (EVA). Frau Dr. Söhnke ist berechtigt, die GOP 03060 abzurechnen. Welche GOP dürfen für die delegierten Besuche jeweils abgerechnet werden?

   a) Marina Vogt besucht im Auftrag von Dr. Söhnke das Ehepaar Lorenz.

   b) Stefanie Hilden besucht im Auftrag von Dr. Söhnke das Ehepaar Rosental.

   c) Marina Vogt besucht im Auftrag von Dr. Söhnke das Ehepaar Schneider im St. Josef-Pflegeheim.

   d) Marina Vogt besucht im Auftrag von Dr. Helbig das Ehepaar Tissen im St. Josef-Pflegeheim.

   e) Stefanie Hilden besucht im Auftrag von Dr. Helbig das Ehepaar Vollmer im St. Josef-Pflegeheim.

   f) Marina Vogt besucht im Auftrag von Dr. Helbig das Ehepaar Weingart.

2. Wie werden die Fahrtkosten bei MFA-Besuchen abgerechnet?

9.3.5 Begleiten und Verweilen (EBM)

Das **EBM-Kapitel 1.4** enthält weitere GOP, die im Rahmen von Besuchen und Notfällen unter bestimmten Voraussetzungen abgerechnet werden können.

Berechnungsfähig ist die Begleitung eines Patienten beim Transport in ein Krankenhaus oder das Verweilen bei einem Patienten ohne weitere Leistungserbringung:

GOP	Kurztext	Punkte
01416	**Begleitung eines Kranken durch den behandelnden Arzt beim Transport** zur unmittelbar notwendigen stationären Behandlung, je vollendete 10 Minuten	117
01440	**Verweilen außerhalb der Praxis** ohne Erbringung weiterer berechnungsfähiger GOP, je vollendete 30 Minuten	352

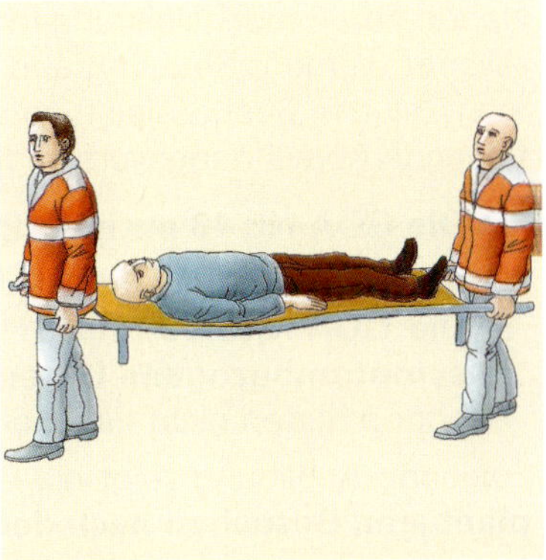

Übungen

1. Ermitteln Sie, ob Frau Dr. Söhnke als Hausärztin und Dr. Helbig als Orthopäde die GOP 01416 und GOP 01440 jeweils abrechnen dürfen.
2. Dr. Söhnke begleitet Herrn Balk beim Transport ins Krankenhaus. Die Fahrt dauert 20 Minuten. Welche GOP dürfen dafür abgerechnet werden?
3. Dr. Helbig verbleibt eine Stunde bei seinem Patienten Herrn Blieffers, ohne Leistungen zu erbringen. Was darf er dafür abrechnen?

9.3.6 Planbare Besuche (GOÄ)

GOÄ-Nummern für Besuchsleistungen sind im **GOÄ-Abschnitt B IV** (Visiten, Konsiliartätigkeit, Besuche, Assistenz) enthalten. Ähnlich wie im EBM wird zwischen einem **Besuch des 1. Patienten einer häuslichen Gemeinschaft** (GOÄ-Nr. 50) und einem **Besuch eines weiteren Kranken in derselben häuslichen Gemeinschaft** (GOÄ-Nr. 51) unterschieden.

Für geplante Besuche im Altenheim, die der Arzt im Rahmen seiner regelmäßigen Besuchstour durchführt, rechnet er den **Besuch eines Patienten auf einer Pflegestation** (GOÄ-Nr. 48) ab. In der GOÄ sind die Nummern für Besuchsleistungen wie folgt dargestellt:

GOÄ-Nr.	Leistung	Punkte
48	**Besuch** eines Patienten auf einer **Pflegestation** (z. B. in Alten- oder Pflegeheimen) – bei regelmäßiger Tätigkeit des Arztes auf der Pflegestation zu vorher vereinbarten Zeiten –	120
50	**Besuch,** einschließlich Beratung und symptombezogener Untersuchung	320
51	**Besuch eines weiteren Kranken** in derselben häuslichen Gemeinschaft in unmittelbarem zeitlichen Zusammenhang mit der Leistung nach Nummer 50 – einschließlich Beratung und symptombezogener Untersuchung –	250

Neben den Besuchsleistungen können Wegegeld und andere erbrachte Leistungen abgerechnet werden; Beratung und ggf. die symptombezogene Untersuchung sind jedoch Bestandteil der Besuchsleistung und können nicht zusätzlich berechnet werden. Es gelten folgende Abrechnungsvorschriften:

- **Die GOÄ-Nr. 48 enthält die Beratung;** die GOÄ-Nr. 1 darf nicht daneben abgerechnet werden.
- **Die GOÄ-Nrn. 50 und 51 enthalten die Beratung und symptombezogene Untersuchung;** die GOÄ-Nrn. 1 und/oder 5 dürfen nicht daneben abgerechnet werden.

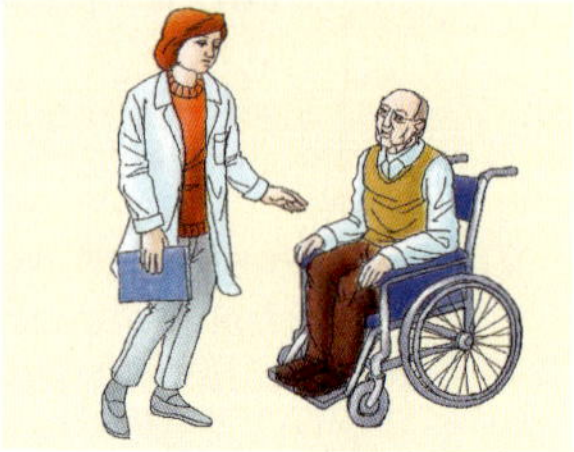

Folgende Abbildung zeigt die Abrechnungsmöglichkeiten von **planbaren Besuchen nach der GOÄ:**

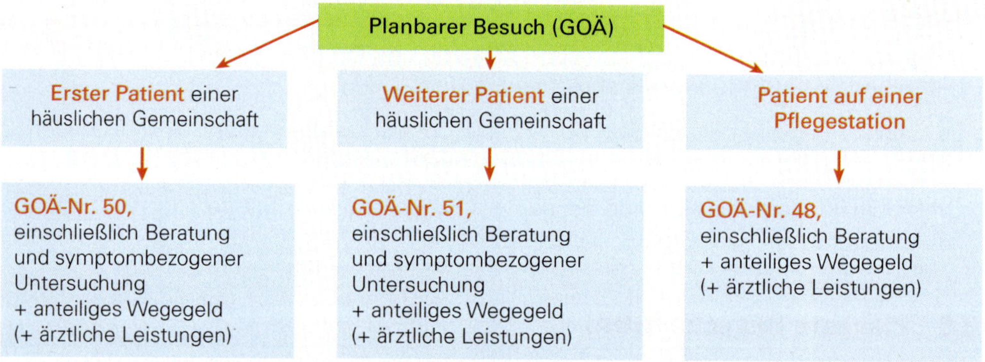

Abb. 1 Abrechnung von planbaren Besuchen nach der GOÄ

Übungen

1. Dr. Söhnke besucht auf ihrer Besuchstour verschiedene Patienten. Dabei führt sie jeweils eine kurze Beratung und eine symptombezogene Untersuchung durch. Welche GOÄ-Nummern dürfen abgerechnet werden?

   a) Besuch bei Frau Bodenburg

   b) Mitbesuch des Ehemanns von Frau Bodenburg

   c) Besuch zur vereinbarten Zeit von Herrn Clemens im Pflegeheim

   d) Mitbesuch zur vereinbarten Zeit von Frau Fischer im Pflegeheim

2. Das St. Josef-Altenheim ruft in der Praxis von Dr. Söhnke an und bittet um einen Besuch der Ärztin bei Herrn Newzella. Nach der Sprechstunde führt Dr. Söhnke den Besuch aus. Sie untersucht die Brustorgane des Patienten vollständig und erläutert die weitere Behandlung in einem 10-minütigen Beratungsgespräch.

9.3.7 Dringende Besuche (GOÄ)

Für Besuchsleistungen in der Nacht, an Wochenenden oder bei Dringlichkeit können die **GOÄ-Zuschläge E–H und K 2** erhoben werden, die im **GOÄ-Abschnitt B V** (Zuschläge zu den Leistungen nach den Nummern 45 bis 62) zu finden sind. Neben den Zuschlägen nach den GOÄ-Nrn. E–H und K 2 können die Zuschläge A–D und K 1 **nicht** abgerechnet werden. Die GOÄ-Nrn. E – H und K 2 haben folgende Leistungsinhalte:

GOÄ-Nr.	Leistung	Punkte
E	**Zuschlag** für **dringend** angeforderte und **unverzüglich** erfolgte Ausführung *Nicht neben Zuschlägen nach den Buchstaben F, G und/oder H berechnungsfähig*	160
F	**Zuschlag** für in der Zeit von **20 bis 22 Uhr oder 6 bis 8 Uhr** erbrachte Leistungen *Nicht neben GOÄ-Nr. 48 berechnungsfähig*	260
G	**Zuschlag** für in der Zeit von **22 und 6 Uhr** erbrachte Leistungen *Nicht neben GOÄ-Nr. 48 berechnungsfähig, nicht neben Zuschlag nach Buchstabe F berechnungsfähig*	450
H	**Zuschlag** für an **Samstagen, Sonntagen oder Feiertagen** erbrachte Leistungen *Nicht neben GOÄ-Nr. 48 berechnungsfähig, neben Zuschlag nach Buchstabe F oder G berechnungsfähig*	340
K 2	**Zuschlag** zu den Leistungen nach den Nrn. 45, 46, 48, 50, 51, 55 oder 56 bei Kindern bis zum vollendeten 4. Lebensjahr	120

Die Zuschläge sind nur mit dem **einfachen Gebührensatz** berechnungsfähig; neben der Leistung nach **GOÄ-Nr. 51** dürfen die GOÄ-Zuschläge E – H nur mit dem **halben Gebührensatz** berechnet werden.

Prinzipiell können neben der Besuchsgebühr auch mehrere Zuschläge erhoben werden, z. B. wenn ein Besuch am Wochenende zwischen 20 und 6 Uhr erfolgt; es müssen aber Einschränkungen beachtet werden. Folgende Tabelle nennt die Kombinationsmöglichkeiten der Zuschläge E–H zu den Besuchsleistungen nach den GOÄ-Nrn. 48, 50 und 51:

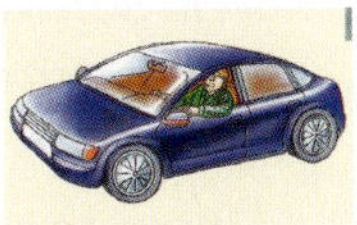

Besuchsleistung	Neben der GOÄ-Nr. abrechenbare Zuschläge oder Zuschlagskombinationen	Gebührensatz der Zuschläge
GOÄ-Nr. 50	E, F, G, H, F+H, G+H	einfach
GOÄ-Nr. 51	E, F, G, H, F+H, G+H	0,5-fach

Folgende Tabelle zeigt die Abrechnungsmöglichkeiten der Zuschläge neben den GOÄ-Nrn. 50 und 51, abhängig von der Tageszeit und vom Wochentag:

Uhrzeit	Montag – Freitag	Samstag/Sonntag/Feiertag	
0.00 bis 6.00 Uhr	Zuschlag G	Zuschlag H	Zuschlag G
6.00 bis 8.00 Uhr	Zuschlag F	Zuschlag H	Zuschlag F
8.00 bis 20.00 Uhr	Zuschlag E	Zuschlag H	
20.00 bis 22.00 Uhr	Zuschlag F	Zuschlag H	Zuschlag F
22.00 bis 24.00 Uhr	Zuschlag G	Zuschlag H	Zuschlag G

Abrechnungsbeispiel

Dr. Söhnke führt am Samstag um 23 Uhr einen dringenden Besuch bei der Privatpatientin Mechthild Gründer aus. Im Rahmen des Besuchs untersucht sie die Patientin symptombezogen und berät sie.

Abrechnung: GOÄ-Nr. 50, Zuschlag H, Zuschlag G + Wegegeld
Begründung: Die GOÄ-Nrn. 1 und 5 dürfen nicht berechnet werden, da sie Bestandteil der Besuchsgebühr nach GOÄ-Nr. 50 sind. Der Wochenendzuschlag nach dem Buchstaben H kann mit dem Zuschlag nach dem Buchstaben G für die Besuchszeit zwischen 22 und 6 Uhr kombiniert werden. Der Zuschlag nach Buchstabe E für den dringenden Besuch darf nicht berechnet werden, da der Zuschlag nach dem Buchstaben E nicht mit den Zuschlägen nach den Buchstaben F, G oder H abgerechnet werden darf.

Übungen

1. Bei welchen Leistungen dürfen die Zuschläge E – H und K2 zugesetzt werden?
2. Dr. Söhnke führt verschiedene Besuche nach GOÄ-Nr. 50 durch. Welche Zuschläge dürfen jeweils zugesetzt werden?
   a) Dr. Söhnke unterbricht für den Besuch bei Frau Neuschill ihre Sprechstunde und fährt unverzüglich los.
   b) Dr. Söhnke führt den Besuch bei Herrn Reinke am Freitag um 22.30 Uhr durch.
   c) Dr. Söhnke führt den Besuch bei Frau Ratke am Sonntag um 18 Uhr durch.
   d) Dr. Söhnke führt den Besuch bei der 3-jährigen Mila am Samstag um 21 Uhr durch.
   e) Dr. Söhnke unterbricht am Donnerstag um 20 Uhr ihre Abendsprechstunde, um Herrn Rieger im Altenheim zu besuchen.
3. Was muss bei der Abrechnung der Zuschläge E – H neben einem Mitbesuch nach GOÄ-Nr. 51 beachtet werden?

9.3.8 Wegegeld (GOÄ)

Die Kosten für das Wegegeld im Rahmen eines Besuchs werden dem Patienten als Eurobeträge in der Liquidation angegeben. Folgende Kosten können dem Patienten in Rechnung gestellt werden:

Entfernung	Uhrzeit	Entschädigung
bis zwei Kilometer	8–20 Uhr	3,58 €
	20–8 Uhr	7,16 €
mehr als zwei Kilometer bis fünf Kilometer	8–20 Uhr	6,65 €
	20–8 Uhr	10,23 €
mehr als fünf Kilometer bis zehn Kilometer	8–20 Uhr	10,23 €
	20–8 Uhr	15,34 €
mehr als zehn Kilometer bis 25 Kilometer	8–20 Uhr	15,34 €
	20–8 Uhr	25,56 €

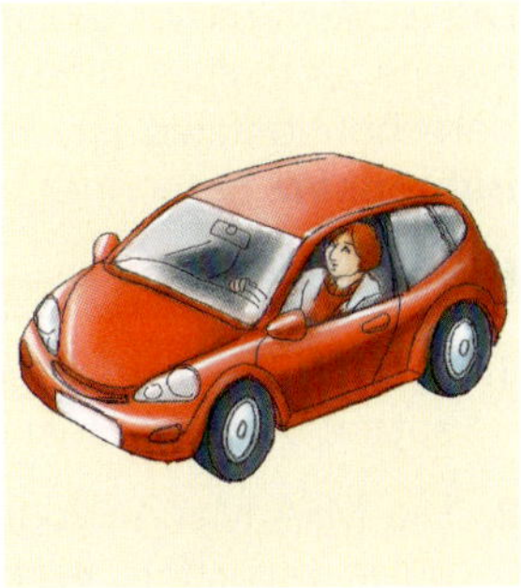

Bei der Abrechnung des **Wegegelds** muss Folgendes beachtet werden:
- Die Entfernung versteht sich als Radius um die Praxisstelle.
- Startet der Arzt den Besuch von seiner Wohnung aus, so berechnet sich die Entfernung aus dem Radius um die Wohnung.
- Werden mehrere Patienten einer häuslichen Gemeinschaft oder in einem Heim besucht, wird das Wegegeld anteilmäßig auf die besuchten Personen verteilt.

Bei Besuchen mit einer Entfernung von über 25 Kilometern erhält der Arzt eine Reiseentschädigung (siehe Kapitel 6.1.1).

Übungen

1. Dr. Söhnke besucht auf ihrer Besuchstour 8 Patienten im St. Josef-Altenheim, davon sind 7 gesetzlich versichert und einer privat. Was müssen Sie bei der Berechnung des Wegegeldes für den Privatpatienten beachten?
2. Das St. Antonius-Pflegeheim liegt in einem Radius von 2 Kilometern Entfernung von der Praxis und von 5 Kilometern von Frau Dr. Söhnkes Wohnung entfernt. Tatsächlich fährt sie von der Praxis aus 2,5 und von der Wohnung 5,6 Kilometer. Welches Wegegeld nach GOÄ dürfen Sie für folgende Besuche abrechnen?
   a) Besuch von der Praxis aus um 15 Uhr
   b) Besuch von der Wohnung aus um 22 Uhr

9.3.9 Besuche durch nichtärztliches Personal (GOÄ)

Besucht **nichtärztliches Personal** im Auftrag des Arztes einen Patienten, beispielsweise für Blutentnahmen oder Verbandswechsel, kann dafür die **GOÄ-Nr. 52** abgerechnet werden:

GOÄ-Nr.	Leistung	Punkte
52	**Aufsuchen** eines Patienten außerhalb der Praxisräume durch **nichtärztliches Personal** im Auftrag des niedergelassenen Arztes	100

Die GOÄ-Nummer 52 ist eine **Pauschalgebühr,** in der die Fahrtkosten bereits enthalten sind, sodass Wegegeld neben der Gebühr nicht berechnungsfähig ist. Für die GOÄ-Nr. 52 darf nur der **einfache Gebührensatz** berechnet werden.

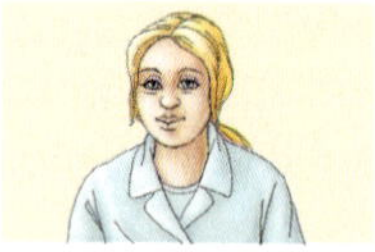

Übungen

1. Welche Bestimmungen müssen Sie bezüglich des Wegegeldes und des Steigerungssatzes bei MFA-Besuchen nach der GOÄ-Nr. 52 beachten?
2. Die MFA Marina Vogt besucht das Ehepaar Ermer am Samstag um 10 Uhr. Beide sind privat versichert. Welche Besuchsgebühr rechnen Sie jeweils ab?

9.3.10 Begleiten und Verweilen (GOÄ)

Eine notfallmäßige **Begleitung** eines Patienten durch den Arzt **zur stationären Behandlung** wird mit der **GOÄ-Nr. 55** berechnet, **Verweilen** ohne Erbringen von ärztlichen Leistungen mit der **GOÄ-Nr. 56** je halbe Stunde:

GOÄ-Nr.	Leistung	Punkte
55	**Begleitung** eines Patienten durch den behandelnden Arzt zur unmittelbar notwendigen stationären Behandlung	500
56	**Verweilen,** ohne Unterbrechung und ohne Erbringung anderer ärztlicher Leistungen – wegen Erkrankung erforderlich –, je angefangene halbe Stunde	180

Übungen

Rechnen Sie folgende Besuche nach dem EBM und nach der GOÄ ab.

1. Die MFA Marina Vogt besucht am Dienstag um 14 Uhr im Auftrag von Dr. Söhnke die 55-jährige Patientin Gerda Hirsch, um die Wunde der Patientin zu kontrollieren. Die Wohnung der Patientin befindet sich in einer Entfernung von drei Kilometern.
2. Dr. Söhnke besucht das Ehepaar Heinrich (67 Jahre) und Dagmar (63 Jahre) Ulbrich im Rahmen ihrer Besuchstour am Donnerstag um 18 Uhr. Sie untersucht beide Patienten symptombezogen und berät sie. Es handelt sich bei beiden Patienten um den 3. persönlichen Arzt-Patienten-Kontakt im Behandlungsfall. Die Wohnung des Ehepaares befindet sich in einer Entfernung von vier Kilometern zur Praxis.
3. Dr. Söhnke fährt während ihrer Besuchstour am Mittwoch um 13 Uhr zur Altenwohnanlage „Abendsonne". Die Altenwohnanlage liegt in einer Entfernung von 8 Kilometern zur Praxis. Auf der Pflegestation untersucht sie die 89-jährige Anastasia Ricke und den 93-jährigen Friedhelm Bock symptombezogen. Es handelt sich bei beiden Patienten um den 3. persönlichen Arzt-Patienten-Kontakt im Behandlungsfall.
4. In der Altenwohnanlage „Abendsonne" führt Dr. Söhnke auf der Pflegestation während der Besuchstour am Donnerstag um 14 Uhr bei dem 80-jährigen Altfried Kowalski einen Ganzkörperstatus durch, bei der 65-jährigen Sieglinde Weilers untersucht sie den Bewegungsapparat vollständig. Außerdem berät sie beide Patienten. Es handelt sich bei beiden um den 4. Arzt-Patienten-Kontakt im Behandlungsfall.

5. Während des organisierten Not(-fall)dienstes besucht Dr. Helbig am Samstag um 17 Uhr den 40-jährigen Torsten Müller-Lüdenscheid, untersucht ihn symptombezogen und berät ihn. Es handelt sich um den ersten Arzt-Patienten-Kontakt im Behandlungsfall. Die Wohnung des Patienten befindet sich in vier Kilometern Entfernung von der Notfallpraxis.

6. Am Sonntag um 14 Uhr (außerhalb des organisierten Not(-fall)dienstes) wird Dr. Söhnke um einen Besuch bei der 38-jährigen Konstanze Mehring gebeten, den sie unverzüglich ausführt. Sie untersucht die Brustorgane der Patientin vollständig und berät sie. Es handelt sich um den ersten Arzt-Patienten-Kontakt im Behandlungsfall. Die Wohnung der Patientin befindet sich in elf Kilometern Entfernung zur Wohnung von Dr. Söhnke.

7. Im Fallbeispiel unterbricht Dr. Söhnke ihre Sprechstundentätigkeit, um den 73-jährigen Otto Kirchner zu besuchen. Es handelt sich um den ersten Arzt-Patienten-Kontakt im Behandlungsfall. Die Wohnung von Herrn Kirchner befindet sich in einer Entfernung von einem Kilometer zur Praxis. Sie untersucht den Patienten symptombezogen und alarmiert einen Rettungswagen. Auf dem Weg ins Krankenhaus begleitet sie den Patienten. Die Fahrt dauert 21 Minuten.

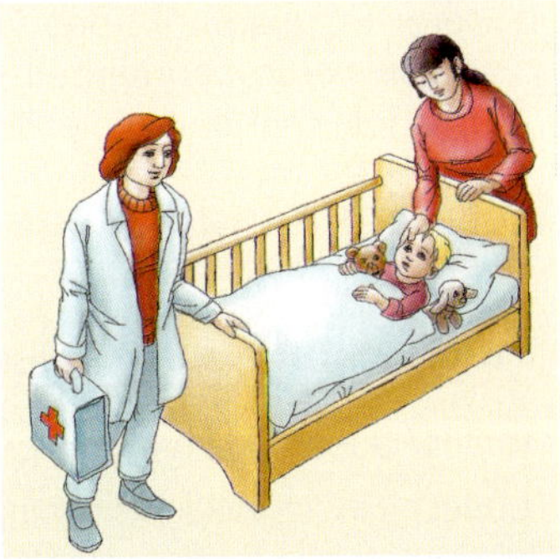

8. Dr. Söhnke wird am Samstag um 23 Uhr (außerhalb des organisierten Notdienstes) gebeten, die 2-jährige Anna-Lena zu besuchen. Die Ärztin führt den Besuch unverzüglich aus, um zur 0,5 Kilometer entfernten Wohnung der Patientin zu gelangen. Dort untersucht sie die Bauchorgane der Patientin vollständig und berät die Mutter. Es handelt sich um den ersten Arzt-Patienten-Kontakt im Behandlungsfall.

9. Frau Dr. Söhnke ist koordinierende Hausärztin für das Pflegeheim St. Antonius, Dr. Helbig ist dort kooperierender Orthopäde. Die MFA Marina Vogt arbeit als qualifizierte nichtärztliche Praxisassistentin für beide Ärzte. Das Pflegeheim liegt in einer Entfernung von einem Kilometer zur Praxis. Die Besuche erfolgen jeweils am Dienstag um 15 Uhr. Rechnen Sie die folgenden Besuche im Pflegeheim ab.

   a) Frau Dr. Söhnke besucht ihre beiden chronisch kranken Patienten, Frau Altenburger (87 Jahre) und Herrn Krämer (90 Jahre), zum ersten Mal im Quartal im Pflegeheim. Sie führt eine Ganzkörperuntersuchung durch und berät gemeinsam mit dem Pflegepersonal in einem jeweils 10-minütigen Gespräch die weiteren therapeutischen Maßnahmen.

   b) Im Auftrag von Frau Dr. Söhnke besucht die MFA Marina Vogt beide Patienten im Pflegeheim.

   c) Herr Dr. Helbig besucht in Absprache mit Frau Dr. Söhnke die beiden Patienten im Pflegeheim. Es ist der ersten Arzt-Patienten-Kontakt im Quartal. Er untersucht den Bewegungsapparat beider Patienten vollständig und bespricht mit dem Pflegepersonal weitere physiotherapeutische Maßnahmen.

   d) Die MFA Marina Vogt besucht im Auftrag von Herrn Dr. Helbig beide Patienten im Pflegeheim.

Lernfeld 8:
Patienten bei diagnostischen und therapeutischen Maßnahmen der Erkrankungen des Urogenitalsystems begleiten

10 Empfängnisregelung und Laboruntersuchungen

Thematische Einordnung in den Rahmenlehrplan

Leitthema des Lernfelds 8 ist die Assistenz bei Maßnahmen im Zusammenhang mit gynäkologischen und urologischen Erkrankungen. Dazu gehören auch Leistungen im Zusammenhang mit Schwangerschaft und Geburt. Als Maßnahme der Empfängnisregelung beschäftigen sich die Schüler mit dem Umgang mit Antikonzeptiva. Ein weiterer Schwerpunkt des Lernfelds 8 ist der Umgang mit Probenmaterial. Die Schüler organisieren Laborarbeiten und füllen die dazugehörigen Formulare sachgerecht aus. Sie dokumentieren die Befunde und „rechnen die erbrachten Leistungen ab“[1].

10.1 Empfängnisregelung

Fallbeispiel

In der Pause unterhalten sich Ihre Kollegen Gülay, Luca und Kristina im Aufenthaltsraum.

Luca: *Was ist los mit dir, Kristina? Du bist in letzter Zeit so merkwürdig, als ob du auf „Wolke sieben schweben“ würdest. Bist du verliebt?*

Kristina: *Bin ich so auffällig? Ja, vor einem Monat habe ich Timo kennengelernt. Echt toller Typ! Ich bin total glücklich.*

Luca: *Dann pass bloß auf, dass du nicht gleich schwanger wirst. Du solltest dich bezüglich Empfängnisregelung beraten lassen.*

Gülay: *Ich wäre froh, wenn es bei mir mit einer Schwangerschaft klappen würde. Jetzt bin ich schon seit einem halben Jahr verheiratet, aber es tut sich nichts.*

Luca: *Empfängnisregelung beinhaltet nicht nur Maßnahmen zur Schwangerschaftsverhütung, sondern auch zur Herbeiführung einer Schwangerschaft. Du kannst dich auch beraten und untersuchen lassen, Gülay.*

Kristina: *Was zahlt denn da die Krankenkasse? Kommt die auch für empfängnisverhütende Mittel auf?*

Info

Der **Gemeinsame Bundesausschuss (G-BA)** hat **Richtlinien zur Empfängnisregelung und zum Schwangerschaftsabbruch** verfasst. Darin werden sowohl die Maßnahmen beschrieben, die von den gesetzlichen Krankenkassen übernommen werden,

1 Siehe Rahmenlehrplan für den Ausbildungsberuf Medizinischer Fachangestellter/Medizinische Fachangestellte (Beschluss der Kultusministerkonferenz vom 18.11. 2005), Seite 16

als auch solche, die keine Maßnahmen der Richtlinien sind. Beispielsweise gehört die Aufklärung über eine Varizellen-Embryopathie und die Bestimmung der Varizella-Zoster-Virus-Antikörper vor einer Schwangerschaft zu den Leistungen entsprechend der Richtlinie; eine eventuell empfehlenswerte Impfung ist jedoch keine Maßnahme der Richtlinie.

Zu den **Maßnahmen der Empfängnisregelung** gehören die **Beratung** über Möglichkeiten der Empfängnisregelung, die **Untersuchung** und/oder die **Verordnung** der entsprechenden Mittel. Im Rahmen einer **Verordnung von oralen Antikonzeptiva** („Pille") zählen zu den Leistungen gemäß den Richtlinien:

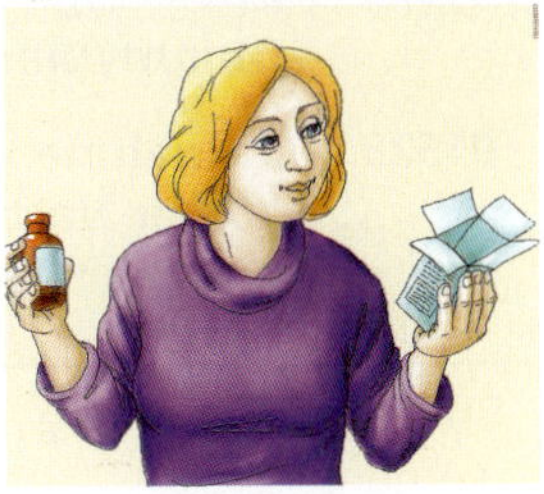

- **vor der 1. Verordnung von Antikonzeptiva:** Anamnese, gynäkologische Untersuchung, Blutdruckmessung, zytologische Untersuchung des Portio-Abstrichs
- **während der Einnahme:** regelmäßige Kontrolluntersuchungen
- **Verordnung** des Medikaments möglichst für einen Zeitraum von 6 Monaten

Die **Kosten für das Medikament** werden bei gesetzlich krankenversicherten Frauen **bis zur Vollendung des 22. Lebensjahres** übernommen. Die Verordnung erfolgt bis dahin auf Muster 16/eRezept, ab einem Alter von 22 Jahren auf einem Privatrezept.

Für sexuell aktive Frauen wird einmal jährlich **bis zu einem Alter von 25 Jahren** ein **Chlamydienscreening** angeboten. **Chlamydien** gehören zu den am **häufigsten vorkommenden sexuell übertragbaren Erkrankungen**. Die Mehrzahl der Infizierten zeigt keine Symptome. Unbehandelt steigen die Erreger über die Gebärmutter in die Eileiter auf und lösen dort Entzündungen aus. In der Folge können die Eileiter verkleben und dazu führen, dass die Betroffene nicht schwanger werden kann. Der Nachweis der Chlamydien erfolgt über eine Urinprobe.

Im **EBM-Kapitel 1.7.5** sind **spezielle Gebührenordnungspositionen zu der Empfängnisregelung** zu finden. Maßnahmen in diesem Zusammenhang werden in der Regel durch **Gynäkologen** vorgenommen. Das Ausstellen von **Wiederholungsrezepten** im Rahmen der Empfängnisregelung (GOP 01820) darf ohne Einschränkungen auch von Hausärzten übernommen werden. Dabei ist es unerheblich, ob die Verordnung auf Muster 16/eRezept oder auf einem Privatrezept erfolgt. **Beratungen und Untersuchungen** im Rahmen der Empfängisregelung (GOP 01821 und 01822) dürfen Hausärzte nur unter bestimmten Voraussetzungen abrechnen. Für die **Aufklärung über das Chlamydienscreening** darf die GOP 01823 abgerechnet werden. Folgende Gebührenordnungspositionen sind auch vom Hausarzt berechnungsfähig:

GOP	Kurztext	Punkte
01820	Ausstellung von **Wiederholungsrezepten**, **Überweisungsscheinen** oder **Übermittlung** von Befunden oder ärztlichen Anordnungen an den Patienten im Auftrag des Arztes durch das Praxispersonal, im Zusammenhang mit Empfängnisregelung, Sterilisation oder Schwangerschaftsabbruch	11
01821	**Beratung im Rahmen der Empfängnisregelung und zum Schwangerschaftsabbruch** gemäß den Richtlinien des Gemeinsamen Bundesausschusses, **einmal im Behandlungsfall**	71

GOP	Kurztext	Punkte
01822	**Beratung einschließlich Untersuchung** im Rahmen der Empfängnisregelung und zum Schwangerschaftsabbruch gemäß den Richtlinien des Gemeinsamen Bundesausschusses, **höchstens 2x im Krankheitsfall**	113
01823	**Zuschlag** zu den GOP 01821 und 01822 für die **Beratung zum Chlamydienscreening**	50
01828	**Entnahme von Venenblut für den Varizella-Zoster-Virus-Antikörper-Nachweis** im Rahmen der Empfängnisregelung, einmal im Krankheitsfall	19

Bei der Abrechnung der **Gebührenordnungspositionen** muss Folgendes beachtet werden:

- Die **GOP 01820** (z. B. Wiederholungsrezept für die „Pille") ist (mit Ausnahme der GOP 01431) **nicht neben anderen Gebührenordnungspositionen** und nicht mehrfach am Tag berechnungsfähig.
- Die **GOP 01821** ist **im Behandlungsfall nicht neben der GOP 01822** berechnungsfähig.

Weitere Gebührenordnungspositionen im Rahmen der Empfängnisregelung wie die Entnahme von Zellmaterial der Portio und die zytologische Untersuchung dieser Zellen dürfen **nur von Gynäkologen abgerechnet werden.**

Im Gegensatz zum EBM enthält die **GOÄ kein vergleichbares Kapitel** zu Leistungen im Rahmen der Empfängnisregelung. Ärzte rechnen die GOÄ-Nummern aus dem GOÄ-Abschnitt B I (Allgemeine Beratungen und Untersuchungen) ab. Hinzu können spezielle gynäkologische GOÄ-Nummern aus dem GOÄ-Abschnitt H (Gynäkologie und Geburtshilfe) kommen.

Übungen

1. Wer hat die Richtlinien zur Empfängnisregelung verfasst?
2. Was beinhalten die Richtlinien zur Empfängnisregelung?
3. Welche Maßnahmen im Rahmen der Empfängnisregelung gehören zur Versorgung mit oralen Antikonzeptiva („Pille")?
4. Bis zu welchem Alter übernehmen die gesetzlichen Krankenkassen die Kosten für Kontrazeptiva?
5. Was versteht man unter dem Chlamydienscreening und für wen wird es angeboten?
6. Welche Maßnahmen im Rahmen der Empfängnisregelung darf der Hausarzt abrechnen? Nennen Sie Beispiele.
7. Die MFA Marina Vogt holt sich bei ihrem Gynäkologen Dr. Ehrmann ein Wiederholungsrezept ihrer Antibaby-Pille ab. Welche GOP darf die gynäkologische Praxis dafür berechnen?
8. Am 21.5. wird Kristina Beckers durch Dr. Söhnke bezüglich der Möglichkeiten einer Schwangerschaftsverhütung beraten. Die Ärztin rät Kristina, sich beim Gynäkologen untersuchen zu lassen, und händigt ihr eine entsprechende Überweisung aus. Welche GOP können abgerechnet werden?

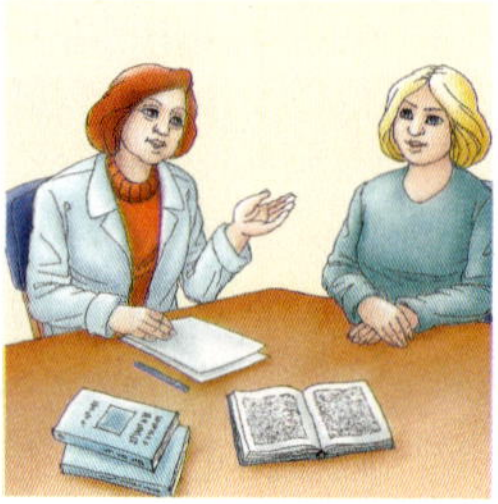

9. Die MFA Gülay Yildiz lässt sich vom Gynäkologen bezüglich ihres Schwangerschaftswunsches beraten und untersuchen. Der Gynäkologe entnimmt bei ihr Blut zur Bestimmung von Antikörpern gegen das Varizella-Zoster-Virus. Rechnen Sie die Maßnahmen ab.
10. Dr. Söhnke berät die Privatpatientin Dorothea Mielke eingehend (länger als 10 Minuten) bezüglich der Möglichkeiten einer Empfängnisregelung. Was kann Dr. Söhnke abrechnen?

10.2 Laboruntersuchungen

Fallbeispiel

Die 24-jährige Martina Bienefeld leidet seit mehreren Jahren an einem Diabetes mellitus Typ 1. Heute erscheint sie mit Schmerzen beim Wasserlassen, häufigem Harndrang und Fieber in der Praxisgemeinschaft. Dr. Söhnke bittet Sie, einen Urinschnelltest durchzuführen. Außerdem soll bei der Patientin Blut abgenommen werden.

Sie führen eine Blutsenkung in der Praxis durch, ein kleines Blutbild und Blutplasma zur Bestimmung des Blutzuckers versenden Sie mit den entsprechenden Formularen an die Laborgemeinschaft. Anschließend sollen Sie die erbrachten Laborleistungen abrechnen.

Info

Zur Diagnostik und Verlaufskontrolle von Krankheiten werden häufig Laboruntersuchungen eingesetzt. Die **Vergütung** einer Laboruntersuchung wird unterteilt in

a) ein **ärztliches Honorar** für die Untersuchungsentscheidung, Entnahmen des Untersuchungsmaterials und Beurteilung des Analyseergebnisses,

b) eine **Kostenerstattung** für die technische Durchführung der Analyse und Ermittlung des Analyseergebnisses.

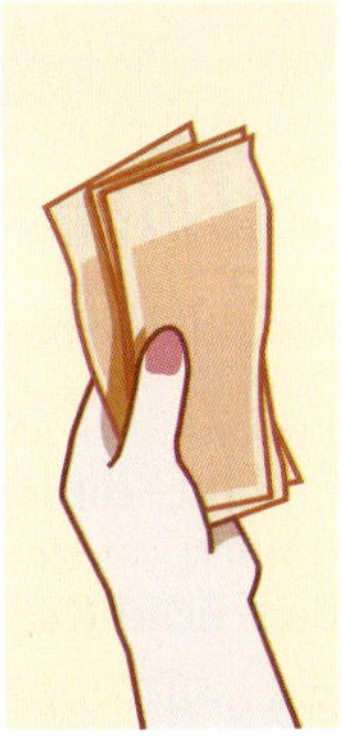

Ein zusätzliches ärztliches Honorar bei Laborleistungen wird im EBM nicht aufgeführt. Es ist in der Versicherten- bzw. Grundpauschale enthalten. Bei Privatpatienten ist die Venenblutabnahme abrechnungsfähig.

Wer die **Kostenerstattung** für die technische Durchführung erhält, ist davon abhängig, wo die Analyse durchgeführt wird. Prinzipiell kann der Arzt die **technische Durchführung** der Laborleistung

- **in seiner eigenen Praxis (Präsenzlabor)** oder direkt am Patienten (z. B. bei der Durchführung eines Blutzuckerschnelltests im Rahmen eines Besuchs) selbst vornehmen,
- **in der Laborgemeinschaft,** der er angeschlossen ist, durchführen oder
- einen **qualifizierten Laborarzt** in einem **Fremd- bzw. Speziallabor** damit beauftragen.

10.2.1 Abrechnung nach dem EBM

Die Gebührenordnungspositionen für Laborleistungen finden sich im **EBM-Kapitel 32: „In-vitro-Diagnostik der Laboratoriumsmedizin, Mikrobiologie, Virologie und Infektionsepidemiologie sowie Transfusionsmedizin“.**

Das Kapitel gliedert sich in

- Kapitel 32.1 **Grundleistungen**
- Kapitel 32.2 **Allgemeine Laboratoriumsuntersuchungen**
- Kapitel 32.3 **Spezielle Untersuchungen**

Die Kostenerstattung für die **technische Durchführung** der Laboruntersuchung erhält der Arzt, der die Untersuchung durchführt. Das bedeutet, der Vertragsarzt darf nur die Laboruntersuchungen abrechnen, die er in **seinem eigenen Labor (Präsenzlabor)** bzw. **direkt** am Patienten (z. B. Blutzuckerschnelltest im Rahmen eines Hausbesuches) vornimmt. Laboruntersuchungen, die in der Laborgemeinschaft bzw. in einem Fremdlabor durchgeführt werden, werden auch dort abgerechnet.

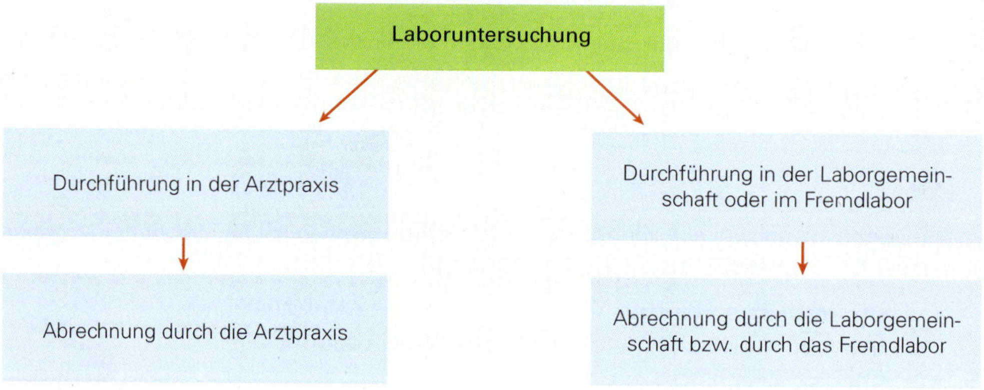

Abb. 1 Laboruntersuchungen

Laboruntersuchungen **in der eigenen Praxis** kann der Arzt nur vornehmen, wenn sie nach den **Richtlinien zur Qualitätssicherung** der Kassenärztlichen Bundesvereinigung durchgeführt werden. Prinzipiell kann ein Vertragsarzt, der kein Laborarzt ist, nur Leistungen aus dem **EBM-Kapitel 32.2** abrechnen, es sei denn, er hat eine spezielle Genehmigung der KV.

Beauftragt der Arzt seine **Laborgemeinschaft** mit der Durchführung der Laboruntersuchung, verwendet er als Überweisungsvordruck den **„Anforderungsschein für Laboratoriumsuntersuchungen bei Laborgemeinschaften“ (Muster 10A).** Laborgemeinschaften dürfen ebenfalls nur Leistungen aus dem **EBM-Kapitel 32.2** abrechnen.

Unterhält der Arzt kein Labor und gehört auch keiner Laborgemeinschaft an, kann er ein **Fremdlabor** mit der Durchführung der Laboruntersuchung beauftragen. Im Fremdlabor werden neben Leistungen aus dem EBM-Kapitel 32.2 auch Spezialuntersuchungen durchgeführt, die im EBM-Kapitel 32.3 beschrieben sind. Für Untersuchungen, die im Fremd- bzw. Speziallabor durchgeführt werden sollen, verwendet der Arzt als Überweisungsvordruck den **„Überweisungsschein für in-vitro-diagnostische Auftragsleistungen“ (Muster 10).**

Technische Durchführung der Laborleistung	Anforderungs-vordruck	Abrechnung
in der eigenen Praxis	–	durch den Vertragsarzt selbst
in der Laborgemeinschaft	Muster 10A	durch die Laborgemeinschaft
im Fremd- bzw. Speziallabor	Muster 10	durch das Fremd- bzw. Speziallabor

Wirtschaftlichkeitsbonus

Das EBM-Kapitel 32.1 enthält nur die **Gebührenordnungsposition 32001,** den sogenannten Wirtschaftlichkeitsbonus. Der **Punktwert** für die GOP 32001 ist von der Fachrichtung abhängig. Ärzte mit vielen Laboruntersuchungen, z. B. Nephrologen, haben einen höheren Punktwert als beispielsweise Chirurgen.

GOP	Kurztext	Punkte (Beispiele)
32001	**Wirtschaftliche Erbringung und/oder Veranlassung** von Leistungen der EBM-Abschnitte 32.2 und/oder 32.3, einmal im Behandlungsfall	19 (Hausarzt) 37 (Nephrologe) 3 (Chirurg)

Die **KV** setzt bei jedem Patienten, bei dem eine Versicherten- oder Grundpauschale im Rahmen eines persönlichen Arzt-Patienten-Kontakts abgerechnet wird, die GOP 32001 **automatisch** zu. Rechnet beispielsweise ein Hausarzt im Rahmen eines persönlichen Arzt-Patienten-Kontakts die Versichertenpauschale (GOP 03000) ab, setzt die KV die GOP 32001 hinzu, unabhängig davon, ob bei dem Patienten Laborleistungen durchgeführt werden oder nicht.

Um die Menge an Laborleistungen zu regulieren, wird der Wirtschaftlichkeitsbonus noch mit einem **Wirtschaftlichkeitsfaktor** multipliziert, der zwischen 0 und 1 liegt. Dabei gilt, je mehr Laborleistungen durchgeführt oder veranlasst werden, desto kleiner kann der Wirtschaftlichkeitsfaktor werden.

Das EBM-Kapitel 32.1 nennt zur Berechnung des Wirtschaftlichkeitsfaktors für jede Arztgruppe **untere und obere begrenzende Fallwerte.** Der Fallwert errechnet sich folgendermaßen:

Fallwert:

- **Summe aller Laborleistungen in Euro,** die eine Arztpraxis im Quartal selbst erbracht oder veranlasst hat
- **geteilt durch die Anzahl der Behandlungsfälle**

Beispiel:

Ein Fallwert von 2 € bedeutet: Die Arztpraxis hat durchschnittlich **2 € pro Patienten im Quartal** an **Laborleistungen** erbracht oder veranlasst.

Folgende Tabelle zeigt drei Beispiele für untere und obere begrenzende Fallwerte bei verschiedenen Arztgruppen:

Arztgruppe	unterer begrenzender Fallwert	oberer begrenzender Fallwert
Hausarzt	1,60 €	3,80 €
Nephrologe	22,20 €	55,90 €
Chirurg	0,00 €	0,40 €

Die begrenzenden Fallwerte haben folgende Bedeutung für die Berechnung des Wirtschaftlichkeitsfaktors:

Fallwert	Wirtschaftlichkeitsfaktor	Wirtschaftlichkeitsbonus
unterhalb des unteren begrenzenden Fallwertes	1	wird in voller Höhe ausgezahlt
oberhalb des oberen begrenzenden Fallwertes	0	es wird kein Wirtschaftlichkeitsbonus gezahlt
zwischen unterem und oberem begrenzenden Fallwert	zwischen 0 und 1	wird anteilig ausgezahlt

Liegt der Fallwert einer Praxis zwischen unterem und oberem begrenzenden Fallwert, errechnet sich der anteilige Wirtschaftlichkeitsfaktor folgendermaßen:

- **oberer begrenzender Fallwert minus arztpraxisspezifischen Fallwert**
- **geteilt durch**
- **oberen begrenzenden Fallwert minus unteren begrenzenden Fallwert**

Beispiele

1. Dr. Söhnke hatte im 1. Quartal bei 1000 Behandlungsfällen für 1.500 € Laborleistungen erbracht bzw. veranlasst. Ihr Fallwert liegt somit bei 1,50 € und damit unter dem unteren begrenzenden Fallwert von 1,60 €. Ihr Wirtschaftlichkeitsfaktor liegt bei 1, sodass sie den Wirtschaftlichkeitsbonus in voller Höhe erhält.
2. Dr. Söhnke hatte im 2. Quartal bei 1000 Behandlungsfällen für 4.000 € Laborleistungen erbracht bzw. veranlasst. Ihr Fallwert liegt somit bei 4,00 € und damit über dem oberen begrenzenden Fallwert von 3,80 €. Ihr Wirtschaftlichkeitsfaktor liegt bei 0, sodass sie keinen Wirtschaftlichkeitsbonus erhält.
3. Dr. Söhnke hatte im 3. Quartal bei 1000 Behandlungsfällen für 2.800 € Laborleistungen erbracht bzw. veranlasst. Ihr Fallwert liegt somit bei 2,80 € und damit zwischen dem unteren und oberen begrenzenden Fallwert. Ihr Wirtschaftlichkeitsfaktor berechnet sich folgendermaßen:
   - obere Grenze minus arztpraxisspezifischen Fallwert: 3,80 € – 2,80 € = 1 €
   - obere Grenze minus unterer Grenze: 3,80 € – 1,60 € = 2,20 €
   - 1 €/2,20 € = 0,455

     Frau Dr. Söhnke erhält im 3. Quartal 45,5 % ihres Wirtschaftlichkeitsbonus.

Bei bestimmten Erkrankungen wie beispielsweise beim **manifesten Diabetes mellitus** oder bei einer **chronischen Niereninsuffizienz** sind regelmäßige Kontrollen verschiedener Laborwerte zwingend erforderlich. Solche Laboruntersuchungen sollen aber die Höhe des Wirtschaftlichkeitsbonus nicht gefährden. Das Kapitel 32.1 nennt zu bestimmten Krankheiten und Untersuchungsindikationen **Kennnummern,** die in die Abrechnungsunterlagen des Patienten eingetragen werden müssen. Neben den Kennnummern sind im EBM diejenigen GOP aus dem Laborkapitel 32 aufgeführt, die von der Mengenbegrenzung ausgenommen sind. Folgende Tabelle zeigt die Darstellung der Kennnummern im EBM am Beispiel des manifesten Diabetes mellitus und der chronischen Niereninsuffizienz:

Untersuchungsindikation	Kennnummer	Ausgenommene GOPen
Chronische Niereninsuffizienz mit einer endogenen Kreatinin-Clearence < 25 ml/min	32018	32064, 32065, 32066, 32081, 32083, 32197, 32237, 32411, 32435
Manifester Diabetes mellitus	32022	32025, 32057, 32066, 32094 32135

Anwendungsgsbeispiel

Dr. Söhnke misst den Blutzucker (BZ) bei Herrn Liebermann mittels Blutzuckermessgerät. Außerdem führt sie eine Urinteststreifenuntersuchung zum Ausschluss eines Harnwegsinfekts durch. Herr Liebermann leidet seit einigen Jahren unter einem Diabetes mellitus Typ 2 und ist bei Frau Dr. Söhnke in ständiger Behandlung. Es ist der erste Arzt-Patienten-Kontakt im Quartal.

Abrechnung: GOP 03000 (Versichertenpauschale), 03220 (Chronikerzuschlag), 32022 (Kennnummer manifester Diabetes mellitus), 32025 (BZ), 32033 (Urinteststreifen)

Bedeutung: Durch die Angabe der Kennziffer 32022 wird die GOP 32025 für die Blutzuckerbestimmung nicht zur Menge der veranlassten oder erbrachten Laborleistungen von Frau Dr. Söhnke gezählt. Das gilt aber nicht für die GOP 32033 für den Urinteststreifen: Diese Untersuchung wird zur Gesamtmenge der Laborleistungen hinzugezählt.

Der EBM enthält **weitere Kennnummern** beispielsweise für

- Meldepflichtige Erkrankungen oder Mukoviszidose (32006)
- Allergische Erkrankungen bei Kindern bis zum vollendeten 6. Lebensjahr (32009)
- Orale Antikoagulantientherapie (32015)
- Therapiebedürftige HIV-Infektion (32021).

Gebührenordnungspostionen für Laboruntersuchungen

Die **EBM-Kapitel 32.2 und 32.3** enthalten eine Vielzahl von berechnungsfähigen Einzel- und Komplexuntersuchungen. Für bestimmte Untersuchungen finden sich sogar mehrere Gebührenordnungspositionen. Hier müssen die Untersuchungsanlässe unterschieden werden, z B.

- **GOP 32025** Blutzucker im Akutlabor
- **GOP 32057** Blutzucker im Routinelabor
- **GOP 32881** Glukose im Rahmen der Gesundheitsuntersuchung

Da die meisten Ärzte heutzutage aber nur noch selten Laboruntersuchungen in ihrer Praxis selbst durchführen, werden dementsprechend auch nur noch wenige Untersuchungen dort abgerechnet.

Sofortdiagnostik

Die drei zunächst aufgeführten Gebührenordnungspositionen (GOP 32025, 32026 und 32027) dürfen **nur** abgerechnet werden, wenn sie **in der Arztpraxis des Vertragsarztes bzw. direkt am Patienten** erbracht werden:

GOP	Kurztext	Euro
32025	**Glukose**	1,60
32026	**TPZ** (Thromboplastinzeit auch **Quickwert** genannt)	4,70
32027	**D-Dimer** (zur Diagnostik von Thrombosen)	15,30

Im Bereich der KV Nordrhein müssen die GOP 32025 und 32026 mit einem „A" ergänzt werden, wenn die Leistungen mittels Teststäbchen erbracht wurden. Durch die Kennzeichnung ist gewährleistet, dass die Leistungen auch ohne Laborzertifikat vergütet werden.

Urinuntersuchungen

GOP	Kurztext	Euro
32031	**Mikroskopische Untersuchung** des Harns auf morphologische Bestandteile (Sediment)	0,25
32033	**Harnstreifentest** auf mindestens fünf der folgenden Parameter: Eiweiß, Glukose, Erythrozyten, Leukozyten, Nitrit, pH-Wert, spezifisches Gewicht, Ketonkörper ggf. einschließlich Kontrolle auf Ascorbinsäure einschließlich visueller oder apparativer Auswertung	0,50
32135	**Urin-Mikroalbumin**	1,55
32151	**Kulturelle** bakteriologische und/oder mykologische **Untersuchung,** z. B. Uricult®-Test	1,12

Blutbilder

GOP	Kurztext	Euro
32035	**Erythrozytenzählung**	0,25
32036	**Leukozytenzählung**	0,25
32037	**Thrombozytenzählung**	0,25
32038	**Hämoglobin**	0,25
32039	**Hämatokrit**	0,25

GOP	Kurztext	Euro
32051	**Differenzial-Blutbild**	0,40
32120	**Mechanisiertes Blutbild** Bestimmung von **mindestens zwei der folgenden Parameter:** Erythrozytenzahl, Leukozytenzahl, Thrombozytenzahl, Hämoglobin, Hämatokrit, Retikulozytenzählung	0,50

Mikrobiologische Untersuchung

GOP	Kurztext	Euro
32152	**Schnelltest auf A-Streptokokken-Gruppenantigen,** bei Patienten bis zum vollendeten 16. Lebensjahr	2,55

Entzündungsparameter

GOP	Kurztext	Euro
32042	Bestimmung der **Blutkörperchensenkungsgeschwindigkeit**	0,25
32128	C-reaktives Protein **(CRP)**	1,12

Physikalische oder chemische Untersuchungen

GOP	Kurztext	Euro
32057	**Glukose**	0,25
32064	**Harnsäure**	0,25
32065	**Harnstoff**	0,25
32066	**Kreatinin (Jaffé-Methode)**	0,25
32067	**Kreatinin, enzymatisch**	0,40
32069	**GOT**	0,25
32070	**GPT**	0,25
32072	**Alpha-Amylase**	0,40
32073	**Lipase**	0,40
32074	**Creatinkinase (CK)**	0,25
32081	**Kalium**	0,25
32082	**Calcium**	0,25
32083	**Natrium**	0,25
32089	**Zuschlag** zu den Gebührenordnungspositionen 31057, 32064, 32065 oder 32066 oder 32067, 32069, 32070, 32072 oder 32073, 32074, 32081, 32082 und 32083 bei Erbringung mittels Teststreifen in der eigenen Praxis **als Einzelbestimmung(en)**	0,78

Weitere Testungen

GOP	Kurztext	Euro
32132	**Schwangerschaftsnachweis**	1,30
32150	Immunologischer Nachweis von **Troponin I und/oder Troponin T** auf einem vorgefertigten Reagenzträger bei akutem koronaren Syndrom	11,25

10.2.2 Abrechnung nach der GOÄ

Die GOÄ-Nummern für Laborleistungen sind im **GOÄ-Abschnitt M** enthalten. Dieser Abschnitt ist in folgende Kapitel unterteilt:

Kapitel des GOÄ-Abschnitts M	Titel	GOÄ-Nr.
I.	Vorhalteleistungen in der eigenen, niedergelassenen Praxis	3500–3532
II.	Basislabor	3541.H–3621
III.	Untersuchungen von körpereigenen oder körperfremden Substanzen und körpereigenen Zellen	3630.H–4469
IV.	Untersuchungen zum Nachweis und zur Charakterisierung von Krankheitserregern	4500–4873

Außer eventuell anfallenden Versandkosten sind in den Gebühren der Laborleistungen **alle anfallenden Kosten enthalten,** einschließlich der Erstellung des Befundberichts. Neben der Laborleistung können Punktionen abgerechnet werden:

GOÄ-Nr.	Leistung	Punkte
250*	Blutentnahme mittels Spritze, Kanüle oder Katheter aus der Vene	40
250 a*	Kapillarblutentnahme bei Kindern bis zum vollendeten 8. Lebensjahr	40

Der **GOÄ-Abschnitt M I** enthält Laborleistungen, die nur abgerechnet werden können, wenn **sie in der eigenen Praxis** innerhalb von vier Stunden **bzw. direkt am Patienten** durchgeführt werden. Leistungen aus dem **GOÄ-Abschnitt M II** können an die **Laborgemeinschaft** delegiert werden. Anders als bei der Abrechnung nach dem EBM erfolgt die Abrechnung von Leistungen, die in der Laborgemeinschaft durchgeführt werden, durch den veranlassenden Arzt. Die **GOÄ-Abschnitte M III und M IV** enthalten Leistungen des **Speziallabors,** die nur von den Ärzten abgerechnet werden dürfen, die die Leistung erbracht haben.

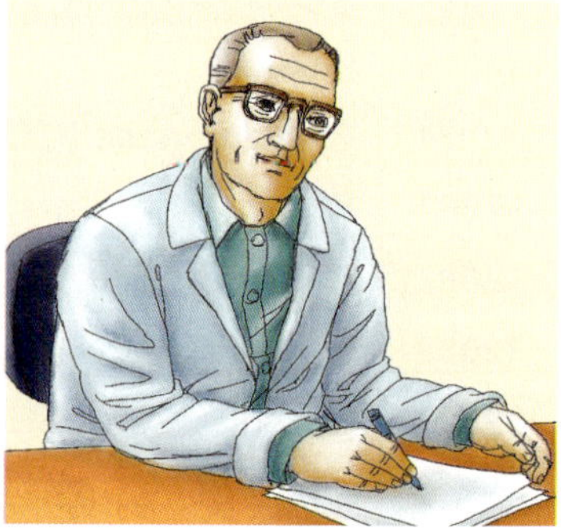

Technische Durchführung der Laborleistung	GOÄ-Nummern aus GOÄ-Kapitel	Abrechnung
in der eigenen Praxis bzw. direkt am Patienten	M I	durch den Arzt, der die Leistung erbracht hat
in der Laborgemeinschaft	M II	durch den Arzt, der die Untersuchung an die Laborgemeinschaft delegiert hat
im Speziallabor oder durch einen Arzt, der diese Leistung durchführen kann	M III und M IV	durch den Arzt, der die Leistung erbracht hat

Da die Abrechnung von Laborziffern davon abhängt, wo die Leistung erbracht wird, sind **einige Laborparameter im GOÄ-Abschnitt M mehrfach vorhanden.**

Für alle Laborleistungen aus dem GOÄ-Abschnitt M ist ein **besonderer Gebührenrahmen** vorgeschrieben:

- Der **Schwellenwert** liegt beim **1,15-fachen Satz.**
- Der **Höchstwert** liegt beim **1,3-fachen Satz.**

Um auf den eingeschränkten Gebührenrahmen hinzuweisen, sind alle Labornummern mit einem **Sternchen (*)** gekennzeichnet.

Um zu verhindern, dass Laborleistungen zu teuer werden, unterliegen bestimmte Laborwerte aus den GOÄ-Abschnitten M II bis M IV einer **Höchstwertregelung.** Anstelle von mehreren Einzelleistungen wird dann ein Höchstwert abgerechnet, wenn die Summe der Einzelleistungen den Höchstwert überschreitet. Leistungen, die unter die Höchstwertregelung fallen, sind durch den **Zusatz H1–H4** gekennzeichnet. Diese Kennzeichnung muss in der Liquidation angegeben werden.

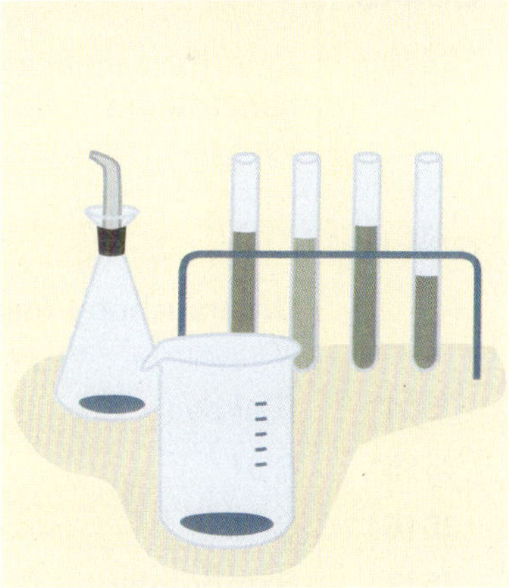

Neuere Laboruntersuchungen, die noch nicht in der GOÄ aufgeführt sind (z. B. der Troponin-Test zur Herzinfarktdiagnostik), können als **Analogleistungen** abgerechnet werden. Sie müssen durch den Buchstaben „A" für Analogleistung gekennzeichnet werden.

Da der GOÄ-Abschnitt M eine Vielzahl von Laborparametern enthält, kann hier im Folgenden nur eine Auswahl erfolgen:

Laborparameter aus dem GOÄ-Abschnitt M I (Vorhalteleistungen in der eigenen, niedergelassenen Praxis) – Auswahl:

GOÄ-Nr.	Leistung	Punkte
3500*	**Blut im Stuhl,** dreimalige Untersuchung *Reicht der Patient die ausgehändigten Testbriefchen nicht zur Untersuchung ein, können anstelle der GOÄ-Nr. 3500 nur die Kosten des Testmaterials erstattet werden.*	90
3501*	**Blutkörperchensenkungsgeschwindigkeit** (BKS, BSG)	60
3502*	**Differenzierung des Blutausstrichs,** mikroskopisch	120
3503*	**Hämatokrit**	70

GOÄ-Nr.	Leistung	Punkte
	Mikroskopische Einzelbestimmung, je Messgröße	60
3504*	**Erythrozyten**	
3505*	**Leukozyten**	
3506*	**Thrombozyten**	

GOÄ-Nr.	Leistung	Punkte
3511*	Untersuchung eines Körpermaterials **mit vorgefertigten Reagenzträgern** (z. B. Glukose, Harnstoff, Urinteststreifen), auch bei Verwendung eines Mehrfachreagenzträgers, **je Untersuchung**	50

GOÄ-Nr.	Leistung	Punkte
	Untersuchung folgender Messgrößen, unabhängig vom Messverfahren, je Messgröße	70
3514*	**Glukose**	
3515*	**GOT**	
3516*	**GPT**	
3517*	**Hämoglobin**	
3518*	**Harnsäure**	
3519*	**Kalium**	
3520*	**Kreatinin**	
3521*	**Lipase**	

GOÄ-Nr.	Leistung	Punkte
3524*	**C-reaktives Protein** (CRP)	100
3528*	**Schwangerschaftstest** (Nachweisgrenze < 500 U/l)	130
3529*	**Schwangerschaftstest** (Nachweisgrenze < 50 U/l)	150
3530*	**Thromboplastinzeit** (TPZ, Quick)	120
3531*	**Urinsediment**	70
3532*	**Phasenkontrastmikroskopische Untersuchung** des Urinsediments einschließlich morphologischer Beurteilung der Erythrozyten	90

Laborparameter aus dem GOÄ-Abschnitt M II (Basislabor) – Auswahl:

GOÄ-Nr.	Leistung	Punkte
3541.H*	**Höchstwert** für die mit H1 gekennzeichneten Untersuchungen des Abschnitts M II	480
3550*	**Blutbild und Blutbestandteile**	60
3560*	**Glukose**	40
3561*	**Glykierte Hämoglobine** (HbA1, HbA1c)	200
3562.H1*	**Cholesterin**	40
3583.H1*	**Harnsäure**	40
3584.H1*	**Harnstoff**	40
3585.H1*	**Kreatinin**	40
3611*	**Blutzuckertagesprofil** (Viermalige Bestimmung von Glukose)	160
3732 A*	**Troponin T-Schnelltest** (analog GOÄ-Nr. 3741)	200

Übungen

1. In welche beiden Bereiche wird die Vergütung einer Laborleistung unterteilt?
2. Nennen Sie drei Orte, an denen die technische Durchführung von Laborleistungen möglich ist.
3. Wodurch sollen Vertragsärzte zur wirtschaftlichen Erbringung und Veranlassung von Laborleistungen motiviert werden?
4. Was passiert, wenn ein Vertragsarzt zu viele Laborleistungen durchführt oder veranlasst?
5. a) Welche Bedeutung haben Kennnummern von bestimmten Diagnosen oder Untersuchungsindikationen?
   b) Wo werden die Kennnummern dokumentiert?
6. a) Welche Kennnummer hat der manifeste Diabetes mellitus?
   b) Welche Laboruntersuchungen dürfen beim manifesten Diabetes mellitus durchgeführt werden, ohne zur Menge der Laboruntersuchungen gezählt zu werden?

7. Welcher Vordruck wird für folgende Laborüberweisungen benutzt?
   a) Laboruntersuchung in der Laborgemeinschaft
   b) Laboruntersuchung im Fremd- bzw. Speziallabor
8. In welchem EBM-Kapitel sind die Gebührenordnungspositionen für Laborleistungen zu finden?
9. Nennen Sie drei EBM-Gebührenordnungspositionen für Laborleistungen, die nur abgerechnet werden dürfen, wenn sie in der Arztpraxis eines Vertragsarztes erbracht werden.
10. In welchem GOÄ-Abschnitt sind die Laborleistungen enthalten?
11. In welchem Kapitel des GOÄ-Abschnitts sind Laborleistungen enthalten, die der veranlassende Arzt abrechnen kann?
12. Welcher Gebührenrahmen gilt für Laborleistungen nach der GOÄ?
13. Welche Möglichkeiten sieht die GOÄ vor, um die Menge an Laborleistungen zu begrenzen?
14. Welche Leistungen kann Dr. Söhnke bei der 24-jährigen Martina Bienefeld (siehe Fallbeispiel) berechnen, wenn die Patientin gesetzlich krankenversichert ist und es sich um den ersten Arzt-Patienten-Kontakt im Behandlungsfall handelt? Welche Formulare müssen Sie für diesen Fall vorbereiten? Frau Bielefeld ist in ständiger Behandlung bei Fr. Dr. Söhnke.
15. Welche Leistungen kann Dr. Söhnke abrechnen, wenn die 24-jährige Martina Bienefeld (siehe Fallbeispiel) privat krankenversichert ist?
16. Der 57-jährige Willibert Peters erscheint heute das erste Mal im Behandlungsfall mit Angina-pectoris-Beschwerden. Dr. Söhnke untersucht den Patienten und schreibt ein EKG. Zum Ausschluss eines Herzinfarktes führt sie einen Troponin-Test durch. Rechnen Sie die Leistungen sowohl nach dem EBM als auch nach der GOÄ ab.
17. Die 26-jährige Charlotte Pitt berichtet Dr. Söhnke über morgendliches Erbrechen und Unwohlsein. Dr. Söhnke untersucht die Patientin, die das erste Mal im Behandlungsfall von Dr. Söhnke behandelt wird. Sie sollen bei der Patientin einen Schwangerschaftstest durchführen und die Abrechnung vornehmen. Rechnen Sie die Leistungen sowohl nach dem EBM als auch nach der GOÄ ab.
18. Der 61-jährige Edward Cordes erscheint heute das erste Mal im Behandlungsfall mit Fieber und Schmerzen in der Nierengegend bei Dr. Söhnke. Nach der Untersuchung durch die Ärztin werden Sie gebeten, folgende Laboruntersuchungen durchzuführen und abzurechnen: Die Bestimmung des C-reaktiven Proteins und ein Urinsediment sollen in der Praxis durchgeführt werden; Harnsäure, Harnstoff und Kreatinin sollen in der Laborgemeinschaft bestimmt werden. Rechnen Sie die Leistungen sowohl nach dem EBM als auch nach der GOÄ ab.

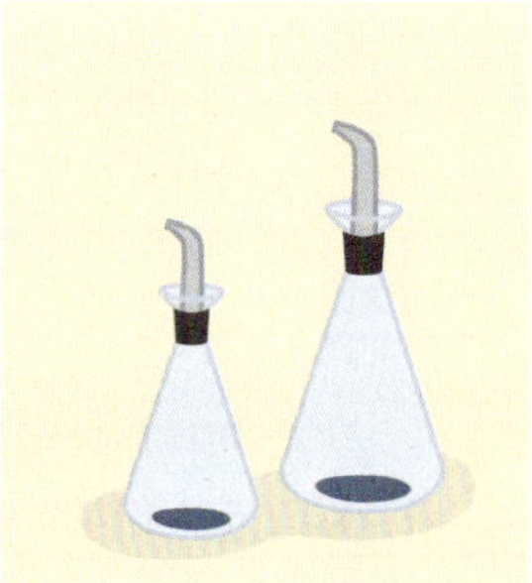

Lernfeld 9: Patienten bei diagnostischen und therapeutischen Maßnahmen der Erkrankungen des Verdauungssystems begleiten

11 Ultraschalluntersuchungen und Endoskopie

Thematische Einordnung in den Rahmenlehrplan

Leitthema des Lernfelds 9 ist die Organisation der Vorbereitung, Durchführung und Nachbereitung von diagnostischen und therapeutischen Maßnahmen bei Erkrankungen des Verdauungssystems. Hierzu gehören vor allem Leistungen im Zusammenhang mit Ultraschalluntersuchungen sowie endoskopischen Untersuchungen. Die Schüler und Schülerinnen assistieren dem Arzt bei der Durchführung der Untersuchungen, dokumentieren die Untersuchungsergebnisse und rechnen die erbrachten Leistungen ab.[1]

11.1 Ultraschalluntersuchung

Fallbeispiel

Die 68-jährige Patientin Ingrid Fröhlich erscheint in Begleitung ihrer Tochter Petra an der Anmeldung der Praxis von Frau Dr. Söhnke. Frau Fröhlich klagt über drückende Schmerzen im rechten Oberbauch, die in die rechte Schulter ausstrahlen. Weiterhin berichtet die Patientin, dass ihr seit ein paar Tagen nach dem Essen häufig übel sei.

Der MFA Luca Hilden begleitet die Patientin in das Sprechzimmer. Nach Erhebung der Anamnese und Durchführung einer klinischen Untersuchung führt Frau Dr. Söhnke eine Ultraschalluntersuchung des Abdomens durch. Die Ärztin diagnostiziert bei Frau Fröhlich ein Gallensteinleiden.

Nachdem Dr. Söhnke die Befunde mit der Patientin besprochen hat, händigt sie ihr eine Überweisung für den Facharztbereich Gastroenterologie aus. Frau Fröhlich sucht noch am selben Tag die Gastroenterologin Frau Dr. Tillmann auf.

Sie werden aufgefordert, die erbrachten Leistungen abzurechnen. Bei Frau Fröhlich handelt es sich um den ersten Arzt-Patienten-Kontakt im Quartal.

Info

Bevor der Hausarzt einen Patienten zur Durchführung von diagnostischen und therapeutischen Maßnahmen bei Erkrankungen des Verdauungssystems an einen Facharzt überweist, wird er vorab einige Untersuchungen selbst durchführen, um sich einen Überblick zu verschaffen. Die Diagnostik mittels **Ultraschall**, auch **Sonographie** genannt, wird heute von fast allen medizinischen Fachbereichen genutzt. Bei der Ultraschalluntersuchung handelt es sich um ein bildgebendes Verfahren zur Untersuchung von organischem Gewebe. Die Untersuchung ist **risikoarm, nichtinvasiv** und der Patient wird **keiner Strahlenbelastung** ausgesetzt.

1 Siehe Rahmenlehrplan für den Ausbildungsberuf Medizinischer Fachangestellter/Medizinische Fachangestellte (Beschluss der Kultusministerkonferenz vom 18.11. 2005), Seite 17

Eine sonographische Untersuchung beruht auf dem **Echoprinzip**. Die Organe werden mit Ultraschallwellen beschallt, die von dort unterschiedlich stark reflektiert werden. Die reflektieren Schallwellen werden vom Rechner in Graustufen umgewandelt. So entsteht ein **zweidimensionales Graustufenbild eines Organs.** Diese Darstellungsmethode wird als **B-Mode** bezeichnet und ist die derzeit häufigste Ultraschallanwendung. Daneben gibt es verschiedene **Doppler-Methoden,** die zur Untersuchung von Blutgefäßen eingesetzt werden.

Zu den gut darstellbaren Organen gehören:

- im **Abdomen** (Bauchraum): Leber, Gallenblase, Nieren, Harnblase, Aorta, Gebärmutter
- im **Thorax** (Brustraum): Herz, Aorta
- am **Hals**: Schilddrüse, große Blutgefäße

Eine Vorbereitung auf die Ultraschalluntersuchung ist meistens nicht erforderlich. Da Luft und Speisebrei im Darm die Abdomensonographie beeinträchtigen können, wird die Untersuchung beim **nüchternen** Patienten durchgeführt. Die **Blase** lässt sich besser untersuchen, wenn sie **gefüllt** ist. Deshalb sollte der Patient direkt vor der Untersuchung nicht zur Toilette gehen.

Die Untersuchung erfolgt über die **äußere Haut** mit einem Schallkopf. Das **Ultraschallgel** sorgt für einen guten Kontrakt des Schallkopfes und der Haut. Spezielle Ultraschalluntersuchungen können auch über Körperhöhlen erfolgen, wie beispielsweise der transvaginale Ultraschall über die Scheide.

Um sonographische Untersuchungen abrechnen zu dürfen, benötigt der Arzt eine **Genehmigung von der KV.** Der Arzt ist verpflichtet, schriftliche und bildliche **Dokumentationen** bei jeder Untersuchung anzufertigen. Die KV überprüft in regelmäßigen Abständen Geräte und Dokumentationen.

11.1.1 Abrechnung nach dem EBM

Die GOP für **sonographische Untersuchungen (Ultraschall)** sind im EBM im Bereich IV, Kapitel 33 zu finden.

Die häufigsten, in der hausärztlichen Praxis durchgeführten Ultraschalluntersuchungen, sind die Sonographie

- der **Schilddrüse** (GOP 33012),
- der **Throraxorgane** (GOP 33040)
- der Organe des **Abdomens** (GOP 33042)
- der **Uro-Genital-Organe** (GOP 33043).

Wird bei der Abdomensonographie nach GOP 33042 **Kontrastmittel** verabreicht, kann dafür ein **Zuschlag** (GOP 33046) abgerechnet werden.

GOP	Kurztext	Punkte
33012	**Schilddrüsensonographie**	77
33040	Sonographie der **Thoraxorgane**	110
33042	**Abdomielle** Sonographie	143
33043	**Urogenital-**Sonographie	82
33046	Zuschlag für die **Kontrastmitteleinbringung**	76

Bei der Abrechnung ist Folgendes zu beachten:

- Die Untersuchungen dürfen je Sitzung abgerechnet werden.
- Die **GOP 33042** ist im Behandlungsfall **höchstens zweimal** berechnungsfähig.
- Die **GOP 33042** und **33043** dürfen **in derselben Sitzung nicht nebeneinander** abgerechnet werden.

11.1.2 Abrechnung nach der GOÄ

Sonographieleistungen finden sich im Abschnitt C VI der GOÄ. Darin aufgeführt sind sowohl Organuntersuchungen als auch Zuschläge zu bestimmten Untersuchungen.

Grundsätzlich kann mit einer GOÄ-Nummer, z. B. **GOÄ-Nr. 410,** die sonographische Untersuchung **eines** Organs abgerechnet werden. Untersucht der Arzt weitere Organe in der Sitzung, darf er bei **bis zu drei** weiteren Organen die **GOÄ-Nr. 420** pro Organ abrechnen.

Abrechnungsbeispiel

Dr. Söhnke führt eine Abdomensonographie bei Herrn Schild durch. Bei der Untersuchung schallt sie die Leber, den Darm, den Magen, die rechte Niere, die linke Niere und die Harnblase des Patienten.

Abrechnung der Sonographie:

- GOÄ-Nr. 410 (Leber)
- GOÄ-Nr. 420 (Magen)
- GOÄ-Nr. 420 (Darm)
- GOÄ-Nr. 420 (rechte Niere)
- weitere Organe dürfen nicht abgerechnet werden.

Die folgende Tabelle nennt GOÄ-Nummern, die in der hausärztlichen Praxis zur Anwendung kommen:

GOÄ-Nr.	Leistung	Punkte
401	**Zuschlag zu den sonographischen Leistungen** nach Nummern 410 bis 418 bei zusätzlicher Anwendung des Duplex-Verfahrens gegebenenfalls einschließlich Farbkodierung	400
410	**Ultraschalluntersuchung** eines Organs	200
417	**Ultraschalluntersuchung** der Schilddrüse	210
420	**Ultraschalluntersuchung** von bis zu drei weiteren Organen im Anschluss an eine Leistung nach den Nummern 410 bis 418, je Organ	80

Bei der Abrechnung der **Nummern 410 und 420** ist Folgendes zu beachten:

- Die **untersuchten Organe** sind auf der Rechnung **anzugeben.**
- Als Organ gilt die jeweils untersuchte Körperregion, unabhängig davon, ob nur Gefäße oder nur Lymphknoten oder Gefäße **und** Lymphknoten bzw. Weichteile untersucht werden.
- Die Darstellung des Darms gilt als eine Organuntersuchung, unabhängig davon, ob der gesamte Darm, mehrere Darmabschnitte oder nur ein einziger Darmabschnitt untersucht werden.
- Die Leistungen beinhalten die erforderliche **Bilddokumentation.**

Übungen

1. Nennen Sie die Vorteile, die eine Diagnostik mittels Ultraschall mit sich bringt.
2. In welchem Bereich und in welchem Kapitel des EBM lassen sich die GOP für die Abrechnung von sonographischen Leistungen finden?
3. Welche Voraussetzung muss Frau Dr. Söhnke erfüllen, um die GOP 33042 abrechnen zu dürfen?
4. Rechnen Sie die bei Frau Fröhlich erbrachten Leistungen (siehe Fallbeispiel) ab, unter der Voraussetzung, dass Frau Fröhlich in einer gesetzlichen Krankenkasse versichert ist.
5. Herr Erwin Landmann (54-jähriges Mitglied der AOK Rheinland/Hamburg) sucht erstmalig die Praxis von Frau Dr. Söhnke auf. Herr Landmann klagt über Übelkeit und Schmerzen im Unterbauch. Die Ärztin untersucht den Patienten und führt eine Ultraschalluntersuchung des Abdomens sowie der Harnblase durch. Als der Patient am nächsten Tag erneut die Praxis aufsucht, da sich die Beschwerden noch nicht gebessert haben, untersucht Dr. Söhnke den Patienten erneut mittels Ultraschall und stellt ihm eine Überweisung zum Gastroenterologen aus. Rechnen Sie die erbrachten Leistungen ab.
6. Die Privatpatientin Sabine Strombach sucht die Praxis von Dr. Söhnke auf, da sie seit ein paar Tagen Schmerzen im Oberbauch verspürt und über unregelmäßigen Stuhl klagt. Dr. Söhnke führt eine vollständige Untersuchung der Bauchorgane sowie eine Ultraschalluntersuchung von Leber und Darm durch. Im Anschluss an die Untersuchung berät die Ärztin Frau Strombach und veranlasst einen immunologischen Stuhltest. Rechnen Sie die erbrachten Leistungen ab.
7. Der Patient Michael Enders (krankenversichert bei der Barmenia) klagt über drückende Schmerzen im Oberbauch und Appetitlosigkeit. Nachdem Dr. Söhnke die Bauchorgane des Patienten vollständig untersucht hat, führt sie zunächst eine Ultraschalluntersuchung des Abdomens und anschließend eine Ultraschalluntersuchung der Gallenblase durch. Herr Enders wird beraten und erhält einen Termin beim Gastroenterologen zur Durchführung einer Gastroskopie. Rechnen Sie die erbrachten Leistungen ab.

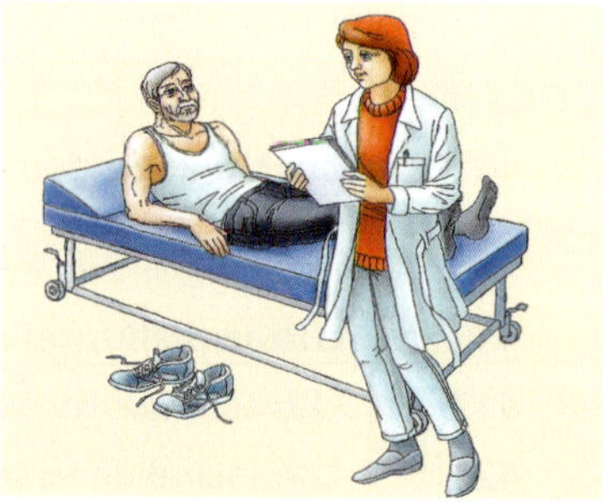

11.2 Endoskopische Untersuchungen

Fallbeispiel

Der 48-jährige Patient Christian Rademacher hat von seiner Hausärztin, Frau Dr. Söhnke, eine Überweisung zur Durchführung einer Gastroskopie erhalten. Der Patient stellt sich erstmalig bei der Gastroenterologin Frau Dr. Annette Tillmann vor. Die Ärztin klärt den Patienten über die Untersuchung und deren möglichen Risiken auf. Drei Tage später sucht Herr Rademacher Frau Dr. Tillmann erneut auf zur Durchführung der gewünschten Untersuchung.

Frau Dr. Tillmann führt die Gastroskopie durch und diagnostiziert bei Herrn Rademacher eine Gastritis. Sie erläutert dem Patienten die Untersuchungsergebnisse und rät zu einer medikamentösen Therapie. Anschließend übersendet die Ärztin einen Kurzbericht an Frau Dr. Söhnke per eArztbrief.

Welche Gebührenordnungspositionen kann die Gastroenterologin für ihre erbrachten Leistungen abrechnen?

Info

Bei der **Endoskopie** handelt es sich um ein optisches Untersuchungsverfahren, bei dem Hohlorgane und Körperhöhlen untersucht werden. Die Untersuchung wird mit einem Endoskop durchgeführt, das aus einer Beleuchtungseinrichtung und einem optischen System besteht.

Die Methode der Endoskopie wird in verschiedenen medizinischen Fachbereichen (Gastroenterologie, Urologie, Orthopädie, HNO, Lungenheilkunde, Gynäkologie) eingesetzt. Auch minimal invasive chirurgische Eingriffe können mit einem Endoskop durchgeführt werden.

Endoskopische Untersuchungen sind für den Patienten **zwar häufig unangenehm** (beispielsweise das Schlucken des Schlauchs bei der Gastroskopie), die Eingriffe weisen jedoch eine **geringe Komplikationsrate** auf.

Bei Erkrankungen des Verdauungssystems kommen als endoskopische Untersuchungen die **Ösophago-Gastroduodenoskopie** (Spiegelung der Speiseröhre, des Magens und des Zwölffingerdarms) und die **Koloskopie** (Spiegelung des Dickdarms) zum Einsatz.

11.2.1 Abrechnung nach dem EBM

Endoskopien werden von **Fachärzten für Innere Medizin** vorgenommen. Die arztgruppenspezifischen Gebührenordnungspositionen sind im **EBM-Kapitel 13** enthalten. Dieses Kapitel unterscheidet zwischen Fachärzten für Innere Medizin **ohne Schwerpunkt** und **mit Schwerpunkt.** Für jede Schwerpunktbezeichnung findet sich ein Unterkapitel, z. B.

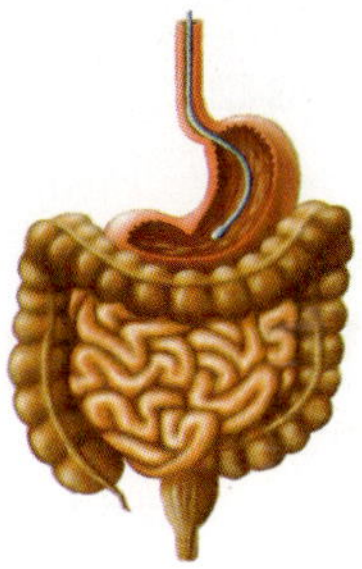

- **Kapitel 13.2.1** Innere Medizin ohne Schwerpunkt
- **Kapitel 13.3.2** Innere Medizin und Endokrinologie
- **Kapitel 13.3.3** Innere Medizin und Gastroenterologie
- **Kapitel 13.3.5** Innere Medizin und Kardiologie

Jedes Unterkapitel enthält eigene **Grundpauschalen.** Die folgende Tabelle nennt die Grundpauschalen des **Gastroenterologen (Kapitel 13.3.3):**

GOP	Kurztext	Punkte
13390	**Grundpauschale** für Versicherte bis zum vollendeten 5. Lebensjahr	113
13391	**Grundpauschale** für Versicherte ab Beginn des 6.Lebensjahres bis zum vollendeten 59. Lebensjahr	169
13392	**Grundpauschale** für Versicherte ab Beginn des 60. Lebensjahres	176

Gastroenterologen haben sich auf **Krankheiten des Magen-Darm-Traktes** spezialisiert. Die Gebührenordnungspositionen für die **Ösophago-Gastroduodenoskopie** (GOP 13400) und die Koloskopie (GOP 13421) sind in ihrem EBM-Kapitel 13.3.3 als **Zusatzpauschalen** zur Grundpauschale enthalten. Andere Internisten dürfen die Untersuchungen nur mit Genehmigung durch die KV abrechnen.

In den Gebührenordnungspositionen sind neben der Spiegelung der Organe auch **alle vor- und nachbereitenden Maßnahmen** enthalten wie:

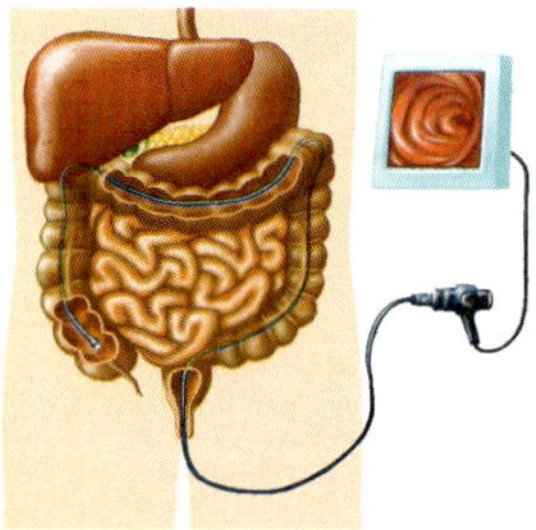

- Patientenaufklärung
- Prämedikation
- Nachbeobachtung
- Probenentnahme
- Blutstillung
- (Foto-)Dokumentation

Zusätzlich berechnungsfähig ist das Entfernen von **Polypen** (Schleimhautvorwölbung) im Rahmen der Untersuchung.

Die GOP 13400 für die Ösophago-Gastroduodenoskopie darf auch abgerechnet werden, wenn nur Teilbereiche betrachtet werden, z. B. nur die Speiseröhre. Wird die Koloskopie nicht bis zum Blinddarm, sondern nur bis zum querverlaufenden Dickdarm durchgeführt, muss die **Teilkoloskopie** (GOP 13422) abgerechnet werden.

GOP	Kurztext	Punkte
13400	Zusatzpauschale **Ösophago-Gastroduodenoskopie**	878
13402	**Polypektomie** im Zusammenhang mit der GOP 13400	265
13421	Zusatzpauschale **Koloskopie**	1600
13422	Zusatzpauschale **Teilkoloskopie**	982
13423	Zusätzliche Leistungen im Zusammenhang mit der GOP 13421 oder 13422, z. B. **Polyektomie**	233

11.2.2 Abrechnung nach der GOÄ

Die Abrechnungsnummern für Leistungen aus dem gastroenterologischen Bereich finden sich im **Kapitel F der GOÄ** (Innere Medizin, Kinderheilkunde, Dermatologie).

Für die Abrechnung einer **Gastroskopie** nennt die GOÄ die **Nummern 682 und 683.**

GOÄ-Nr.	Leistung	Punkte
682	**Gastroskopie** unter Einsatz vollflexibler optischer Instrumente gegebenenfalls einschließlich Probeexzision und/oder Probepunktion	850
683	**Gastroskopie** einschließlich Ösophagoskopie unter Einsatz vollflexibler optischer Instrumente gegebenenfalls einschließlich Probeexzision und/oder Probepunktion	1000

Für die Abrechnung einer **Koloskopie** nennt die GOÄ die **Nummern 687 und 688.**

GOÄ-Nr.	Leistung	Punkte
687	Hohe **Koloskopie** bis zum Coecum gegebenenfalls einschließlich Probeexzision und/oder Probepunktion	1500
688	**Partielle Koloskopie** gegebenenfalls einschließlich Rektoskopie, Probeexzision und/oder Probepunktion	900

Übungen

1. Was versteht man unter einer Endoskopie?
2. Rechnen Sie die bei Herrn Rademacher erbrachten Leistungen (siehe Fallbeispiel) ab, unter der Voraussetzung, dass der Patient in einer gesetzlichen Krankenkasse versichert ist.
3. Welche Arztgruppe ist berechtigt, die GOP 13400 abzurechnen?
4. Die 61-jährige Patientin Lieselotte Schmidthuber sucht die Gastroenterologin Dr. Tillmann zur Durchführung einer Koloskopie auf. Nach Durchführung der Untersuchung bespricht die Ärztin die Ergebnisse mit der Patientin ausführlich. Rechnen Sie die erbrachten Leistungen nach EBM und GOÄ ab. (Anmerkung: die gastroenterologische Grundpauschale ist die GOP 13391.)
5. Die Lehrerin Kassandra Bergmann (krankenversichert bei der HUK Coburg) sucht die Gastroenterologin Dr. Tillmann auf, da die Patientin seit zwei Wochen an Sodbrennen, Magenkrämpfen und Appetitlosigkeit leidet. Die Ärztin nimmt eine vollständige körperliche Untersuchung der Bauchorgane vor, berät die Patientin und leitet eine medikamentöse Therapie ein. Da Frau Bergmann auch nach zwei Wochen noch keine Besserung der Beschwerden verspürt, sucht sie die Ärztin erneut auf. Frau Dr. Tillmann berät die Patientin und empfiehlt ihr, eine Gastroskopie vornehmen zu lassen.
   Drei Tage später wird die Gastroskopie einschließlich einer Probeexzision bei Frau Bergmann durchgeführt. Rechnen Sie die erbrachten Leistungen ab.
6. Der Patient Michael Enders (krankenversichert bei der Barmenia) klagt über drückende Schmerzen im Oberbauch und sucht auf Anraten seiner Hausärztin die Gastroenterologin Frau Dr. Tillmann auf. Die Gastroenterologin untersucht den Patienten mittels Koloskopie (hohe Koloskopie bis zum Coecum). Die Untersuchung ist ohne Befund. Die Ärztin rät Herrn Enders, die Ernährung umzustellen und Stress zu vermeiden. Rechnen Sie die erbrachten Leistungen ab.

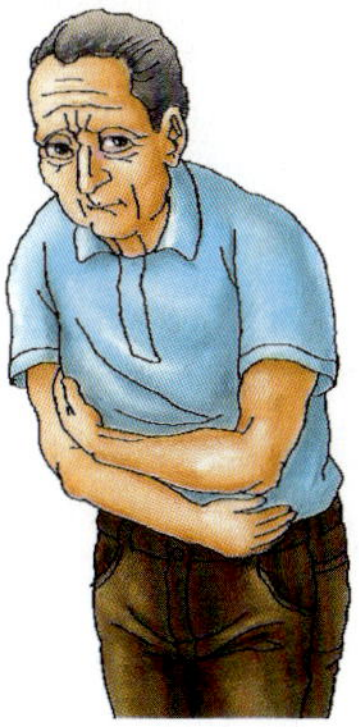

Lernfeld 10: Patienten bei kleinen chirurgischen Behandlungen begleiten und Wunden versorgen

12 Abrechnung von Wundbehandlungen und Arbeitsunfällen

Thematische Einordnung in den Rahmenlehrplan

Inhalt des Lernfelds 10 sind die organisatorischen Praxisvorgänge im Rahmen von kleinen chirurgischen Behandlungen. Zu den Aufgaben der MFA gehören die Vor- und Nachbereitung von Wundversorgungen und ambulanten chirurgischen Eingriffen. Anschließend rechnen sie „die erbrachten Leistungen ab, auch mit den Unfallversicherungsträgern."[1]

12.1 Kleine chirurgische Maßnahmen

Fallbeispiel

Die 25-jährige Viola Weber ist bei der Hausarbeit von der Leiter gestürzt. Sie erscheint mit einer blutenden Platzwunde am rechten Unterarm und einer Schürfwunde am rechten Unterschenkel in der Praxis von Dr. Söhnke. Der MFA Luca Hilden begleitet die Patientin in ein freies Behandlungszimmer und bereitet die Materialien für die Wundversorgung vor. Dr. Söhnke inspiziert die Wunden: Die Platzwunde am rechten Unterarm ist ca. 2 cm lang und muss in Lokalanästhesie genäht werden, die Schürfwunde muss gesäubert werden. Nach den Maßnahmen verbindet Luca die Wunden und soll anschließend die Abrechnung vornehmen.

Info

Eine **Wunde** ist definiert als **Durchtrennung oder Zerstörung von Gewebe.** Als Ursachen stehen äußere Gewalteinwirkungen wie Schlag, Stich oder Stoß im Vordergrund. Zu einer Wunde kommt es auch im Rahmen von operativen Eingriffen, z. B. bei der Entfernung eines Muttermals.

Die Therapie einer Wunde soll eine **primäre Wundheilung** ermöglichen. Voraussetzung für eine primäre Heilung sind frische, saubere Wunden mit glatten Rändern. Eine Wundnaht bringt die Wundränder nah aneinander und ermöglicht so eine bessere Heilung. Hierbei wachsen die Wundränder innerhalb von wenigen Tagen wieder zusammen.

Wunden mit großen Gewebedefekten oder infizierte Wunden heilen sekundär. Insbesondere bei Durchblutungsstörungen, z. B. im Rahmen eines Diabetes mellitus oder bei chronisch venöser Insuffizienz (Krampfaderleiden), kommt es häufig zum Ulcus cruris (Unterschenkelgeschwür) oder zum Dekubitus (Druckgeschwür durch Aufliegen). Bei der **sekundären Wundheilung** schließt sich die Wunde durch Neubildung

1 Siehe Rahmenlehrplan für den Ausbildungsberuf Medizinischer Fachangestellter/Medizinische Fachangestellte (Beschluss der Kultusministerkonferenz vom 18.11. 2005), Seite 18

von Gewebe nur langsam. Ziel der Therapie einer sekundär heilenden Wunde ist es, die Wundheilung, z. B. durch Abtragen von Nekrosen, zu beschleunigen.

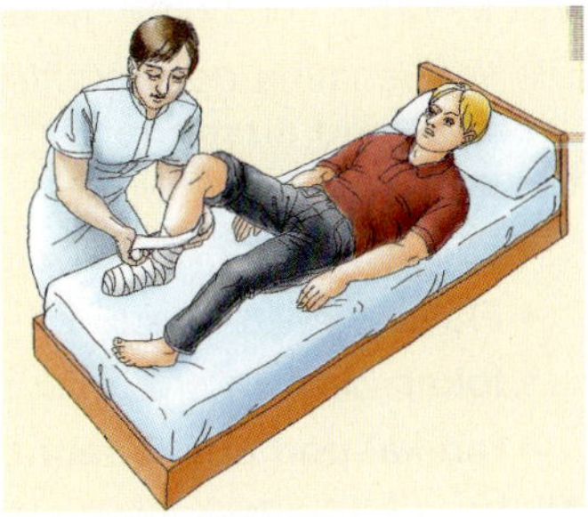

Vor einer kleinen chirurgischen Maßnahme oder vor einer Wundbehandlung erhält der Patient unter bestimmten Voraussetzungen eine **Lokal- oder Leitungsanästhesie.** Nach der Behandlung wird die Wunde in der Regel durch einen geeigneten **Verband** abgedeckt.

Prinzipiell muss bei einer Verletzung mit offener Wunde der Tetanusschutz überprüft werden und ggf. geimpft werden.

12.1.1 Abrechnung nach dem EBM

Die Anästhesie im Rahmen kleiner operativer Behandlungen in Form einer **Lokal- oder Leitungsanästhesie** ist bei gesetzlich Krankenversicherten Bestandteil der chirurgischen Gebührenordnungspositionen und **nicht gesondert berechnungsfähig.** Ebenso sind **Verbände oder Verbandswechsel** in den berechnungsfähigen Gebührenordnungspositionen enthalten oder mit der Abrechnung der Versicherten- bzw. Grundpauschale abgegolten. Die Materialien für die Anästhesie und den Verband werden über den Sprechstundenbedarf ersetzt.

Der EBM enthält nur eine einzige **GOP zur Abrechnung von Verbänden**, nämlich den **fixierenden Verband (GOP 02350)** zur Ruhigstellung einer Extremität:

GOP	Kurztext	Punkte
02350	**Fixierender Verband** mit Einschluss mindestens eines großen Gelenkes unter Verwendung unelastischer, individuell anmodellierbarer, nicht weiter verwendbarer Materialien	144

Geeignete Materialien für einen fixierenden Verband zur Ruhigstellung sind Gips, Kunststoff (Castverband) oder Tape. Folgende Gelenke werden als **große** Gelenke bezeichnet:

- Schultergelenk
- Ellenbogengelenk
- Handgelenk
- Kniegelenk
- Sprunggelenk

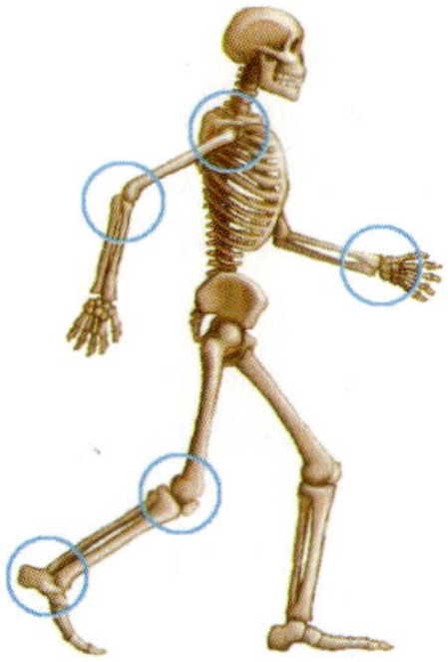

Gebührenordnungspositionen für kleinere Operationen und Versorgung von Verletzungen finden sich an mehreren Stellen im EBM, insbesondere in den arztgruppenspezifischen Kapiteln der operativ tätigen Ärzte wie Chirurgen oder Urologen. Im arztgruppenübergreifenden EBM-Bereich II sind Gebührenordnungspositionen aufgeführt, die alle Ärzte abrechnen dürfen. Die **GOP 02300 bis 02302** sind für **kleinchirurgische Eingriffe und/oder für die primäre Wundversorgung** vorgesehen.

Unter **kleinchirurgischen Eingriffen** versteht man kleinere Operationen wie beispielsweise die Entfernung eines Muttermals oder die Eröffnung eines Abszesses. Je nach Aufwand des Eingriffs kann eine der GOP 02300, 02301 oder 02302 abgerechnet werden.

Die Verwendung der Begriffe **„klein"/„groß", „kleinflächig"/„großflächig" oder „lokal"/ „radikal und ausgedehnt"** im Rahmen von operativen Eingriffen ist in den Allgemeinen Bestimmungen (Bereich I des EBM) festgelegt:

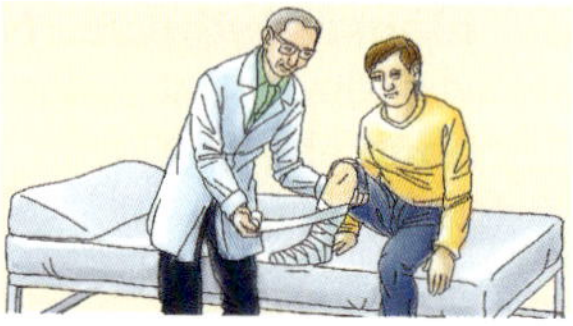

- **Länge:** kleiner/größer 3 cm
- **Fläche:** kleiner/größer 4 cm^2
- **lokal**: bis zu 4 cm^2 oder bis zu 1 cm^3
- **radikal und ausgedehnt:** größer 4 cm^2 oder größer 1 cm^3

Nicht anzuwenden ist der Begriff „klein" bei Eingriffen am **Kopf** und an den **Händen.**

Mit **„primärer Wundversorgung"** ist die **Erstbehandlung** einer **offenen, traumatischen Wunde** gemeint. Im einfachen Fall wird die Wunde nur gesäubert und anschließend verbunden, größere Wunden werden in der Regel zusätzlich unter Anästhesie genäht. Die Abrechnung der primären Wundversorgung ist vom Alter der Patienten und vom Aufwand der Wundbehandlung abhängig. Folgende Tabelle verdeutlicht die Abrechnung der GOP 02300 bis 02302 im Rahmen der primären Wundversorgung:

Primäre Wundversorgung	**ohne Naht**	**mit Naht**
bei Personen bis zur Vollendung des 12. Lebensjahres	GOP 02301	GOP 02302
bei Personen ab 12 Jahren	GOP 02300	GOP 02301

GOP	Kurztext	Punkte
02300	**Kleinchirurgischer Eingriff I** und/oder **primäre Wundversorgung** [...] **obligater Leistungsinhalt** – Operativer Eingriff mit einer Dauer bis zu 5 Minuten und/oder – Primäre Wundversorgung und/oder [...] einmal am Behandlungstag	68
02301	**Kleinchirurgischer Eingriff II** und/oder **primäre Wundversorgung mittels Naht** **obligater Leistungsinhalt** – Primäre Wundversorgung bei Säuglingen, Kleinkinder und Kindern (bis zum vollendeten 12. Lebensjahr) und/oder – Primäre Wundversorgung mittels Naht und/oder Gewebekleber und/oder – Operative Entfernung eines unter der Oberfläche von Haut oder Schleimhaut gelegenen Fremdkörpers nach Aufsuchen durch Schnitt und/oder – Eröffnung eines Abszesses oder Exzision eines Furunkels und/oder – Eröffnung eines subcutanen Panaritiums oder einer Paronychie und/oder [...] einmal am Behandlungstag	133

GOP	Kurztext	Punkte
02302	**Kleinchirurgischer Eingriff III** und/oder **primäre Wundversorgung mittels Naht bei Säuglingen, Kleinkindern und Kindern** obligater Leistungsinhalt – Primäre Wundversorgung mittels Naht bei Säuglingen, Kleinkindern und Kindern (bis zum vollendeten 12. Lebensjahr) und/oder – Exzision eines Bezirkes oder einer intradermalen Geschwulst aus der Haut des Gesichts mit Wundverschluss und/oder – Exzision eines großen Bezirkes aus Haut und/oder Schleimhaut oder einer kleinen unter der Haut und/oder Schleimhaut gelegenen Geschwulst und/oder [...] einmal am Behandlungstag	230

Bei der Abrechnung der **GOP 02300 bis 02302** muss Folgendes beachtet werden:

- Grundsätzlich kann nur eine der drei GOP **einmal am Behandlungstag** abgerechnet werden.
- Mehrfach je Sitzung – auch nebeneinander, jedoch insgesamt **höchstens fünfmal am Behandlungstag** – dürfen die drei GOP in den folgenden beiden Ausnahmefällen abgerechnet werden:
  - bei Behandlung eines **Nävuszellnävussyndroms** (Auftreten zahlreicher Muttermale) (ICD-10-GM: D22.-),
  - bei der Versorgung mehrerer **offener Wunden** (ICD-10-GM: T01.-).
- Werden die GOP an einem Behandlungstag mehrfach abgerechnet, muss der ICD-10-Code für das Nävuszellnävussyndrom bzw. für die offenen Wunden mit angegeben werden.

Abrechnungsbeispiel

Der 40-jährige Thomas Schneider erscheint mit drei Platzwunden und zwei Schürfwunden an beiden Beinen bei Dr. Söhnke (erster Arzt-Patienten-Kontakt im Behandlungsfall). Die Platzwunden werden genäht, die Schürfwunden gesäubert und verbunden.

Abrechnung:
GOP 03000 (für den Arzt-Patienten-Kontakt), GOP 02301 x 3 (für die Naht der Platzwunden beim Erwachsenen), ICD-10: T01.3. Die Behandlung der Schürfwunden darf nicht abgerechnet werden, da der ICD-10-Code für Schürfwunden mit S60. beginnt.

Im Rahmen von **sekundären Wundbehandlungen** können folgende Gebührenordnungspositionen abgerechnet werden:

GOP	Kurztext	Punkte
02310	**Behandlung einer/eines/von sekundär heilenden Wunde(n) und/oder Decubitalulcus (-ulcera)** obligater Leistungsinhalt – Abtragen von Nekrosen und/oder – Wunddebridement („Wundtoilette") und/oder – Anlage und/oder Wechsel eines Kompressionsverbandes und/oder – Einbringung und/oder Wechsel einer Wundtamponade – Mindestens 3 persönliche Arzt-Patienten-Kontakte im Behandlungsfall einmal im Behandlungsfall	212

Bei der Abrechnung der **GOP 02310** muss beachtet werden:

- Sie ist **nicht neben den GOP 02300 bis 02302** berechnungsfähig.
- Sie darf unter anderem **nicht beim diabetischen Fuß oder bei chronisch venöser Insuffizienz** abgerechnet werden. Hierfür stehen die GOP 02311 bzw. 02312 zur Verfügung.

GOP	Kurztext	Punkte
02311	**Behandlung des diabetischen Fußes** obligater Leistungsinhalt – Abtragen ausgedehnter Nekrosen der unteren Extremität beim diabetischen Fuß und/oder – Überprüfung und/oder Verordnung von geeignetem Schuhwerk [...] je Bein, je Sitzung	138
02312	**Behandlungskomplex eines oder mehrerer chronisch venöser Ulcera cruris** obligater Leistungsinhalt – Abtragen von Nekrosen – Lokaltherapie unter Anwendung von Verbänden [...] je Bein, je Sitzung	55

Folgendes muss bei der Abrechnung der **GOP 02311 und 02312** beachtet werden:

- Die Abrechnung der **GOP 02311** setzt eine **Genehmigung durch die KV** voraus.
- Die **GOP 02312** unterliegt einer **Höchstpunktzahl** von 4.244 Punkten im Behandlungsfall/Arztfall. Das heißt, es können im Quartal nicht mehr als 77 Behandlungen abgerechnet werden.

12.1.2 Abrechnung nach der GOÄ

Nach der GOÄ dürfen **Verbände** nur abgerechnet werden, wenn sie **nicht** im Zusammenhang mit einer operativen Leistung angelegt werden. Abrechnungsnummern für Verbände enthält **der GOÄ-Abschnitt C, Kapitel I (Anlegen von Verbänden).** Die folgende Zusammenstellung enthält eine Auswahl der dort genannten Abrechnungsnummern:

GOÄ-Nr.	Leistung	Punkte
200	**Verband** – ausgenommen Schnell- und Sprühverbände, Augen-, Ohrenklappen oder Dreiecktücher	45
204	**Zirkulärer Verband** des Kopfes oder des Rumpfes (auch als Wundverband); stabilisierender Verband des Halses, des Schulter- oder Hüftgelenks oder einer Extremität über mindestens zwei große Gelenke; Schanz'scher Halskrawattenverband; **Kompressionsverband**	95
206	**Tape-Verband** eines kleinen Gelenks	70
207	**Tape-Verband** eines großen Gelenks oder **Zinkleimverband**	100
230	Zirkulärer **Gipsverband** unter Einschluss von mindestens zwei großen Gelenken	300
246	**Abnahme** eines zirkulären Gipsverbandes	150

Der **GOÄ-Abschnitt L (Chirurgie, Orthopädie)** beschreibt typische operative Maßnahmen, von denen im Rahmen der ambulanten Versorgung die Abrechnung von Leistungen aus dem **Kapitel I (Wundversorgung, Fremdkörperentfernung)** im Vordergrund steht. Der **Wundverband** bei einem operativen Eingriff ist Bestandteil der chirurgischen Leistung und darf **nicht gesondert** berechnet werden. Folgende Übersicht zeigt eine Auswahl von GOÄ-Nummern für Wundversorgungen:

GOÄ-Nr.	Leistung	Punkte
2000	**Erstversorgung** einer kleinen Wunde	70
2001	**Versorgung** einer kleinen Wunde einschließlich **Naht**	130
2002	**Versorgung** einer kleinen Wunde einschließlich **Umschneidung und Naht**	160
2003	**Erstversorgung** einer großen und/oder stark verunreinigten Wunde	130
2004	**Versorgung** einer großen Wunde einschließlich **Naht**	240
2005	**Versorgung** einer großen und/oder stark verunreinigten Wunde einschließlich **Umschneidung und Naht**	400
2006	**Behandlung einer Wunde,** die nicht primär heilt oder Entzündungserscheinungen oder Eiterungen aufweist – auch **Abtragung von Nekrosen** an einer Wunde	63
2007	**Entfernung** von Fäden oder Klammern	40

Werden **mehrere Wunden** gleichzeitig versorgt, kann **für jede Wunde** die entsprechende GOÄ-Nummer abgerechnet werden. In der Liquidation muss jede Stelle, die behandelt wurde, genannt werden: z. B. Platzwunde rechter Unterarm, Schnittwunde linker Oberschenkel. Die GOÄ gibt keine genauen Definitionen der Bezeichnungen „kleine oder große Wunde" bzw. „kleines oder großes Gelenk" an. Zur Unterscheidung werden die **Klassifizierungen aus dem EBM** herangezogen.

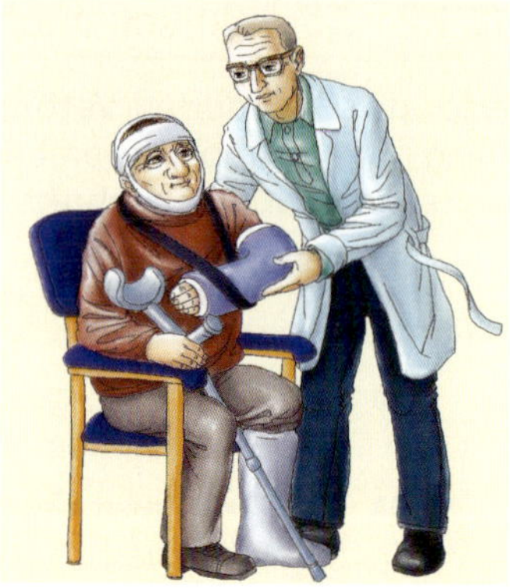

Wird im Rahmen einer Wundversorgung eine **Lokal- oder Leitungsanästhesie** notwendig, kann diese z. B. nach den folgenden GOÄ-Nummern abgerechnet werden:

GOÄ-Nr.	Leistung	Punkte
490	**Infiltrationsanästhesie** kleiner Bezirke	61
491	**Infiltrationsanästhesie** größerer Bezirke auch Parazervikalanästhesie	121
493	**Leitungsanästhesie,** perineural – auch nach Oberst	61

Übungen

1. Unterscheiden Sie primäre und sekundäre Wundheilung.
2. Welche Abrechnungsvorschriften gelten für folgende Leistungen im Rahmen einer chirurgischen Maßnahme jeweils nach dem EBM und nach der GOÄ?
   a) Durchführung einer Lokal- oder Leitungsanästhesie
   b) Abdeckung der Wunde durch einen Verband
3. Die Platzwunde am rechten Unterarm von Frau Weber (siehe Fallbeispiel) ist 2 cm lang. Handelt es sich um eine kleine oder große Wunde?
4. Rechnen Sie das Fallbeispiel jeweils nach dem EBM und nach der GOÄ ab. Es handelt sich um den ersten Arzt-Patienten-Kontakt im Behandlungsfall. Zu den Maßnahmen gehören auch eine symptombezogene Untersuchung und eine kurze Beratung.
5. Rechnen Sie folgende Behandlungsfälle sowohl nach dem EBM als auch nach der GOÄ ab. Es handelt sich (falls nicht anders erwähnt) jeweils um den ersten Arzt-Patienten-Kontakt im Behandlungsfall. Zu den Maßnahmen gehören auch eine symptombezogene Untersuchung und eine kurze Beratung.
   a) Am 2.10. näht Dr. Söhnke bei dem 3-jährigen Jan Wellenstein eine kleine Platzwunde am linken Zeigefinger unter Leitungsanästhesie. Anschließend wird die Wunde verbunden. Nach einer Woche erscheint der Patient zur Entfernung der Nähte.
   b) Der 17-jährige Bernhard Wasser erhält nach einer Sportverletzung einen Tape-Verband am rechten Sprunggelenk durch Dr. Helbig.
   c) Der 73-jährige Albert Seemann leidet seit mehreren Jahren an einem Diabetes mellitus. Dr. Helbig trägt an beiden Beinen Nekrosen ab und verbindet die Wunden.

6. Dr. Söhnke besucht im Rahmen ihrer Besuchstour (Entfernung 2 km) die 88-jährige Rosalinde Kienbaum, versichert bei der DAK. Die Patientin hat im Bereich beider Fersen jeweils ein Druckgeschwür (Dekubitus), die Dr. Söhnke reinigt und von denen sie Nekrosen abträgt. Anschließend verbindet sie beide Wunden. Es handelt sich um den 3. persönlichen Arzt-Patienten-Kontakt im Behandlungsfall.

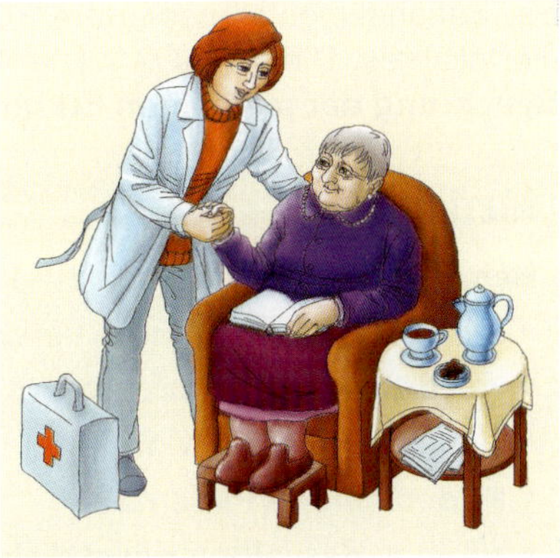

12.2 Die UV-GOÄ

Fallbeispiel

Der Maurergeselle Konstantin Paulsen hat während seiner Arbeitszeit auf der Baustelle einen Unfall erlitten und sich eine Distorsion des Kniegelenks zugezogen. Der Patient ist seit zwei Wochen arbeitsunfähig und wird von Herrn Dr. Helbig behandelt. Die Auszubildende Kristina Beckers spricht ihre erfahrene Kollegin Marina Vogt an.

Kristina: *Habe ich das richtig verstanden, dass Herr Paulsen während seiner Arbeitszeit einen Unfall erlitten hat?*

Marina: *Ja, das ist richtig, Kristina!*

Kristina: *Das bedeutet doch, dass nicht seine gesetzliche Krankenversicherung, sondern die zuständige Berufsgenossenschaft für die Kosten der Heilbehandlung aufkommt.*

Marina: *Ja, auch das ist richtig!*

Kristina: *Gut, aber nach welcher Gebührenordnung müssen die Leistungen, die Dr. Helbig erbracht hat, abgerechnet werden? Muss ich hierbei die Gebührenordnungspositionen des EBM oder der GOÄ in den Computer eintragen?*

Info

Die im Rahmen eines **Arbeits- und Wegeunfalls** erbrachten ärztlichen Leistungen werden auf der Grundlage der **Gebührenordnung der Unfallversicherungen (UV-GOÄ)** direkt mit dem zuständigen Unfallversicherungsträger, beispielsweise der Berufsgenossenschaft, abgerechnet.

Die UV-GOÄ trat am 01. Mai 2001 in Kraft und ähnelt im Aufbau der GOÄ. Die UV-GOÄ weist jedoch hinsichtlich der allgemeinen Bestimmungen und der Leistungsbeschreibungen einige **Besonderheiten** auf, die im Folgenden erläutert werden.

Behandlungsfall

Es ist zu beachten, dass in der UV-GOÄ der **Behandlungsfall** anders definiert wird als in der GOÄ und im EBM. Während die GOÄ den Behandlungsfall auf eine Erkrankung innerhalb eines Monats nach der jeweils ersten Inanspruchnahme des Arztes begrenzt, umfasst der Behandlungsfall nach dem EBM die gesamte Behandlung innerhalb eines Kalendervierteljahres. Die UV-GOÄ bezieht dagegen den Behandlungsfall auf **drei Monate ohne Beachtung der jeweiligen Erkrankung.**

Merke:

Behandlungsfall nach der UV-GOÄ:
- Die **gesamte ambulante Versorgung wird**
- von **demselben Arzt** nach der ersten Inanspruchnahme,
- innerhalb von **drei Monaten,**
- an **demselben Patienten,**
- zulasten **desselben gesetzlichen UV-Trägers** vorgenommen.

Festpreise

Die UV-GOÄ nennt ausschließlich **Festpreise** für die erbrachten ärztlichen Leistungen. Das heißt, dass eine Steigerung der Beträge durch höhere Gebührensätze prinzipiell nicht möglich ist. Eine Abrechnung von Analogleistungen wie im Rahmen der GOÄ ist nicht möglich. Leistungen, die in der UV-GOÄ nicht aufgeführt sind, dürfen auch nicht abgerechnet werden.

Merke:

Steigerungssätze und Analogleistungen sind bei der Abrechnung der Leistungen auf der Grundlage der UV-GOÄ **nicht möglich.**

Allgemeine und besondere Heilbehandlung

Neben der Leistungsbeschreibung sind in der UV-GOÄ **zwei unterschiedliche Eurobeträge** als Honorar für die erbrachte Leistung angegeben. Die erste Spalte nennt jeweils einen niedrigeren Betrag als die zweite Spalte:
- Spalte 1 nennt den Honorarbetrag für die Abrechnung von Leistungen im Rahmen der **allgemeinen Heilbehandlung.**
- Spalte 2 nennt den Honorarbetrag für die Abrechnung von Leistungen im Rahmen der **besonderen Heilbehandlung.**

Die **allgemeine Heilbehandlung** bezeichnet die ärztliche Versorgung eines Arbeits-/Wegeunfalls, die weder einen besonderen personellen oder apparativen Aufwand noch eine spezifische unfallmedizinische Qualifikation des Arztes erforderlich macht. Bei Vorliegen einer sogenannten **Bagatellverletzung** kann die medizinische Versorgung auch von einem Arzt übernommen werden, der keine Ausbildung zum Durchgangsarzt (= D-Arzt) nachweisen kann.

Nach einem Arbeits-/Wegeunfall besteht **Vorstellungspflicht beim D-Arzt,** wenn
- die Verletzung zu einer Arbeitsunfähigkeit führt, die über den Unfalltag hinausgeht,
- der Patient voraussichtlich länger als eine Woche ärztlich behandelt werden muss,
- eine Verordnung von Heil- oder Hilfsmitteln erforderlich ist,
- es sich um eine Wiedererkrankung an Unfallfolgen handelt.

Die **besondere Heilbehandlung** bezeichnet die fachärztliche Behandlung eines Arbeits-/Wegeunfalls, die eine spezielle unfallmedizinische Qualifikation des behandelnden Arztes erforderlich macht. Die besondere Heilbehandlung darf nur durch

- den Unfallversicherungsträger,
- D-Ärzte und
- Handchirurgen veranlasst werden.

Vertragsärzte, die keine D-Ärzte sind, können grundsätzlich nur die Beträge der allgemeinen Heilbehandlung abrechnen.

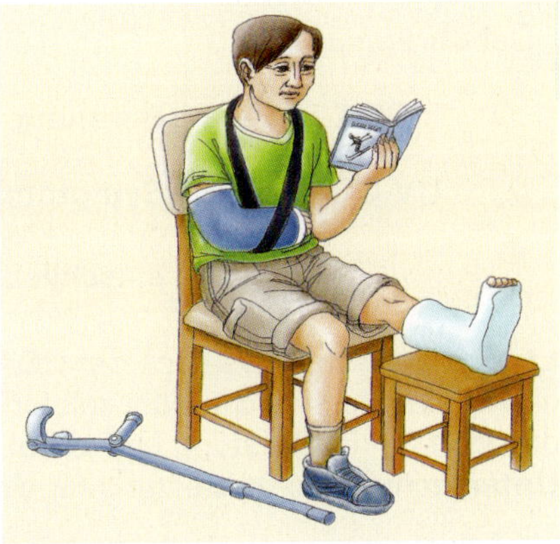

Erstattung von Kosten

Mit der Vergütung für die Leistung sind die allgemeinen Praxiskosten abgegolten sowie die bei der Anwendung von Instrumenten und Apparaten entstehenden Kosten, beispielsweise die Stromkosten für Röntgengeräte oder Registrierpapier beim EKG. Kosten, die nicht mit der Leistung abgegolten sind, können vom Arzt gesondert in Rechnung gestellt werden. Dazu gehören beispielsweise die Kosten für Anästhesien oder Verbandmittel. Diese Kosten werden entweder gegen Einzelnachweis oder pauschal über den **„Berufsgenossenschaftlichen Nebenkostentarif"** erstattet. Wählt der Arzt die Pauschalvergütung über den Nebenkostentarif (BG-NT), erhält er neben der Leistungsvergütung auch die Kosten, die in der Spalte **„Besondere Kosten" in der UV-GOÄ** ausgewiesen werden. Beispielsweise werden neben der UV-GOÄ-Nummer 200 (Verband) besondere Kosten für niedergelassene Ärzte von 1,28 € ausgewiesen. Das heißt, wählt der Arzt die Pauschalvergütung des Nebenkostentarif, erhält er zusätzlich 1,28 € für das Verbandmaterial. Wählt er keine Pauschalvergütung, muss er eine Quittung über die tatsächlichen Materialkosten vorlegen.

Gebührennummern der UV-GOÄ

Die Gebührennummern der GOÄ und der UV-GOÄ sind in weiten Teilen identisch. Allerdings erfolgt die Abrechnung von Leistungen außerhalb der Sprechstunde, in der Nacht, an Wochenenden und Feiertagen nicht über Zuschläge, sondern über eigenständige Abrechnungsnummern. Dadurch unterscheiden sich die ersten Gebührennummern, wie am Beispiel der **Gebührennummer 1** verdeutlicht werden soll:

Für eine **symptombezogene Untersuchung einschließlich einer Beratung** kann der behandelnde Arzt nach der UV-GOÄ die **Gebührennummer 1** berechnen. Die allgemeinen Bestimmungen für die Abrechnung der Nummer 1 nach der UV-GOÄ sind mit denen, die für die Abrechnung der Nummer 1 nach der GOÄ gelten, vergleichbar: Es wird betont, dass die Leistung nach der Nummer 1 neben Leistungen nach den Abschnitten C bis O im Behandlungsfall nur einmal berechnungsfähig ist.

Der **Leistungsinhalt** der Nummer 1 in der UV-GOÄ **unterscheidet sich** jedoch von dem in der GOÄ.

Gebührennummer 1	Leistung
GOÄ	**Beratung** – auch mittels Fernsprecher
UV-GOÄ	**Symptomzentrierte Untersuchung** bei Unfallverletzungen oder bei Verdacht auf das Vorliegen einer Berufskrankheit **einschließlich Beratung**

Es wird deutlich, dass nach der GOÄ die Nummer 1 abgerechnet werden kann, wenn lediglich eine persönliche oder telefonische Beratung stattgefunden hat. Nach der UV-GOÄ dagegen ist die Beratung und **zusätzlich die Durchführung einer symptombezogenen Untersuchung** Voraussetzung für die Abrechnung der Nummer 1.

Im Folgenden werden die ersten Gebührennummern der UV-GOÄ (Stand Mai 2025) vorgestellt:

Gebührennummer UV-GOÄ	Leistung	Allgemeine Heilbehandlung in Euro	Besondere Heilbehandlung in Euro
1	Symptomzentrierte Untersuchung bei Unfallverletzungen oder bei Verdacht auf das Vorliegen einer Berufskrankheit einschließlich Beratung	8,02	9,99
2	**Leistung nach Nummer 1,** jedoch **außerhalb der Sprechstunde** *Die Leistung nach Nummer 2 ist nicht berechnungsfähig, wenn ein Patient zwar nach Ablauf der angezeigten Sprechstundenzeit, jedoch während der noch andauernden Sprechstunde vom Arzt behandelt wird. Dies gilt auch für eine Behandlung im Rahmen einer Bestellpraxis.*	9,27	11,54
3	**Leistung nach Nummer 1,** jedoch bei Nacht **(zwischen 20 und 8 Uhr)**	24,78	30,84
4	**Leistung nach Nummer 1,** jedoch an **Samstagen, Sonn- und Feiertagen**	11,77	14,65
6	Umfassende Untersuchung verbunden mit nach Umfang und Zeit besonderem differenzialdiagnostischen Aufwand und/oder Beteiligung mehrerer Organe einschl. Klärung oder Überprüfung des Zusammenhangs mit der Berufstätigkeit sowie der notwendigen Beratung.	18,73	23,28

7	**Leistung nach Nummer 6,** jedoch **außerhalb der Sprechstunde** *Die Leistung nach Nr. 7 ist nicht berechnungsfähig, wenn ein Patient zwar nach Ablauf der angezeigten Sprechstundenzeit, jedoch während der noch andauernden Sprechstunde vom Arzt behandelt wird. Dies gilt auch für eine Behandlung im Rahmen einer Bestellpraxis.*	19,97	24,85
8	**Leistung nach Nummer 6,** jedoch bei Nacht **(zwischen 20 und 8 Uhr)**	35,48	44,17
9	**Leistung nach Nummer 6,** jedoch an **Samstagen, Sonn- und Feiertagen**	22,46	27,95
11	Beratung – auch mittels Fernsprecher – als alleinige Leistung	3,21	3,99
12	**Leistung nach Nummer 11,** jedoch **außerhalb der Sprechstunde** *Die Leistung nach Nr. 12 ist nicht berechnungsfähig, wenn ein Patient zwar nach Ablauf der angezeigten Sprechstundenzeit, jedoch während der noch andauernden Sprechstunde vom Arzt beraten wird. Dies gilt auch für eine Behandlung im Rahmen einer Bestellpraxis.*	4,46	5,53
13	**Leistung nach Nummer 11,** jedoch bei **Nacht (zwischen 20 und 8 Uhr)**	19,97	24,85
14	**Leistung nach Nummer 11,** jedoch an **Samstagen, Sonn- und Feiertagen**	6,94	8,66

Befundberichte

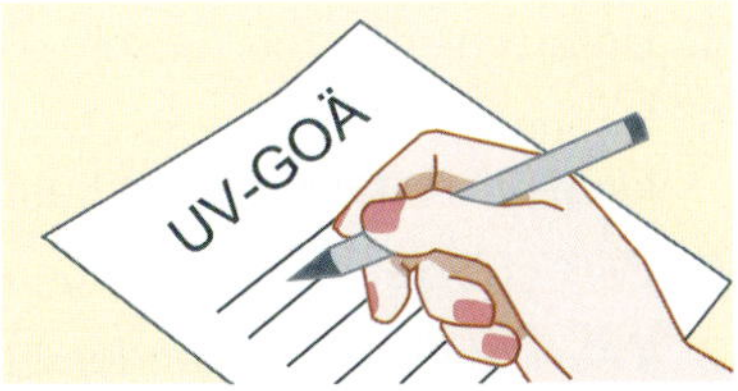

Das Erstellen eines **einfachen Befundberichts** ist ebenso wie die Mitteilung des Befundes mit der Gebühr für die zugrunde liegende Leistung (beispielsweise die symptomzentrierte Untersuchung) **abgegolten.** Für das Ausfüllen bestimmter **Vordrucke** nennt die UV-GOÄ **feste Berichtsgebühren.** Berichte, die auf Verlangen der Berufsgenossenschaft oder aufgrund des Vertrages Ärzte/Unfallversicherungsträger **ohne die Verwendung eines Vordrucks** angefertigt werden, können **gesondert in Rechnung** gestellt werden. Die Gebühr hierfür bemisst sich entsprechend dem Aufwand, Zweck und Inhalt nach den Gebühren für die Nummern 110 bis 123. **Porto** für angeforderte Berichte kann der Arzt ggf. zusätzlich in Rechnung stellen.

Die folgende Tabelle nennt exemplarisch Abrechnungsnummern für **das Anfertigen von Berichten und Bescheinigungen:**

UV-GOÄ

Gebühren-nummer UV-GOÄ	Leistung	Gebühr in Euro
110	**Vordruck F 1100** – Auskunft Behandlung	12,90
125	**Vordruck F 1050** – Ärztliche Unfallmeldung	9,86
132	**Arztvordruck F 1000** – Durchgangsarztbericht	21,89
141	**Vordruck F 6000** – Ärztliche Anzeige über eine Berufskrankheit (§ 44 Vertrag Ärzte/UV-Träger)	19,66
143	**Vordruck** – Bescheinigung zum Nachweis der Arbeitsunfähigkeit (§ 47 Vertrag Ärzte/UV-Träger)	3,53
145	**Überweisung (ohne Formtext)** (§§ 26, 39 und 41 Vertrag Ärzte/UV-Träger)	4,51

Hinweis:

Eine Ärztliche Unfallmeldung auf F 1050 muss auch erfolgen, wenn der Unfall D-Arzt-pflichtig ist. Neben der UV-GOÄ-Nummer 125 darf die UV-GOÄ-Nr. 145 nicht abgerechnet werden.

Übungen

1. Welche Gebührenordnung bildet die Grundlage für die Abrechnung von Leistungen im Rahmen eines Arbeitsunfalls (siehe Fallbeispiel)?
2. Definieren Sie den Behandlungsfall nach der UV-GOÄ.
3. Begründen Sie, wieso in der UV-GOÄ zwei unterschiedliche Eurobeträge als Honorar für die ärztliche Leistung angegeben sind.
4. Unterscheiden Sie zwischen der allgemeinen und der besonderen Heilbehandlung.
5. Nennen Sie die Voraussetzungen, unter denen nach einem Arbeits-/Wegeunfall Vorstellungspflicht beim D-Arzt besteht.
6. Wer ist berechtigt, besondere Heilbehandlung zu veranlassen?
7. Wie werden die folgenden Leistungen und Auslagen nach der UV-GOÄ berechnet?
   a) Erstellen eines einfachen Befundberichts
   b) Ausfüllen eines Vordrucks
   c) Erstellen eines Berichts ohne die Verwendung eines Vordrucks auf Verlangen der Berufsgenossenschaft
   d) Auslagen für Porto

8. Rechnen Sie die Leistungen, die in den folgenden Fallbeispielen erbracht werden, ab.

   a) Herr Norbert Schmitz erleidet einen Arbeitsunfall. Frau Dr. Söhnke untersucht den Patienten im Rahmen der allgemeinen Heilbehandlung symptomzentriert und legt einen Tape-Verband an (Gebührennummer 201 B). Die erste Seite der ärztlichen Unfallmeldung wird ausgefüllt und der zuständigen Berufsgenossenschaft zugesandt.

   b) Die Einzelhandelskauffrau Kathrin Kolschewski sucht die Praxis von Dr. Helbig um 19.00 Uhr auf; die Sprechstunde dauert noch an. Frau Kolschewski hat sich während ihrer Arbeitszeit eine Distorsion des rechten Fußgelenks zugezogen. Dr. Helbig untersucht die Patientin symptombezogen und legt einen Kompressionsverband an (Gebührenordnungsnummer 203 A). Frau Kolschewski kann ihrer Arbeit voraussichtlich eine Woche lang nicht nachgehen. Dr. Helbig stellt eine Bescheinigung zum Nachweis der Arbeitsunfähigkeit aus.

   c) Nach Beendigung der Sprechstunde (19.30 Uhr) klopft der Patient Uwe Neumann an die Praxistür von Dr. Helbig. Herr Neumann ist Angestellter im Garten- und Landschaftsbau und hat sich während der Arbeitszeit eine Wunde an der Schläfe zugezogen. Dr. Helbig untersucht den Patienten symptomzentriert und versorgt die Wunde (Gebührenordnungsnummer 2000). Herr Neumann kann am nächsten Tag seiner Arbeit wieder nachgehen.

   d) Der Hotelfachmann David Lomeyer wird an einem Sonntag um 15.00 Uhr von Dr. Helbig behandelt. Der Patient ist während der Arbeit auf dem nassen Fußboden ausgerutscht und hat sich eine Fraktur des linken Sprunggelenks zugezogen. Herr Lomeyer ist voraussichtlich die nächsten vier Wochen arbeitsunfähig. Dr. Helbig untersucht den Patienten symptombezogen und legt einen Gipsschienenverband an (Gebührenordnungsnummer 228 C). Dr. Helbig stellt eine Bescheinigung zum Nachweis der Arbeitsunfähigkeit aus.

   e) Herr Tobias Schröder wurde von Dr. Helbig nach einem Arbeitsunfall behandelt. Am 3.5. ruft Herr Schröder Dr. Helbig an und wird bezüglich seiner Medikation beraten. Rechnen Sie die Beratung ab.

   f) Der Maurer Konstantin Paulsen hat während der Arbeitszeit einen Unfall erlitten und stellt sich mit Schmerzen im Knie seiner Hausärztin Frau Dr. Söhnke vor. Nach einer symptombezogenen Untersuchung stellt sich heraus, dass der Patient für mehrere Tage arbeitsunfähig ist. Dr. Söhnke füllt die Ärztliche Unfallmeldung aus und überweist den Patienten an ihren Kollegen Dr. Helbig. Rechnen Sie die von Frau Dr. Söhnke erbrachten Leistungen ab.

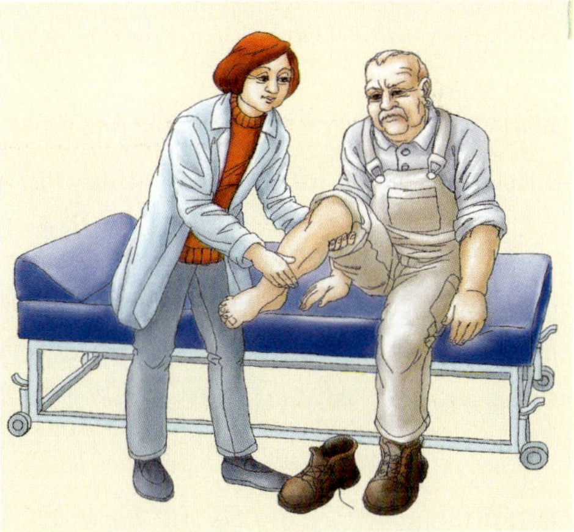

Lernfeld 11:
Patienten bei der Prävention begleiten

13 Früherkennungs- und Vorsorgeleistungen

Thematische Einordnung in den Rahmenlehrplan

Die Arztpraxis von heute fungiert als modernes Dienstleistungsunternehmen, in dem der Mensch in allen Gesundheitsfragen Beratung findet und eine gesunde Lebensführung sowie die Prävention von Krankheiten in den Vordergrund rücken. Hierbei ist die Arztpraxis gefordert, die Patienten aufzuklären, zu beraten und für präventive Maßnahmen zu gewinnen. Um diesen Aufgaben gerecht zu werden, muss die Medizinische Fachangestellte über Kenntnisse der Leistungsinhalte sowie der entsprechenden Kostenregelungen und Dokumentation der erbrachten präventiven Leistungen verfügen.[1]

13.1 Präventive Leistungen im Überblick

Fallbeispiel

In der Praxisgemeinschaft von Herrn Dr. Helbig und Frau Dr. Söhnke ist gerade Mittagspause. Die MFA Marina Vogt hat die nahe gelegene Imbissbude aufgesucht und ihr Lieblingsessen, Currywurst und eine doppelte Portion Pommes frites mit Mayonnaise, bestellt. Schnell spült sie den letzten Bissen mit einem Schluck Cola hinunter, um dann noch eilig vor der Tür zwei Zigaretten zu rauchen, bevor der Praxisbetrieb wieder beginnt. Als sie zurück in die Praxis kommt, wird sie von der Auszubildenden Kristina Beckers angesprochen.

Kristina: *Sag mal Marina, meinst du nicht, dass wir als MFA für die Patienten ein Vorbild sein sollten?*

Marina: *Wie meinst du das, Kristina?*

Kristina: *Na ja, du isst fast jeden Tag auf die Schnelle ungesundes, fettes Essen und du rauchst ja auch ziemlich viele Zigaretten am Tag. Dazu kommt noch der Stress hier in der Praxis. Denk doch mal an deinen Vater, der hat doch vor kurzem einen Herzinfarkt gehabt.*

Marina: *Also ich weiß wirklich nicht, was mein Vater mit meinem Essverhalten zu tun hat. Der ist bloß nie zur Vorsorge gegangen. Es geht ihm auch schon wieder besser. Er kommt nächste Woche aus der Reha und will sich dann in ein DMP einschreiben.*

Kristina: *DMP? Den Begriff habe ich schon mal gehört. Kannst du mir bitte noch mal erklären, was man genau darunter versteht? Außerdem würde mich interessieren, welche Leistungen der Gesundheitsvorsorge die Patienten in Anspruch nehmen können. Schließlich gilt ja:* ***Vorsorgen ist besser als heilen!***

1 Siehe Rahmenlehrplan für den Ausbildungsberuf Medizinischer Fachangestellter/Medizinische Fachangestellte (Beschluss der Kultusministerkonferenz vom 18.11. 2005), Seite 19

Info

Als **Prävention** (aus dem Lateinischen praevenire = zuvorkommen, verhüten) bezeichnet man **vorbeugende Maßnahmen,** mit dem Ziel, ein unerwünschtes Ereignis zu verhindern. Der Begriff wird vor allem in der Medizin in den Bereichen der Krankheitsvorbeugung verwendet. Ein anderes Wort für „Prävention" ist die **„Prophylaxe";** dieser Begriff kommt aus dem Griechischen.

Merke:

Prävention (lat.) bedeutet **Vorbeugung;** Prophylaxe (griech.) hat dieselbe Bedeutung.

Die Inhalte der unterschiedlichen präventiven Leistungen, wie beispielsweise der Krebsfrüherkennungsuntersuchungen, sind den **Richtlinien des Bundesausschusses der Ärzte und Krankenkassen** entnommen. Die Richtlinien sind maßgebend für die Abrechnung der Vorsorgeuntersuchungen mit den gesetzlichen Krankenkassen. Darüber hinaus bieten die gesetzlichen Krankenkassen auf freiwilliger Basis weitere präventive Leistungen als „Satzungsleistungen" an. Die privaten Krankenkassen orientieren sich an den Richtlinien des Bundesausschusses, übernehmen darüber hinaus häufig auch die Kosten für weitergehende präventive Leistungen. Die sogenannten „Sonstigen Kostenträger" schließen sich in der Regel ebenfalls den Richtlinien an.

Die folgende Darstellung zeigt die präventiven Leistungen, die unter bestimmten Voraussetzungen von den gesetzlichen und privaten Krankenkassen angeboten und auf der Grundlage des EBM bzw. der GOÄ abgerechnet werden.

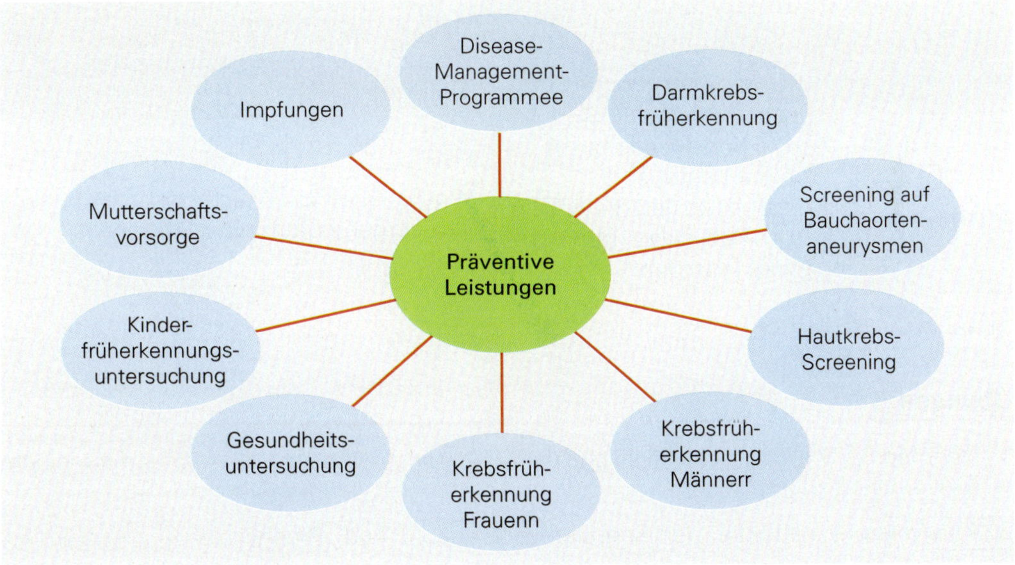

Abb. 1 Präventive Leistungen

Die präventiven Maßnahmen lassen sich in drei Bereiche bzw. Stufen gliedern: in die **primäre,** die **sekundäre** und die **tertiäre Prävention.** Die folgende Tabelle nennt Beispiele und Ziele der drei Bereiche.

Präventionsart	Ziele	Maßnahmen
primäre Prävention	Die Entstehung von Krankheiten soll verhindert werden. Die Gesundheit soll gewahrt werden.	Schutzimpfungen gesunde Ernährung/Sport Stressvermeidung Sexualaufklärung Hygiene Rachitis-Prophylaxe durch Vitamin D-Gabe Struma-Prophylaxe durch Jod-Gabe
sekundäre Prävention	Krankheiten und Risikofaktoren sollen möglichst frühzeitig erkannt werden.	Mutterschaftsvorsorge Kinderfrüherkennungsuntersuchungen Jugendgesundheitsuntersuchung Krebsfrüherkennungsuntersuchungen Gesundheitsuntersuchung ab 18 Jahren Vorsorgekoloskopie Hautkrebs-Screening Mammographie-Screening Ultraschall-Screening (Bauchaortenaneurysmen)
tertiäre Prävention	Die Komplikationsrate einer bestehenden Krankheit und die Anzahl der Rückfälle sollen minimiert werden.	DMP Rehabilitation (z. B. nach Herzinfarkt, Nachsorgeprogramm nach Tumorerkrankungen)

Tabelle: Präventionsarten

Übungen

1. Nehmen Sie Stellung zu der Aussage der MFA Marina: „Was hat mein Vater mit meinem Essverhalten zu tun?"
2. Was versteht man unter den Begriffen „Prävention" und „Prophylaxe"?
3. Nennen und erläutern Sie die drei Arten der Prävention anhand von Beispielen.
4. Eine gesunde Lebensführung gehört zu den Maßnahmen der primären Prävention. Welche Maßnahmen der sekundären und tertiären Prävention werden im Fallbeispiel angesprochen?

13.2 Impfungen

Fallbeispiel

Die 43-jährige Krankenschwester Nina Neugebauer (versichert bei der DAK) sucht die Praxis von Dr. Söhnke auf, um sich über die Notwendigkeit einer Grippeschutzimpfung zu informieren. Frau Dr. Söhnke rät der Patientin, eine Grippeschutzimpfung vornehmen zu lassen, da Frau Neugebauer seit Jahren an Asthma leidet und somit zu der Gruppe der „Risikopatienten" zählt.

Nachdem die Ärztin Frau Neugebauer über die Vorteile und Risiken der Impfung aufgeklärt hat, erklärt sich die Patientin mit der Durchführung der Impfung einverstanden. Dr. Söhnke untersucht Frau Neugebauer auf Impffähigkeit. Anschließend nimmt die Ärztin die Impfung vor und dokumentiert dieses. Der MFA Luca Hilden wird gebeten, die durchgeführten Leistungen abzurechnen.

Info

Bei einer **Schutzimpfung** handelt es sich um eine **präventive Maßnahme** gegen verschiedene Infektionskrankheiten. Man unterscheidet die **aktive** und die **passive Impfung.**

Bei der **aktiven Impfung** wird ein Impfstoff in Form von abgeschwächten oder abgetöteten Krankheitserregern oder deren Toxine in den Körper injiziert. Hierbei soll das körpereigene Immunsystem Antikörper bilden, sodass eine spezifische Immunität gegen die entsprechende Infektionskrankheit erreicht wird.

Bei der **passiven Impfung** wird ein Serum in den Körper injiziert, das die spezifischen Antikörper gegen den entsprechenden Krankheitserreger bereits enthält. Dazu gehört beispielsweise die RSV-Prophylaxe bei Säuglingen.

Seit 2020 gibt es eine **Impfpflicht** gegen **Masern**. Alle **Kinder** müssen bis zum Eintritt in die Schule oder den Kindergarten gegen Masern geimpft sein. Gleiches gilt für Personen, die in Gemeinschaftseinrichtungen oder medizinischen Einrichtungen arbeiten wie Lehrer oder medizinisches Personal. Auch diese Personen müssen einen vollständigen Impfschutz gegen Masern vorweisen, sofern sie **nach 1970 geboren** wurden. Bis auf die Impfpflicht gegen Masern, obliegt es jedem Einzelnen, sich impfen zu lassen.

Die **Abrechnung** der Impfleistungen richtet sich

- bei **gesetzlich versicherten Patienten** nach den **Richtlinien des gemeinsamen Bundesausschusses (G-BA),**
- bei **privat versicherten Patienten** nach der **GOÄ.**

13.2.1 Abrechnung bei gesetzlich Versicherten

Der **Gemeinsame Bundesausschuss** entscheidet, welche von der **Ständigen Impfkommission (STIKO)** beim Robert Koch-Institut (RKI) empfohlenen Impfungen zu den Pflichtleistungen aller gesetzlichen Krankenkassen gehören.

Die **STIKO** ist das Expertengremium, das nach dem Infektionsschutzgesetz Empfehlungen für die Durchführung von Schutzimpfungen erarbeitet. Nur in begründeten Ausnahmefällen kann der Gemeinsame Bundesausschuss von den Empfehlungen der STIKO abweichen. Die Bestimmungen im Einzelnen können im Internet unter www.g-ba.de bzw. www.rki.de nachgelesen werden.

Als **Standardimpfungen** gelten alle Impfungen, die im Impfkalender aufgeführt sind. Daneben haben Versicherte Anspruch auf **Indikationsimpfungen,** falls sie aufgrund einer vorbestehenden Krankheit ein erhöhtes Infektionsrisiko haben. Zudem werden Impfungen übernommen, wenn ein Versicherter aus beruflichen Gründen oder im Rahmen seiner Ausbildung ins Ausland reisen muss **(berufliche bzw. Reiseindikation).** Dadurch soll das Einschleppen von Krankheiten aus dem Ausland nach Deutschland verhindert werden.

Impfungen, die im direkten zeitlichen Zusammenhang mit einer **Verletzung** stehen (aktive und passive Impfungen gegen Tetanus oder Tollwut), sind mit der Versicherten- bzw. Grundpauschale abgegolten. Werden jedoch in diesem Zusammenhang Auffrischimpfungen notwendig, so werden diese mit der entsprechenden Impfnummer abgerechnet.

Die Abrechnung der Impfleistungen erfolgt **quartalsweise über die zuständige KV.** Gemäß den Richtlinien des Gemeinsamen Bundessauschusses werden jeder Impfung bestimmte **Dokumentationsnummern** zugeordnet. Der Gemeinsame Bundesausschuss hat **bundeseinheitliche Dokumentationsnummern** zur Abrechnung der Schutzimpfungen festgelegt.

Die Dokumentationsnummern werden bei den **Standard- und Indikationsimpfungen** ggf. durch die **Zusatzbuchstaben A, B oder R** ergänzt. Die Kennzeichnung von Impfungen aufgrund einer **beruflichen Indikation** erfolgt durch die **Zusatzbuchstaben V, W, X oder Y.**
Die Zusatzbuchstaben haben die folgende Bedeutung:

A (V) = erste Dosen eines Impfzyklus bzw. unvollständige Impfserie
B (W) = letzte Dosis eines Impfzyklus
R (X) = Auffrischungsimpfung
Y = Einzeldosis bei beruflicher Indikation

Vor der Impfung berät der Arzt den Patienten über Nutzen und Risiken der Maßnahme. Lehnt der Patient daraufhin die Impfung ab, wird für die **Beratung als alleinige Leistung** bei manchen KVen eine eigene Symbolnummer eingetragen, bei der KV Nordrhein ist das die Nummer **89090.**

Die folgende Übersicht nennt exemplarisch **Dokumentationsnummern:**

Impfung	Dokumentations-Nr.
Impfberatung als alleinige Leistung	89090 (gilt für KV No)
Covid-19 mit Impfstoff Comirnaty KP.2	88348
Humane Papillomaviren (HPV) – Kinder und Jugendliche 9–17 Jahre	89110
Influenza (Standardimpfung) – Personen über 60 Jahre	89111
Influenza – Indikationsimpfung	89112
Meningokokken C (Standardimpfung) – Kinder	89114
Meningokokken B (Standardimpfung) – Kinder	89116
Pneumokokken (Standardimpfung) – Kinder bis 24 Monate	89118
Pneumokokken (Standardimpfung) – Personen über 60 Jahre	89119
Tetanus	89124

Impfung	Dokumentations-Nr.
Varizellen (Standardimpfung) – Säuglinge, Kinder und Jugendliche bis 17 Jahre	89125
Varizellen – Indikationsimpfung	89126
RSV (Standardimpfung) – Personen ab dem Alter von 75 Jahren	89137
Diphtherie, Pertussis, Tetanus (DTaP)	89300
Diphtherie, Pertussis, Tetanus (Tdap)	89303
Diphtherie, Pertussis, Tetanus, Poliomyelitis (TdapIPV)	89400
Masern, Mumps, Röteln, Varizellen (MMRV)	89401
Diphtherie, Pertussis, Tetanus, Poliomyelitis, Haemophilus influenzae Typ b, Hepatitis B (DTaP-IPV-Hib-HB)	89600

Die Abrechnung der **RSV-Prophylaxe** bei Säuglingen erfolgt über folgende GOP aus dem EBM:

- **GOP 01941:** Impfung einschließlich Beratung und Dokumentation
- **GOP 01942:** Zuschlag zur GOP 01941, falls der Impfstoff über den Sprechstundenbedarf bezogen werden kann
- **GOP 01943:** Beratung ohne Impfung.

GOP	Kurztext	Punkte
01941	**RSV-Prophylaxe**	75
01942	**Zuschlag** zur GOP 01941	34
01943	**Aufklärung und Beratung** zur RSV-Prophylaxe	32

Die erfolgte Impfung wird in der Kartei und im **Impfbuch** des Patienten dokumentiert. Die Abbildung rechts zeigt das Impfbuch.

Die Vergütung von Impfleistungen erfolgt **extrabudgetär.** Mit der Abrechnung sind **sämtliche im Zusammenhang** mit der Schutzimpfung erbrachten Leistungen **abgegolten.** Hierzu gehören vor allem die Untersuchung und Aufklärung des Patienten, die Dokumentationen der erbrachten Leistung sowie die Verordnung des Impfstoffes und die Durchführung der Impfung. Wird eine Mehrfachimpfung verabreicht, so gilt dieses als eine Leistung.

Die Impfstoffe für die von der STIKO empfohlenen Impfungen werden als **Sprechstundenbedarf** verordnet. Grundsätzlich ist Sprechstundenbedarf kalendervierteljährlich zu beziehen. Da dieses bei

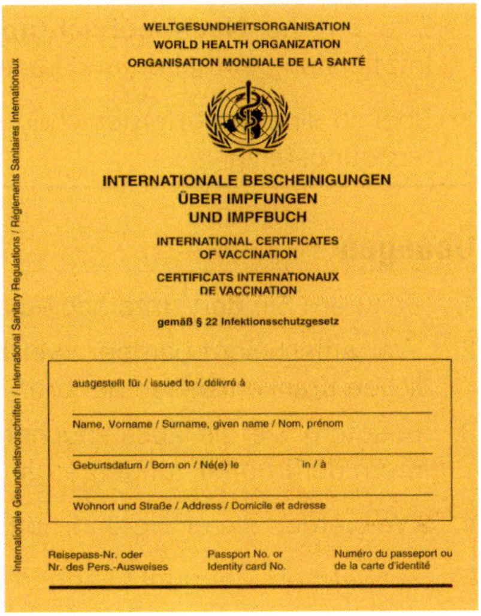

Abb. 1 Impfbuch

Berücksichtigung des Verfalldatums des Impfstoffes und der medizinischen Erfordernisse nicht immer möglich ist, kann die Verordnung von Impfstoffen auch bei Bedarf während des laufenden Quartals erfolgen.

Impfstoffe, die als Sprechstundenbedarf bezogen werden, werden mittels **Arzneiverordnungsblatt (Muster 16)** bezogen. Auf dem Vordruck sind die **Felder 8 und 9** zu markieren. Als zuständiger Kostenträger ist die Stelle anzugeben, zu deren Lasten der verordnende Arzt seinen übrigen Sprechstundenbedarf bezieht.

13.2.2 Abrechnung nach der GOÄ

Die Abrechnung von **Impfleistungen als privatärztliche Leistung** erfolgt nach der GOÄ, Abschnitt C V. (Impfungen und Testungen). Die GOÄ nennt hierfür die Nummern 375 bis 378.

GOÄ-Nr.	Leistung	Punkte
375	**Schutzimpfung** (intramuskulär, subkutan) – gegebenenfalls einschließlich Eintragung in den Impfpass	80
376	**Schutzimpfung (oral)** – einschließlich beratendem Gespräch	80
377	**Zusatzinjektion** bei Parallelimpfung	50
378	**Simultanimpfung** (gleichzeitig passive und aktive Impfung gegen Wundstarrkrampf)	120

Bei der Abrechnung der **Impfleistungen** ist Folgendes zu beachten:

- Neben den Leistungen nach **GOÄ-Nr. 376 bis 378** sind die Leistungen nach den GOÄ-Nrn. 1 und 2 nicht berechnungsfähig.
- Die Untersuchung auf **Impffähigkeit** kann mit der **GOÄ-Nr. 5** gesondert berechnet werden.
- Erforderliche **Nachbeobachtungen am Tag der Impfung** sind in der erbrachten Impfleistung enthalten und können nicht gesondert berechnet werden.
- Ebenso sind die erforderlichen **Eintragungen in den Impfpass** nicht gesondert berechnungsfähig.

Übungen

1. Erläutern Sie den Unterschied zwischen der passiven und der aktiven Impfung.
2. Wer entscheidet darüber, welche Impfleistungen zu den Pflichtleistungen der gesetzlichen Krankenkassen gehören?
3. Erläutern Sie die Zusatzbuchstaben A, B und R, durch die die Dokumentationsnummern der Impfleistungen ergänzt werden.
4. Wo werden die erfolgten Impfungen dokumentiert?
5. Zu welchem Zeitpunkt können Impfstoffe verordnet werden?
6. Auf welchem Vordruck erfolgt die Verordnung von Impfstoffen?

7. Welche Felder müssen Sie bei der Verordnung von Impfstoffen auf dem entsprechenden Vordruck markieren?

8. Rechnen Sie die folgenden Leistungen ab:
   a) Frau Neugebauer (Mitglied der DAK) sucht Dr. Söhnke auf und lässt eine Grippeschutzimpfung durchführen (siehe Fallbeispiel).
   b) Die 13 Monate alte Nele Meinert (familienversichert bei der DAK) wird erstmalig gegen Masern, Mumps, Röteln und Varizellen (MMRV) geimpft.
   c) Die MFA Gülay plant eine Schwangerschaft und lässt ihren Röteltiter überprüfen. Nachdem festgestellt wurde, dass der Titer unzureichend ist, lässt sich Gülay gegen Röteln impfen.
   d) Martin Hammerbach (48 Jahre, Mitglied einer Betriebskrankenkasse) hat sich bei der Gartenarbeit eine blutende Wunde zugezogen. Dr. Söhnke säubert und verbindet die Wunde. Da die letzte Tetanusimpfung 12 Jahre her ist, benötigt Herr Hammerbach eine Auffrischungsimpfung. Dr. Söhnke empfiehlt die Verabreichung eines Kombinationsimpfstoffs aus Diphtherie, Pertussis und Tetanus. Es handelt sich um den ersten Arzt-Patienten-Kontakt im Quartal.

9. Der Patient Volker Unterbarnscheid sucht die Praxis von Dr. Söhnke auf, um sich vor seinem Urlaub gegen Hepatitis A und B impfen zu lassen. Herr Unterbarnscheid hat einen 4-wöchigen Tropenurlaub gebucht. Wer kommt für die Kosten der Impfung auf?

10. In welchem Abschnitt der GOÄ finden Sie die Nummern für die Abrechnung von Impfleistungen?

11. Rechnen Sie die folgenden Leistungen ab.
   a) Der 84-jährige Patient Karl Barkhofen (privat krankenversichert) lässt eine Grippeschutzimpfung durchführen, nachdem Dr. Söhnke ihn beraten und symptombezogen untersucht hat, um einen akuten grippalen Infekt auszuschließen. Anschließend trägt die Ärztin die erfolgte Impfung in den Impfpass von Herrn Barkhofen ein.
   b) Die 25-jährige Privatpatientin Klarissa Globemann lässt sich vor einem Auslandsaufenthalt beraten. Nachdem die Impffähigkeit der Patientin bestätigt wurde, wird Frau Globemann gegen Cholera geimpft (Schluckimpfung). Die Impfung wird im Impfpass dokumentiert.
   c) Der Privatpatient Holger von Blumenbach ist von seinem Hund Prinz gebissen worden. Herr von Blumenbach sucht seine Hausärztin auf, die die Wunde versorgt (Erstversorgung einer kleinen Wunde), eine Simultanimpfung zur Tetanusprophylaxe durchführt und die erfolgte Impfung im Impfpass des Patienten dokumentiert.

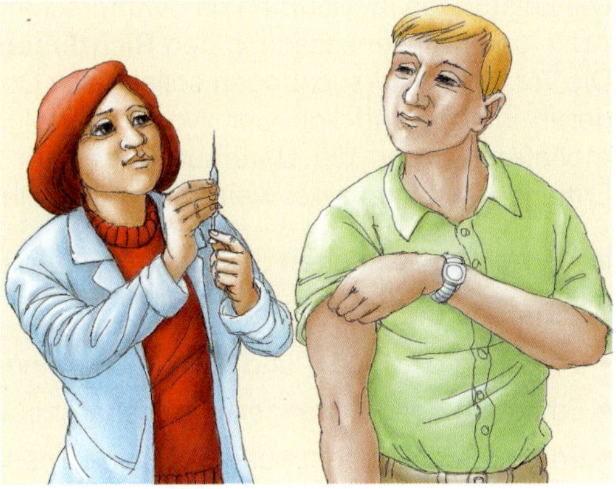

13.3 Mutterschaftsvorsorge

Fallbeispiel

Frau Dr. Söhnke und Herr Dr. Helbig unterhalten sich über die Ereignisse in der Praxis.

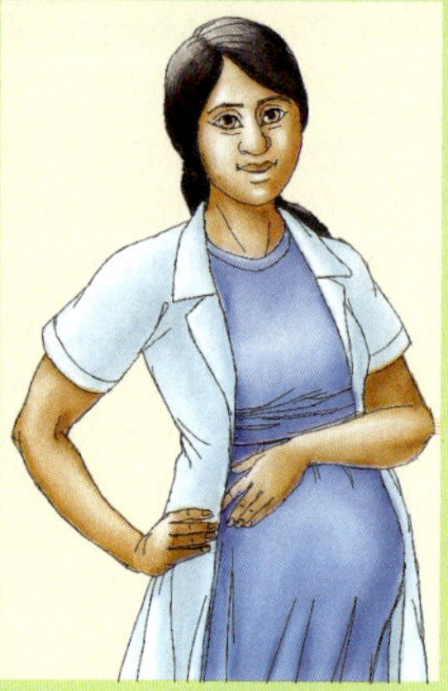

Dr. Söhnke: *Weißt du eigentlich schon, dass unsere MFA Gülay schwanger ist?*

Dr. Helbig: *Ja, Gülay hat es mir gestern selbst erzählt.*

Dr. Söhnke: *Da müssen wir uns mit Gülay zusammensetzen und klären, in welchen Arbeitsbereichen wir Gülay bis zum Beginn des Mutterschutzes einsetzen können.*

Dr. Helbig: *Ja, das ist richtig. Vor allem ist es wichtig, dass es Gülay gut geht und sie die ärztlichen Mutterschaftsvorsorgeuntersuchungen regelmäßig in Anspruch nimmt!*

Info

Jede Frau, bei der eine Schwangerschaft festgestellt wurde, hat Anspruch auf **Mutterschaftsvorsorge;** die Leistungen der Mutterschaftsvorsorge sind Bestandteile der vertragsärztlichen Versorgung und müssen von den gesetzlichen Krankenkassen übernommen werden. Ebenso haben privat versicherte Patientinnen Anspruch auf Leistungen im Rahmen der Mutterschaftsvorsorge.

Durch die Mutterschaftsvorsorge sollen potenzielle Gefahren für Leben und Gesundheit von Mutter und Kind frühzeitig erfasst und abgewendet werden; sowohl Risikoschwangerschaften als auch Risikogeburten sollen rechtzeitig erkannt werden.

13.3.1 Abrechnung nach dem EBM

Die Leistungen im Rahmen der Mutterschaftsvorsorge werden vom Bundesausschuss der Ärzte und Krankenkassen in den **Richtlinien der Mutterschaftsvorsorge** genau definiert. Die Vorsorgeuntersuchungen sollen nach Durchführung der Erstuntersuchung der Schwangeren im Abstand von vier Wochen erfolgen. In den letzten beiden Schwangerschaftsmonaten werden die Untersuchungen im 2-Wochen-Rhythmus durchgeführt. Nach der Entbindung folgen zwei weitere Untersuchungen.

Im Einzelnen beinhalten die Vorsorgeuntersuchungen die folgenden **Leistungen:**

Anamnese und Beratung

- Erhebung der Eigen- und Familienanamnese
- Erhebung der Schwangerschaftsanamnese
- Erhebung der Arbeits- und Sozialanamnese

Allgemeine Erstuntersuchung und Folgeuntersuchungen

- Gynäkologische Untersuchung mit Zervixabstrich (Untersuchung auf Zellveränderungen)
- Bestimmen des Körpergewichtes und des Blutdrucks
- Urinuntersuchung (Eiweiß, Glukose, ggf. Bakterien)
- Urinuntersuchung auf Chlamydien
- Bestimmen des Hämoglobins
- Kontrolle des Gebärmutterstandes
- Kontrolle der kindlichen Herztöne
- Kontrolle der Lage des Kindes

Serologische Untersuchungen

- Bestimmen der Blutgruppe mit Rhesusfaktor
- Lues-Suchreaktion (TPHA)
- Antikörpersuchtest
- HIV-Test (freiwillig)
- Untersuchung auf Schwangerschaftsdiabetes
- Untersuchung auf Hepatitis B

Ultraschalluntersuchungen

- vom Beginn der 9. SSW (= Schwangerschaftswoche) bis zum Ende der 12. SSW
- vom Beginn der 19. SSW bis zum Ende der 22. SSW
- vom Beginn der 29. SSW bis zum Ende der 32. SSW

Untersuchung und Beratung nach der Entbindung

- Untersuchung im Laufe der ersten Woche nach der Entbindung, eine weitere Untersuchung sechs bis acht Wochen nach der Entbindung
- allgemeine und gynäkologische Untersuchung
- Messung des Blutdrucks
- Urinuntersuchung (Eiweiß, Glukose, ggf. bakteriologische Untersuchung)
- Beratung

Die schwangere Patientin erhält von ihrem betreuenden Gynäkologen einen **Mutterpass,** in dem alle durchgeführten Untersuchungen dokumentiert werden. Der Mutterpass bietet ausreichend Platz für die Dokumentation von zwei Schwangerschaften.

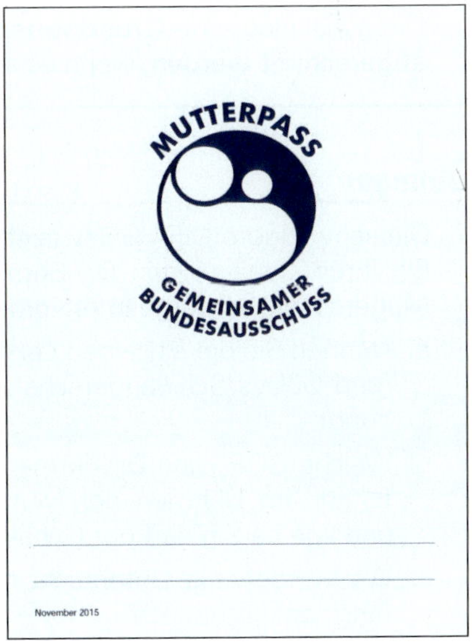

Abb. 1 Mutterpass

Leistungen im Rahmen der Mutterschaftsvorsorge werden durch Gynäkologen vorgenommen. Nur sie dürfen die **GOP 01770** für die **Betreuung einer Schwangeren** abrechnen. Dabei ist zu beachten, dass nur ein Vertragsarzt im Quartal diese GOP abrechnen darf. Sind Untersuchungen im Rahmen der Mutterschaftsvorsorge durch einen anderen Vertragsarzt notwendig, z. B. im Vertretungsfall, darf der Vertretungsarzt anstelle der GOP 01770 die Grundpauschale abrechnen. Da Hausärzte die Mutterschaftsvorsorge nicht abrechnen dürfen, werden weiter GOP der Mutterschaftsvorsorge nicht vorgestellt.

GOP	Kurztext	Punkte
01770	**Betreuung einer Schwangeren** *Obligater Leistungsinhalt* – Beratung und Untersuchungen gemäß den Mutterschafts-Richtlinien, – Ultraschalluntersuchungen nach Anlage 1a und 1b der Mutterschafts-Richtlinien, – Bilddokumentationen(en), – Dokumentation im Mutterpass einmal im Behandlungsfall	1172

Bei der Abrechnung der **GOP 01770** sind folgende Punkte zu beachten:

- Die Berechnung setzt die **Genehmigung der Kassenärztlichen Vereinigung** nach den Ultraschallvereinbarungen voraus.
- Die GOP 01770 ist höchsten vier Mal je Schwangerschaft berechnungsfähig.
- Die GOP 01770 ist ausschließlich in Quartalen berechnungsfähig, in denen eine Schwangerschaft vorliegt.
- Die GOP 01770 kann nur **einmal im Behandlungsfall** abgerechnet werden, auch wenn die Patientin, gemäß den Richtlinien, alle vier Wochen eine Vorsorgeleistung im Rahmen der Mutterschaftsvorsorge in Anspruch nimmt.
- Die gynäkologische **Grundpauschale** (GOP 08211) darf **nicht neben der GOP 01770 abgerechnet werden,** wenn es sich um reine Vorsorgeleistungen handelt.

Übungen

1. Die schwangere MFA Gülay (siehe Fallbeispiel) sucht regelmäßig ihren Gynäkologen Dr. Ehrmann auf, um Leistungen der Mutterschaftsvorsorge in Anspruch zu nehmen.
   a) Nennen Sie die einzelnen Leistungen, die Dr. Ehrmann während Gülays Schwangerschaft und nach der Entbindung erbringt.
   b) Welche GOP kann Dr. Ehrmann für die Erbringung der Leistungen im Rahmen der Mutterschaftsvorsorge abrechnen und wie häufig darf der Gynäkologe diese GOP berechnen?
   c) Wo werden die Untersuchungen, die Dr. Ehrmann durchführt, dokumentiert?

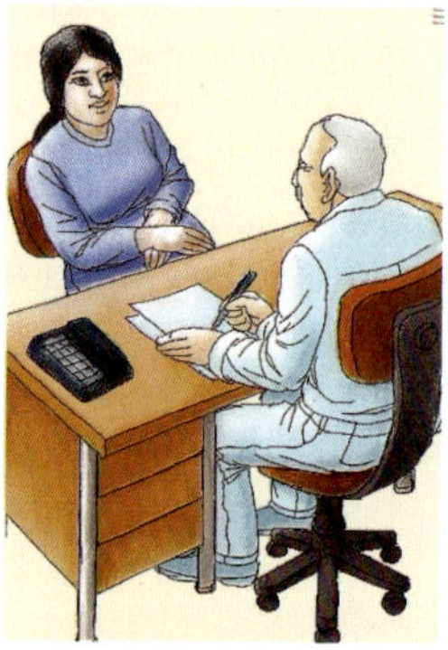

2. Die Patientin Gundula Heine (versichert bei der TK) sucht die Praxis von Dr. Ehrmann auf. Der Gynäkologe führt ausschließlich Untersuchungen im Rahmen der Mutterschaftsvorsorge durch. Die MFA rechnet für die Erbringung der Vorsorgeleistungen bei Frau Heine die Gebührenordnungspositionen 01770 und 08211 ab. Nehmen Sie Stellung.

13.3.2 Abrechnung nach der GOÄ

Für die Abrechnung der Leistungen im Rahmen der Mutterschaftsvorsorge bei Privatpatientinnen nennt die GOÄ die **Nummern 23 und 24.**

GOÄ-Nr.	Leistung	Punkte
23	Erste Vorsorgeuntersuchung in der Schwangerschaft mit Bestimmung des Geburtstermins – einschließlich Erhebung der Anamnese und Anlegen des Mutterpasses sowie Beratung der Schwangeren über die Mutterschaftsvorsorge, einschließlich Hämoglobinbestimmung –	300
24	Untersuchung im Schwangerschaftsverlauf – einschließlich Beratung und Bewertung der Befunde, gegebenenfalls auch im Hinblick auf Schwangerschaftsrisiken –	200
415	Ultraschalluntersuchung im Rahmen der Mutterschaftsvorsorge	300

Die GOÄ-Nummern 1, 3 (Beratungen) sowie 5, 7 und 8 (Untersuchungen) können neben den Nummern 23 und 24 **nicht berechnet** werden. Die Nummer 3550 (Bestimmung des Hämoglobins) ist in der Nr. 23 enthalten und darf ebenfalls nicht gesondert in Rechnung gestellt werden.

Weitere Leistungen im Rahmen der Mutterschaftsvorsorge, wie beispielsweise Ultraschalluntersuchungen, CTG (Kontrolle der kindlichen Herztöne und der Wehentätigkeit) oder die Bestimmung von bestimmten Laborparametern sind in den GOÄ-Nummern 23 und 24 **nicht enthalten** und können gesondert abgerechnet werden.

Übungen

1. Die Privatpatientin Yvonne Hoffmann sucht im Rahmen der Mutterschaftsvorsorge Dr. Ehrmann auf. Der Gynäkologe führt die erste Vorsorgeuntersuchung durch, bestimmt den voraussichtlichen Geburtstermin, untersucht und berät die Patientin und stellt den Mutterpass aus. Weiterhin führt der Arzt eine Ultraschalluntersuchung sowie eine Urinuntersuchung mit Teststreifen durch. Rechnen Sie die erbrachten Leistungen ab.

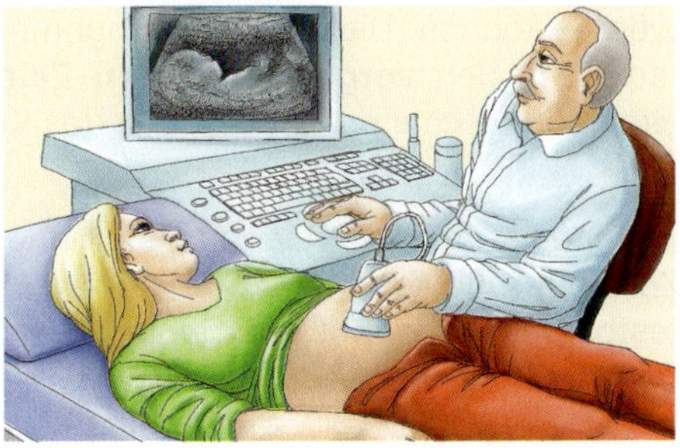

2. Vier Wochen nach der Erstuntersuchung sucht Yvonne Hoffman Dr. Ehrmann erneut auf. Der Arzt untersucht die schwangere Patientin und berät sie. Rechnen Sie die erbrachten Leistungen ab.

13.4 Früherkennung von Krankheiten bei Kindern und Jugendlichen

Fallbeispiel

Die MFA Gülay Yildiz hat einen gesunden Jungen namens Julien zur Welt gebracht. Drei Monate nach der Geburt besucht Gülay mit ihrem Sohn das Praxisteam von Dr. Helbig und Dr. Söhnke. Erwartungsvoll wird die junge Mutter von ihren Kolleginnen begrüßt.

Marina: *Hallo Gülay, schön, dass du uns besuchst. Dein Julien ist ja wirklich ein süßes Kind. Wie geht es euch denn?*

Gülay: *Natürlich hat sich für meinen Mann und mich durch die Geburt von Julien einiges geändert; der Kleine hält uns ganz schön auf Trab! Es geht uns allen aber sehr gut. Julien hat sich schon prächtig entwickelt. Das hat auch der Kinderarzt Dr. Rothmund bei der U4 bestätigt.*

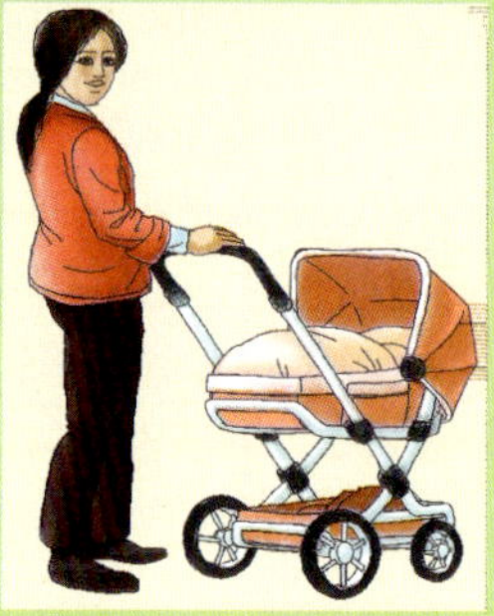

Kristina: *Ich weiß, dass Kinder regelmäßig untersucht werden müssen, aber was bedeutet die U4? Und wie häufig musst du denn jetzt mit Julien zum Kinderarzt gehen? Mich würde auch interessieren, ob die Krankenkasse für die Kosten der Untersuchungen von Julien aufkommt; heutzutage müssen wir Patienten doch auch einige Untersuchungen selbst finanzieren!*

Info

Damit körperliche und geistige Fehlentwicklungen von Kindern und Jugendlichen frühzeitig erkannt werden, bieten sowohl die gesetzlichen als auch die privaten Krankenkassen Vorsorgeuntersuchungen für Neugeborene, Kinder und Jugendliche an. Im Rahmen dieser Untersuchungen wird die Entwicklung des Kindes bezüglich seines Lebensalters beurteilt. Weiterhin können Impfungen durchgeführt und Empfehlungen zur Prävention von Rachitis und Karies gegeben werden.

13.4.1 Abrechnung nach dem EBM

Gemäß den **Kinder-Richtlinien des Gemeinsamen Bundesausschusses** umfassen die Kinderfrüherkennungsuntersuchungen **zehn Untersuchungen (U1–U9, einschließlich der U7a)**, die **bis zum vollendeten 6. Lebensjahr** des Kindes in Anspruch genommen werden können. Die Untersuchungen müssen, unter Berücksichtigung eines Toleranzspielraums, in den **vorgeschriebenen Zeiträumen** durchgeführt werden, da ansonsten die altersentsprechende Entwicklung des Kindes nicht angemessen beurteilt werden kann.

Die erste der zehn Untersuchungen, die **Neugeborenen-Erstuntersuchung (U1)**, wird unmittelbar nach der Geburt des Kindes durchgeführt. Ziel der U1 ist, lebensbedrohliche Zustände und Schäden zu erkennen. Weiterhin soll die Reife des neugeborenen Kindes festgestellt werden. Die Ergebnisse der U1 werden in den **Mutterpass** und in das Kinderuntersuchungsheft eingetragen.

Die Untersuchung erfolgt nach dem sogenannten **APGAR-Schema:**

Atmung

Puls

Grundtonus (Muskelspannung)

Aussehen (Kolorit = Färbung der Haut)

Reflexe (Reaktion auf Nasenkatheter)

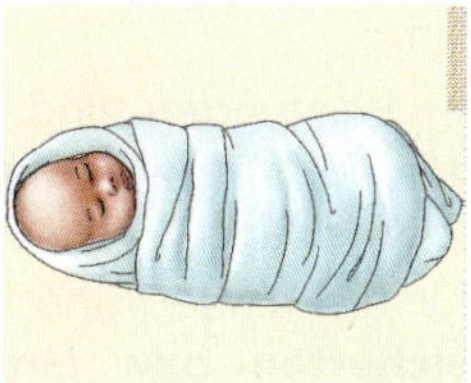

Die Bewertung nach dem APGAR-Schema erfolgt 5 sowie 10 Minuten nach der Geburt anhand eines bestimmten Punkteschemas. Die folgende Tabelle stellt das Apgar-Schema vor.

Symptome	0 Punkte	1 Punkt	2 Punkte
Puls	fehlend	bis 100 Schläge/Minute	über 100 Schläge/Minute
Atmung	fehlend	langsam/unregelmäßig	gut, regelmäßig, schreiend
Muskeltonus	schlaff	leichte Beweglichkeit der Extremitäten	aktive Bewegung
Reflexe/ Reize	keine	Grimasse	hustend, beim Absaugen niesend
Hautfarbe	blass/blau	Körper rosig – Extremitäten blau	vollständig rosig

- 10 Punkte: gesunder Befund
- 6–9 Punkte: keine unmittelbare Gefahr, Achtsamkeit ist aber geboten
- unter 5 Punkten: akute Gefahr für das Leben des Kindes (Intensivstation)

Die folgende Tabelle nennt die Zeiträume/Toleranzgrenzen der Untersuchungen, die jeweiligen abrechnungsfähigen Gebührenordnungspositionen sowie die entsprechenden Punkte der **U1 – U9:**

GOP	Untersuchung	Zeitraum	Toleranzgrenze	Punkte
01711	U1	Erstuntersuchung unmittelbar nach der Geburt		126
01712	U2	3.–10. Lebenstag	3.–14. Lebenstag	401
01713	U3	4.–5. Lebenswoche	3.–8. Lebenswoche	402
01714	U4	3.–4. Lebensmonat	2.–4,5. Lebensmonat	402
01715	U5	6.–7. Lebensmonat	5.–8. Lebensmonat	402
01716	U6	10.–12. Lebensmonat	9.–14. Lebensmonat	402
01717	U7	21.–24. Lebensmonat	20.–27. Lebensmonat	402
01723	U7a	34.–36. Lebensmonat	33.–38. Lebensmonat	402
01718	U8	46.–48. Lebensmonat	43.–50. Lebensmonat	402
01719	U9	60.–64. Lebensmonat	58.–66. Lebensmonat	402

Bei der Abrechnung der **GOP für die Kinderfrüherkennungsuntersuchungen** ist Folgendes zu beachten:

- Zur Abrechnung der Leistungen sind **Fachärzte für Kinder- und Jugendmedizin**, aber auch **Fachärzte für Allgemeinmedizin, Praktische Ärzte** und **hausärztlich tätige Internisten berechtigt.**
- Neben den GOP für die Kinderfrüherkennungsuntersuchungen (präventive Leistungen) kann die **Versicherten- bzw. Grundpauschale nicht berechnet** werden. Werden jedoch neben den präventiven Leistungen auch kurative Leistungen erbracht, ist die Versicherten- bzw. Grundpauschale berechnungsfähig.

Zusatzpauschale TSS-Terminvermittlung

Um einen Termin bei einem Arzt zu erhalten, der Kinderfrüherkennungsuntersuchungen durchführt, kann man sich an die **Terminservicestelle (TSS)** unter der Telefonnummer 116117 wenden. Der Arzt, der eine Kinderfrüherkennungsuntersuchung aufgrund einer TSS-Vermittlung durchführt, kann zusätzlich zur Untersuchung die GOP 01710 abrechnen. Die Abrechnung der **GOP 01710** darf nur erfolgen, wenn **keine** Versicherten- oder Grundpauschale berechnet werden kann.

Die **Höhe** der Zusatzpauschale nach der GOP 01710 ist abhängig von der Anzahl der Kalendertage bis zum Tag der Behandlung und beträgt

- vom 1. bis 4. Kalendertag 217 Punkte
- vom 5. bis 14. Kalendertag 173 Punkte
- vom 15. bis 35. Kalendertag 87 Punkte.

GOP	Kurztext	Punkte
01710	**Zusatzpauschale** für die Durchführung von Kinderfrüherkennungsuntersuchungen aufgrund einer TSS-Vermittlung, einmal im Arztgruppenfall	(abhängig von der Wartezeit)

Für den **Besuch eines Kindes zur Durchführung der U1 sowie der U2** kann der Arzt die **GOP 01721** berechnen:

GOP	Kurztext	Punkte
01721	**Besuch** im Rahmen einer Kinderfrüherkennungsuntersuchung nach den **Gebührenordnungspositionen 01711 und 01712**. Die GOP 01721 ist nicht neben den Gebührenordnungspositionen 01410 und 01415 berechnungsfähig.	198

Neben den körperlichen Untersuchungen werden bei Kindern auch **apparative Untersuchungen und Blutuntersuchungen** im Rahmen der Richtlinien durchgeführt:

- **Pulsoxymetrie:** Bestimmung der Sauerstoffsättigung im Blut zum Ausschluss eines angeborenen Herzfehlers
- **Neugeborenen-Hörscreening:** Untersuchung mithilfe einer kleinen Sonde oder der automatisierten Hirnstammaudiometrie (AABR) zum Ausschluss eines angeborenen Hörschadens

- **Erweitertes Neugeborenen-Screening:** Blutuntersuchungen auf angeborene Hormon- oder Stoffwechselerkrankungen
- **Mukoviszidose-Screening:** Blutuntersuchung auf die Erbkrankheit Mukoviszidose
- **Hüftsonographie-Screening:** Ultraschalluntersuchung auf eine angeborene Fehlbildung der Hüftgelenke

GOP	Kurztext	Punkte
01702	Beratung im Rahmen des Pulsoxymetrie-Screenings	28
01703	Pulsoxymetrie-Screening	157
01704	Zuschlag für die Beratung im Rahmen des Neugeborenen-Hörscreenings	28
01705	Neugeborenen-Hörscreening	157
01706	Kontroll-AABR	249
01707	Erweitertes Neugeborenen-Screening	184
01709	Screening auf Mukoviszidose	50
01722	Sonographie der Säuglingshüfte	170

Die Mutter bekommt vom Krankenhaus, in dem das Kind entbunden wurde, bzw. von dem Arzt, der die Neugeborenen-Erstuntersuchung durchgeführt hat, ein **gelbes Kinder-Untersuchungsheft** ausgehändigt. In diesem Heft werden alle Ergebnisse der Vorsorgeuntersuchungen dokumentiert. Das Heft muss bei jeder Vorsorgeuntersuchung dem Arzt vorgelegt werden.

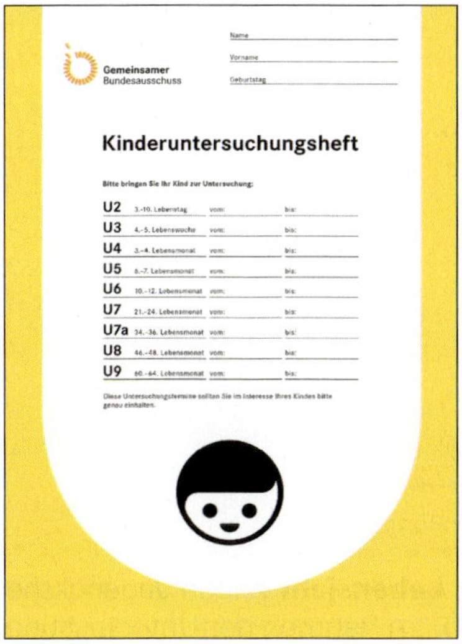

Gemeinsamer Bundesausschuss

Name

Vorname

Geburtstag

Kinderuntersuchungsheft

Bitte bringen Sie Ihr Kind zur Untersuchung:

U2	3.-10. Lebenstag	vom:	bis:
U3	4.-5. Lebenswoche	vom:	bis:
U4	3.-4. Lebensmonat	vom:	bis:
U5	6.-7. Lebensmonat	vom:	bis:
U6	10.-12. Lebensmonat	vom:	bis:
U7	21.-24. Lebensmonat	vom:	bis:
U7a	34.-36. Lebensmonat	vom:	bis:
U8	46.-48. Lebensmonat	vom:	bis:
U9	60.-64. Lebensmonat	vom:	bis:

Diese Untersuchungstermine sollten Sie im Interesse Ihres Kindes bitte genau einhalten.

Abb. 1 Kinder-Untersuchungsheft

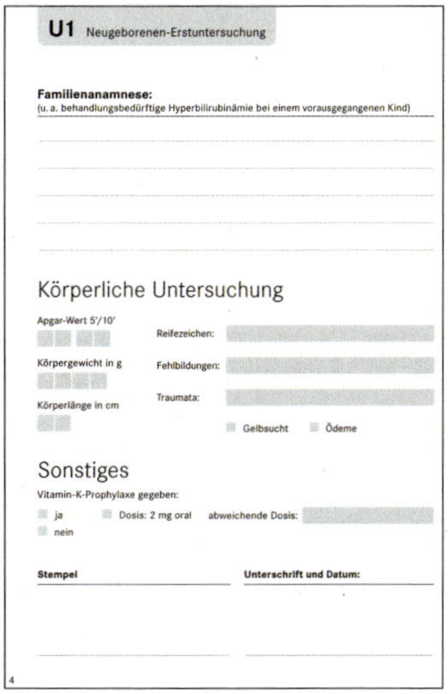

U1 Neugeborenen-Erstuntersuchung

Familienanamnese:
(u. a. behandlungsbedürftige Hyperbilirubinämie bei einem vorausgegangenen Kind)

Körperliche Untersuchung

Apgar-Wert 5'/10'

Körpergewicht in g

Körperlänge in cm

Reifezeichen:

Fehlbildungen:

Traumata:

Gelbsucht Ödeme

Sonstiges

Vitamin-K-Prophylaxe gegeben:

ja Dosis: 2 mg oral abweichende Dosis:

nein

Stempel Unterschrift und Datum:

4

Abb. 2 Kinder-Untersuchungsheft, U1

© Gemeinsamer Bundesausschuss

Die U5–U9 unterliegen in NRW der ärztlichen **Meldepflicht.** Die Kinder, die die entsprechende Untersuchung in Anspruch genommen haben, werden einer zentralen Stelle gemeldet. Es werden die personenbezogenen Daten sowie das Datum der erfolgten Untersuchung gemeldet, jedoch nicht die gestellten Diagnosen. Die Meldung soll spätestens fünf Werktage nach der durchgeführten Untersuchung stattfinden. Für die Meldung gibt es ein eigenes Formular **(Ärztliche Bescheinigung über die Teilnahme an einer Früherkennungsuntersuchung)**.

Die Meldung dient der Ermittlung der Kinder, die **nicht** an der Vorsorgeuntersuchung teilgenommen haben. Spätestens eine Woche vor Ablauf der Untersuchungsfrist erhalten die Eltern ein Erinnerungsschreiben. Falls die Eltern auf dieses Schreiben nicht reagieren, wird die Familie vom Jugendamt aufgesucht, um eine Gefährdung des Kindeswohls auszuschließen. Wird die Untersuchung nachgeholt, kann es in bestimmten Fällen zu Überschreitungen der grundsätzlich geltenden Toleranzgrenzen bei U5 bis U9 kommen. Diese außerhalb der Toleranzgrenzen liegenden Untersuchungen können in folgenden Zeiträumen abgerechnet werden:

- U5: 5. bis einschließlich 8. Monat
- U6: 9. bis einschließlich 19. Monat
- U7: 20. bis einschließlich 32. Monat
- U7a: 33. bis einschließlich 42. Monat
- U8: 43. bis einschließlich 57. Monat
- U9: 58. bis einschließlich 70. Monat

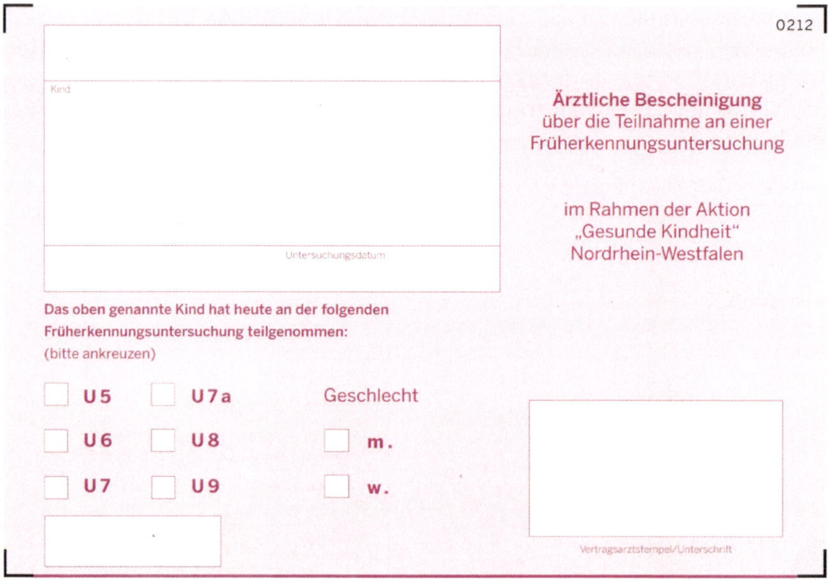

0212

Kind

Untersuchungsdatum

Ärztliche Bescheinigung
über die Teilnahme an einer
Früherkennungsuntersuchung

im Rahmen der Aktion
„Gesunde Kindheit"
Nordrhein-Westfalen

Das oben genannte Kind hat heute an der folgenden Früherkennungsuntersuchung teilgenommen:
(bitte ankreuzen)

☐ **U5** ☐ **U7a** Geschlecht
☐ **U6** ☐ **U8** ☐ **m.**
☐ **U7** ☐ **U9** ☐ **w.**

Vertragsarztstempel/Unterschrift

Abb. 1 Ärztliche Bescheinigung über die Teilnahme an einer Früherkennungsuntersuchung

Zwischen dem **12. Geburtstag bis zum vollendeten 15. Lebensjahr** haben Jugendliche Anspruch auf eine **Jugendgesundheitsuntersuchung (J1).** Im Rahmen der Untersuchung wird der Impfstatus des Jugendlichen begutachtet, auffällige körperliche, seelische und schulische Entwicklungen sollen erfasst werden. Darüber hinaus soll das Vorliegen von chronischen Erkrankungen geprüft werden.

Für die Abrechnung der Leistungen im Rahmen der J1 bei gesetzlich versicherten Jugendlichen nennt der EBM die **GOP 01720:**

GOP	Kurztext	Punkte
01720	Jugendgesundheitsuntersuchung (J1)	356

Die Patienten haben die Möglichkeit, an weiteren Kinderfrüherkennungs- und Jugendgesundheitsuntersuchungen **(U10, U11, J2)** teilzunehmen. Manche gesetzlichen Krankenkassen übernehmen die Kosten für diese Untersuchungen.

Übungen

1. Erklären Sie der Auszubildenden Kristina Beckers (siehe Fallbeispiel), wie viele Untersuchungen im Rahmen der Kinderfrüherkennung in Anspruch genommen werden können und unter welchen Voraussetzungen die gesetzliche Krankenkasse die Kosten für diese Untersuchungen erstattet.
2. Was versteht man unter dem „APGAR-Schema"?
3. Bestimmen Sie für die folgenden Patienten, welche der Kinderfrüherkennungsuntersuchung jeweils in Anspruch genommen werden kann und rechnen Sie die entsprechende Untersuchung ab.
   a) Kathie Schäfers, 21 Monate
   b) Jonas Lehmann, 66 Monate
   c) Moritz Beckers, 6 Wochen
   d) Julien Yildiz, 4 Monate
   e) Jakob Robert, 14 Tage
   f) Timon Vogel, 3 Monate
   g) Elisa Finke, 45 Monate
   h) Damian Schmidt, 11 Monate
   i) Phillip Landmann, 7 Monate
   j) Alicia Rodriguez, 25 Monate
   k) Ida Wedemann, 47 Monate
   l) Paul Stritzel, 71 Monate
4. Nennen Sie die Arztgruppen, die zur Abrechnung der Leistungen im Rahmen der Kinderfrüherkennungsuntersuchungen zugelassen sind.
5. Wo werden die Leistungen, die bei den Kinderfrüherkennungsuntersuchungen durchgeführt werden, dokumentiert?
6. Warum wird bei Neugeborenen ein Pulsoxymetrie-Screening durchgeführt?
7. Ärzte in NRW, die die U5–U9 durchführen, unterliegen der ärztlichen Meldepflicht.
   a) Welche Funktion erfüllt diese ärztliche Meldepflicht?
   b) Wo müssen die Kinder, die an der Vorsorgeuntersuchung teilgenommen haben, gemeldet werden?
   c) Auf welchem Formular erfolgt die Bescheinigung über die Teilnahme an der Kinderfrüherkennungsuntersuchung?

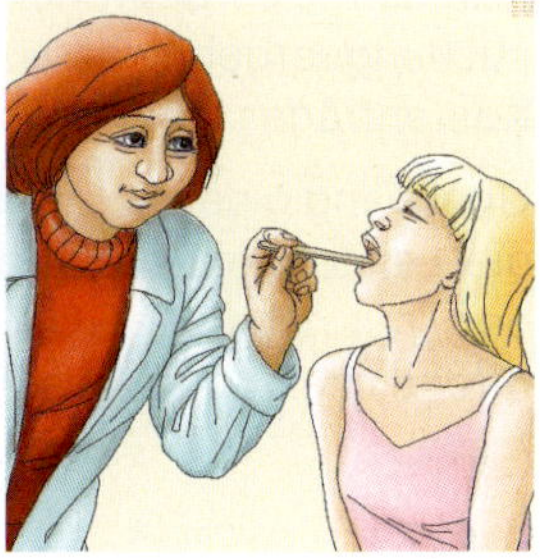

8. Die 13-jährige Michelle Köhler sucht Dr. Söhnke auf, die eine Jugendgesundheitsuntersuchung durchführt. Rechnen Sie die Untersuchung ab.

13.4.2 Abrechnung nach der GOÄ

Für die Abrechnung der Leistungen im Rahmen der Kinderfrüherkennungsuntersuchung bei Privatpatienten nennt die GOÄ die **Nummern 25 und 26.**

GOÄ-Nr.	Leistung	Punkte
25	**Neugeborenen-Erstuntersuchung** – gegebenenfalls einschließlich Beratung der Bezugsperson(en) –	200
26	**Untersuchung zur Früherkennung von Krankheiten bei einem Kind bis zum vollendeten 14. Lebensjahr** (Erhebung der Anamnese, Feststellung der Körpermaße, Untersuchung von Nervensystem, Sinnesorganen, Skelettsystem, Haut, Brust-, Bauch- und Geschlechtsorganen) – gegebenenfalls einschließlich Beratung der Bezugsperson(en)	450

Neben den Leistungen nach den Nummern 25 und 26 sind weitere **Beratungen und Untersuchungen nicht berechnungsfähig.** Weitere Leistungen wie die Bestimmung von Laborparametern oder Ultraschalluntersuchungen sind in den Nummern 25 und 26 nicht enthalten und können **gesondert berechnet** werden.

Die **Nr. 26** darf ab dem vollendeten 2. Lebensjahr bis zum vollendeten 14. Lebensjahr nur **einmal pro Kalenderjahr** berechnet werden. Der Leistungsumfang der Nr. 26 ist genau definiert (vgl. Leistungstext).

Jugendarbeitsschutzuntersuchung

Der Gesetzgeber schreibt vor, dass Jugendliche nur dann von einem Arbeitgeber angestellt werden dürfen, wenn sie innerhalb der letzten 14 Monate vor der Anstellung ärztlich untersucht worden sind und die Bescheinigung über die Untersuchung dem Arbeitgeber vorlegen **(§ 32 Jugendarbeitsschutzgesetz).** Als Jugendlicher gilt nach dem Jugendarbeitsschutzgesetz jeder ab Beginn des 16. Lebensjahres bis zum vollendeten 18. Lebensjahr.

Neben der **Erstuntersuchung** sieht das Jugendarbeitsschutzgesetz eine erste **Nachuntersuchung** (ca. ein Jahr nach der Erstuntersuchung) sowie ggf. **weitere Nach- und Ergänzungsuntersuchungen** vor.

Den Berechtigungsschein für die **Jugendarbeitsschutzuntersuchung** erhält der Jugendliche in der Regel beim Einwohnermeldeamt seines Wohnortes oder beim Gewerbeaufsichtsamt; es bestehen hier regionale Unterschiede. Der Arzt dokumentiert seine Untersuchungsergebnisse auf dem Berechtigungsschein, der auch für die Abrechnung mit dem Kostenträger (dem Gewerbeaufsichtsamt) Verwendung findet.

Unabhängig davon, ob der Jugendliche gesetzlich oder privat krankenversichert ist, können die Leistungen, die im Rahmen der Jugendarbeitsschutzuntersuchung durchgeführt werden, nur nach der **GOÄ** und mit dem **einfachen Satz** abgerechnet werden (Vergütung der öffentlichen Leistungs-/Kostenträger).

Merke:

Die **Jugendarbeitsschutzuntersuchung** wird grundsätzlich mit dem **einfachen GOÄ-Satz** abgerechnet.

Für die Abrechnung der Leistungen im Rahmen der Jugendarbeitsschutzuntersuchung nennt die GOÄ die **Nummer 32:**

GOÄ-Nr.	Leistung	Punkte
32	Untersuchung nach §§ 32 bis 35 und 42 des Jugendarbeitsschutzgesetzes (Eingehende, das gewöhnliche Maß übersteigende Untersuchung – einschließlich einfacher Seh-, Hör- und Farbsinnprüfung –; Urinuntersuchung auf Eiweiß, Zucker, Erythrozyten; Beratung der Jugendlichen, schriftliche gutachtliche Äußerung; Mitteilung für die Personensorgeberechtigten; Bescheinigung für den Arbeitgeber)	400

Übungen

1. Das neugeborene Kind Ben Henning wird von Dr. Ehrmann erstmalig ärztlich untersucht. Ben ist, genau wie seine Eltern, privat versichert. Rechnen Sie die Untersuchung ab.
2. Sandra Henning sucht mit ihren Kindern Ben (mittlerweile 6 Monate alt) und Nils (4 Jahre alt) Dr. Rothmund auf. Der Kinderarzt führt bei beiden Kindern eine Vorsorgeuntersuchung durch. Darüber hinaus nimmt er bei Nils eine Ultraschalluntersuchung des Abdomens vor, da das Kind seit einiger Zeit über leichte Bauchschmerzen klagt. Beide Kinder sind über die Debeka krankenversichert. Rechnen Sie die erbrachten Leistungen ab.
3. Die 16-jährige Schülerin Lucie Heimann hat für den kommenden Sommer einen Ausbildungsplatz zur MFA erhalten. Sechs Monate vor Beginn der Ausbildung sucht sie die Praxis von Dr. Söhnke auf, um eine Untersuchung nach dem Jugendarbeitsschutzgesetz in Anspruch zu nehmen.
   a) Wo dokumentiert Dr. Söhnke die Ergebnisse der Jugendarbeitsschutzuntersuchung?
   b) Rechnen Sie die erbrachten Leistungen ab.

13.5 Gesundheitsuntersuchung

Fallbeispiel

Der MFA Luca Hilden und seine 31-jährige Ehefrau Teodora unterhalten sich beim Abendessen:

Luca: *Lass uns doch am Wochenende mal wieder ausgehen. Ich würde gerne mal wieder tanzen gehen.*

Teodora: *Ehrlich gesagt, ist mir im Moment nicht nach Tanzen zumute. Ich fühle mich seit einiger Zeit einfach nicht mehr so belastbar und seitdem mein Bruder den Herzinfarkt hatte, mache ich mir doch ein wenig Sorgen um meine Gesundheit.*

Luca: *Vielleicht bist du einfach nur überarbeitet. Du solltest aber sicherheitshalber unsere Praxis aufsuchen. Frau Dr. Söhnke kann dann eine Gesundheitsuntersuchung bei dir durchführen.*

Teodora: *Eine Gesundheitsuntersuchung? Bin ich dafür nicht etwas zu jung?*

Luca: *Nein, man kann diese Untersuchung schon ab 18 Jahren durchführen lassen.*

Info

Ab einem Alter von **18 Jahren** können gesetzlich versicherte **Frauen und Männer** die Gesundheitsuntersuchung in Anspruch nehmen. Im Alter zwischen 18 und 34 Jahren wird die Untersuchung einmalig, ab 35 Jahren alle drei Jahre durchgeführt.

Der Arzt ist verpflichtet, die Untersuchung zu dokumentieren, ein spezieller Vordruck ist nicht vorgesehen.

Die Untersuchung dient vor allem der Früherkennung von Herz-Kreislauf-Erkrankungen, Nierenerkrankungen und Diabetes mellitus und beinhaltet die folgenden Leistungen:

- Erstellen einer **Anamnese** unter Berücksichtigung des persönlichen Risikoprofils
- Durchführung einer **klinischen Untersuchung** mit der Erhebung eines Ganzkörperstatus
- Durchführung einer **Laboruntersuchung** mit der Bestimmung von Glukose, Triglyzeride, Gesamtcholesterin, LDL- und HDL-Cholesterin im Blut, Harnstreifentest auf Eiweiß, Glukose, Erythrozyten, Leukozyten und Nitrit
- Blutentnahme für das **Screening auf Hepatitis-B- und Hepatitis-C-Virusinfektion** einmalig ab dem vollendeten 35. Lebensjahr
- Durchführung einer **Beratung** bezüglich der Untersuchungsbefunde und der weiteren Lebensführung
- Aushändigung einer schriftlichen **Präventionsempfehlung**
- Kontrolle des Impfausweises
- **Ultraschallscreening auf Bauchaortenaneurysmen** einmal bei Männern ab 65 Jahren

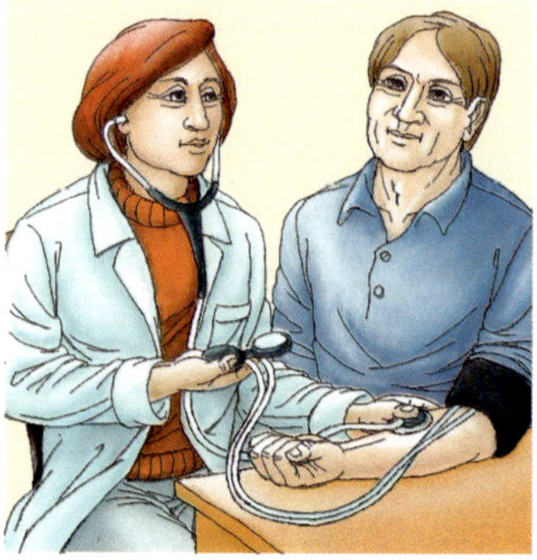

13.5.1 Abrechnung nach dem EBM

Für die Abrechnung der Gesundheitsuntersuchung bei gesetzlich versicherten Patienten nennt der EBM die **GOP 01732.** Für die Inanspruchnahme des Screenings auf eine Hepatitis-B- und/oder Hepatitis-C-Infektion wird die **GOP 01734 als Zuschlag zur GOP 01732** abgerechnet. Die GOP 01734 kann bei Versicherten ab dem vollendeten 35. Lebensjahr nur **einmalig** berechnet werden.

GOP	Kurztext	Punkte
01732	**Gesundheitsuntersuchung** bei Erwachsenen ab vollendetem 18. Lebensjahr	326
01734	**Zuschlag** zur Gebührenordnungsposition 01732 für das Screening auf Hepatitis-B- und/oder auf Hepatitis-C-Virusinfektion	41

Bei der Abrechnung der **GOP 01732** muss Folgendes beachtet werden:

- Die GOP 01732 darf **nicht bei demselben Arzt-Patienten-Kontakt** neben den GOP 27310, 32025, 32033, 32057, 32060, 32061, 32062, 32063 und im Behandlungsfall nicht neben der GOP 01745 abgerechnet werden.
- Die GOP 01732 darf zwischen 18 und 34 Jahren einmalig, ab 35 Jahren **nur in jedem dritten Kalenderjahr** abgerechnet werden. Nimmt ein Patient beispielsweise die Gesundheitsuntersuchung am 8.7.2024 in Anspruch, so kann diese Leistung frühestens wieder am 2.1.2027 abgerechnet werden.

Die im Rahmen der Gesundheitsuntersuchung zu bestimmenden **Laborparameter** (Urinstatus, Glukose und Cholesterin im Blut) sind **in der GOP 01732 nicht enthalten** und müssen gesondert abgerechnet werden. Finden die Untersuchungen in der Praxis des durchführenden Arztes statt, werden folgende Gebührenordnungspositionen abgerechnet:

GOP	Kurztext	Euro
32880	**Harnteststreifen** im Rahmen der Gesundheitsuntersuchung auf **Eiweiß, Glukose, Erythrozyten, Leukozyten und Nitrit im Urin.**	0,50
32881	**Bestimmung der Nüchtern-Plasmaglukose** im Rahmen der Gesundheitsuntersuchung	0,25
32882	**Bestimmung des Lipidprofils** (Gesamtcholesterin, HDL-Cholesterin, LDL-Cholesterin, Triglyzeride) im Rahmen der Gesundheitsuntersuchung	1,00

Werden die Laboruntersuchungen in der Laborgemeinschaft oder im Fremdlabor durchgeführt, wird für die Überweisung **Muster 10A bzw. 10** verwendet. Hierbei ist zu beachten, dass auf dem Formular das Feld **„Präventiv"** markiert wird.

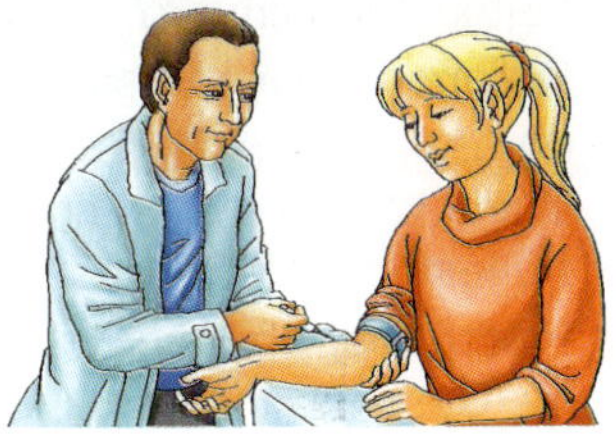

Ultraschallscreening auf Bauchaortenaneurysmen

Ab einem Alter von **65 Jahren** haben **Männer einmal im Leben** Anspruch auf eine **sonographische Untersuchung der Bauchaorta** zum Ausschluss eines Bauchaortenaneurysmas. Ein Bauchaortenaneurysma ist eine schmerzlose Aussackung der Gefäßwand. Es besteht die Gefahr, dass die Gefäßwand plötzlich reißt und der Betroffene innerlich verblutet. Da Männer ab 65 Jahren deutlich häufiger betroffen sind als Frauen, wird diese Maßnahme nur bei Männern durchgeführt. Für die **Aufklärung und Ausgabe der Versicherteninformation** zum Screening steht dem Arzt die **GOP 01747** zur Verfügung; für die **sonographische Untersuchung der Bauchaorta** wird die **GOP 01748** abgerechnet:

GOP	Kurztext	Punkte
01747	**Beratung** zum Ultraschallscreening auf Bauchaortenaneurysmen gemäß Teil B. II. der Gesundheitsuntersuchungs-Richtlinie (GU-RL)	82
01748	**Sonographische Untersuchung** gemäß der Richtlinie des Gemeinsamen Bundesausschusses über das Ultraschallscreening **auf Bauchaortenaneurysmen**	124

Damit die Ärzte während der Ultraschalluntersuchung bei Bedarf auch weitere Organe sonographisch untersuchen können, **darf die GOP 01748 neben der GOP 33042 (Sonographie des Abdomens)** oder **neben der GOP 33043 (Sonographie der Urogenitalorgane) abgerechnet werden.** Da sich die Inhalte der Leistungen überschneiden, werden die daneben abgerechneten GOP nicht in voller Höhe honoriert. Auf die GOP 33042 erfolgt ein Abschlag von 70 Punkten, auf die GOP 33043 von 7 Punkten.

Das Screening darf von **Hausärzten, Urologen, Internisten, Chirurgen und Radiologen** durchgeführt werden. Für die Durchführung und Abrechnung der Sonographie der Bauchaorta benötigen die genannten Ärzte eine **Genehmigung ihrer KV** nach der Ultraschallvereinbarung.

Übungen

1. Ab welchem Alter wird die Gesundheitsuntersuchung für gesetzlich Krankenversicherte angeboten?
2. In welchem zeitlichen Abstand erfolgen weitere Gesundheitsuntersuchungen?
3. Welche Erkrankungen sollen mithilfe der Gesundheitsuntersuchung frühzeitig erkannt werden?
4. Welche Leistungen beinhaltet die Gesundheitsuntersuchung?
5. Der 42-jährige Thomas Schaf (Mitglied der Techniker Krankenkasse) sucht im September diesen Jahres Frau Dr. Söhnke auf, um sich einer Gesundheitsuntersuchung zu unterziehen.
   a) Wo dokumentiert Dr. Söhnke die Ergebnisse der Gesundheitsuntersuchung?
   b) Rechnen Sie die Gesundheitsuntersuchung bei Herrn Schaf ab.
   c) Wann kann die Gesundheitsuntersuchung bei Herrn Schaf frühestens wieder abgerechnet werden?
   d) Prüfen Sie, ob Frau Dr. Söhnkes Kollege, Herr Dr. Helbig, die Gesundheitsuntersuchung ebenfalls abrechnen darf.

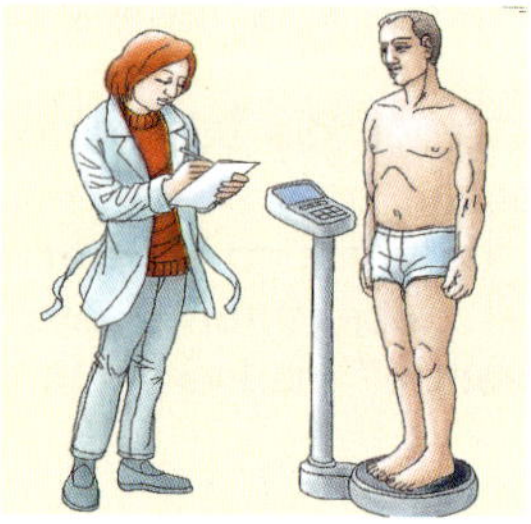

4. Der 66-jährige Patient Klaus Henning (Patient der DAK) wird von seiner Hausärztin Frau Dr. Söhnke über das Screening auf Bauchaortenaneurysmen aufgeklärt. Am nächsten Tag führt Dr. Söhnke die sonographische Untersuchung der Bauchaorta durch.
   a) Rechnen Sie die erbrachten Leistungen ab.
   b) Unter welcher Vorraussetzung darf Dr. Söhnke die Untersuchung durchführen und zu Lasten der gesetzlichen Krankenkasse abrechnen?
   c) Wie häufig kann Herr Henning am Screening auf Bauchaortenaneurysmen teilnehmen?
5. Der 70-jährige Patient Detlef Lohmann erscheint in der Praxis von Frau Dr. Söhnke zur Ultraschalluntersuchung auf Bauchaortenaneurysmen. Die Hausärztin führt eine sonographische Untersuchung der Bauchaorta sowie des Darms durch, da sie während der Untersuchung Veränderungen am Dickdarm feststellt. Rechnen Sie die erbrachten Leistungen ab.
6. Der 66-jährige Patient Klaus Henning (Patient der DAK) wird von seiner Hausärztin Frau Dr. Söhnke über das Screening auf Bauchaortenaneurysmen aufgeklärt. Am nächsten Tag führt Dr. Söhnke die sonographische Untersuchung der Bauchaorta durch.
   a) Rechnen Sie die erbrachten Leistungen ab.
   b) Unter welcher Vorraussetzung darf Dr. Söhnke die Untersuchung durchführen und zu Lasten der gesetzlichen Krankenkasse abrechnen?
   c) Wie häufig kann Herr Henning am Screening auf Bauchaortenaneurysmen teilnehmen?
7. Der 70-jährige Patient Detlef Lohmann erscheint in der Praxis von Frau Dr. Söhnke zur Gesundheitsuntersuchung mit Ultraschalluntersuchung auf Bauchaortenaneurysmen. Die Urinuntersuchung erfolgt in der Praxis, die Blutuntersuchungen in der Laborgemeinschaft. Die Hausärztin führt eine sonographische Untersuchung der Bauchaorta sowie des Darms durch, da sie während der Untersuchung Veränderungen am Dickdarm feststellt. Rechnen Sie die erbrachten Leistungen ab.

13.5.2 Abrechnung nach der GOÄ

Für die Abrechnung der Gesundheitsuntersuchung bei Privatpatienten nennt die GOÄ die **Nummer 29.**

GOÄ-Nr.	Leistung	Punkte
29	**Gesundheitsuntersuchung** zur Früherkennung von Krankheiten bei einem Erwachsenen – einschließlich Untersuchung zur Erhebung des vollständigen Status (Ganzkörperstatus), Erörterung des individuellen Risikoprofils und verhaltensmedizinischer orientierender Beratung. Neben der Leistung nach Nummer 29 sind die Leistungen nach den Nummern 1, 3, 5, 6, 7 und/oder 8 nicht berechnungsfähig.	440

Die Gesundheitsuntersuchung kann **neben der Krebsfrüherkennungsuntersuchung** abgerechnet werden. Laborleistungen, die im Rahmen der Gesundheitsuntersuchung bei Privatpatienten durchgeführt werden, sind in der Leistungslegende der Nummer 29 nicht enthalten und können zusätzlich berechnet werden.

Die **sonographische Untersuchung der Bauchaorta** wird mit den dafür vorgesehenen GOÄ-Nr. 410 (Ultraschalluntersuchung eines Organs) und GOÄ-Nr. 401 (Zuschlag Duplexverfahren) abgerechnet.

Übungen

1. Die Privatpatientin Susanne Sturm sucht die Praxis von Frau Dr. Söhnke am 11.02. auf, um sich einer Gesundheitsuntersuchung zu unterziehen. Frau Dr. Söhnke bestimmt im Rahmen der Untersuchung das Gesamtcholesterin und Glukose im Blut der Patientin und untersucht ihren Urin. Rechnen Sie die erbrachten Leistungen bei Frau Sturm ab. Was muss die MFA bei der Abrechnung der Untersuchung beachten?
2. Frau Dr. Söhnke führt bei der Privatpatientin Gabriele Bergmann eine Krebsfrüherkennungsuntersuchung (GOÄ-Nr. 27) sowie eine Gesundheitsuntersuchung durch. Rechnen Sie die erbrachten Leistungen ab.

13.6 Krebsfrüherkennung

Fallbeispiel

Das Ehepaar Meier-Lübbke sucht heute die Praxis von Frau Dr. Söhnke auf. Die Auszubildende Kristina Beckers ruft die Daten der Patienten im PC auf: Herr Meier-Lübbke ist 35 Jahre alt und versichert bei der TK, seine Ehefrau ist 33 Jahre alt und als Beamtin privat versichert.

Frau Meier-L.: *Mein Mann und ich möchten gerne ein Hautkrebs-Screening durchführen lassen. Ist das überhaupt bei Ihnen möglich oder müssen wir den Hautarzt konsultieren?*

Kristina: *Selbstverständlich führt Dr. Söhnke Hautkrebs-Screening durch.*

Herr Meier-L.: *Müssen wir beide die Untersuchung selbst bezahlen oder kommen unsere Krankenkassen dafür auf?*

Info

In Deutschland erkranken jedes Jahr ca. 500.000 Männer und Frauen an Krebs. Die häufigste Krebsneuerkrankung beim Mann ist das **Prostatakarzinom,** bei der Frau der **Brustkrebs.** Die zweithäufigste Krebsneubildung ist sowohl bei Männern als auch bei Frauen der Darmkrebs. **Krebs** ist nach den Herz-Kreislauf-Erkrankungen die **zweithäufigste Todesursache** in Deutschland.

Diese Angaben machen die Bedeutung der regelmäßigen Inanspruchnahme von Krebsvorsorgeangeboten deutlich. Die frühzeitige Entdeckung von Krebserkrankungen erhöht die Heilungschancen und lässt die Anzahl der Sterbefälle durch Krebs zurückgehen. Der Umfang der Leistungen im Rahmen der Krebsfrüherkennung ergibt sich aus den zwei **Richtlinien** des gemeinsamen Bundesausschusses (G-BA), der Krebsfrüherkennungs-Richtlinie (KFE-RL) und der Richtlinie für organisierte Krebsfrüherkennungsprogramme (oKFE-RL). Hier ist festgelegt, welche Untersuchungen jeweils altersbezogen in Anspruch genommen werden können.

Die Richtlinien enthalten Maßnahmen für folgende Krebserkrankungen:

- **Gebärmutterhalskrebs (Zervixkarzinom)**
- **Brustkrebs (Mammakarzinom)**
- **Krebs der Vorsteherdrüse (Prostatakarzinom)**

- **Dickdarmkrebs (Kolonkarzinom)**
- **Hautkrebs**

Grundsätzlich sind die Programme des G-BA für gesetzlich Krankenversicherte entwickelt worden und über den EBM abrechenbar. Die GOÄ enthält nicht für alle Maßnahmen Abrechnungsnummern.

13.6.1 Untersuchungen bei Frauen (EBM)

Untersuchungen, die ausschließlich für Frauen angeboten werden, dienen der Früherkennung von Gebärmutterhals- und Brustkrebs.

Gebärmutterhalskrebs (Zervixkarzinom)

Gesetzlich krankenversicherte Frauen können ab dem Alter von **20 Jahren jährlich** eine **gynäkologische Untersuchung** auf Gebärmutterhalskrebs vornehmen lassen. Die Untersuchung beinhaltet die gezielte Anamnese, die Spiegeleinstellung des Muttermundes, die bimanuelle Tastuntersuchung der Gebärmutter und die Befundmitteilung im Rahmen eines Beratungsgesprächs.

Die gynäkologische Untersuchung kann durch zwei weitere Maßnahmen ergänzt werden, der **mikroskopischen Untersuchung eines Zellabstrichs (zytologische Untersuchung)** und dem **HPV-Test.** Für beide Untersuchungen werden mithilfe eines Wattestäbchens Zellen von der Oberfläche des Muttermundes entnommen. Unter dem Mikroskop können die Zellen auf krebsverdächtige Veränderungen untersucht werden. Humane Papillomaviren (HPV) sind ein Risikofaktor für Gebärmutterhalskrebs. Durch den HPV-Test kann das Vorhandensein der Viren festgestellt werden.

Die **zytologische Untersuchung** des Zellabstrichs ist Bestandteil der jährlichen Früherkennung bei **Frauen zwischen 20 bis 34 Jahren. Ab 35 Jahren** werden **alle 3 Jahre** die **zytologische Untersuchung und der HPV-Test (kombinierter Test)** neben der gynäkologischen Untersuchung durchgeführt. Folgende Tabelle zeigt die Maßnahmen im Überblick:

Alter in Jahren	Maßnahme	Intervall
20–34	gynäkologische Untersuchung mit Zellentnahme zur zytologischen Untersuchung	jährlich
ab 35	gynäkologische Untersuchung mit Zellentnahme zur zytologischen Untersuchung und HPV-Test (Ko-Test)	alle 3 Jahre
ab 35	gynäkologische Untersuchung ohne Zellentnahme	jährlich in den zwei Jahren ohne Ko-Test

Der Gemeinsame Bundesausschuss (G-BA) informiert mithilfe von Broschüren über das Früherkennungsangebot mit seinem Nutzen und seinen Risiken. Die gesetzlichen Krankenkassen versenden diese Broschüren in regelmäßigen Abständen an ihre Versicherten.

Vor der ersten gynäkologischen Früherkennungsuntersuchung besteht für Frauen, die nach dem 01.04.1987 geboren sind, eine **Beratungspflicht.** Ohne Beratungsnachweis dürfen die Frauen, wenn sie an Krebs erkranken, die Chronikerregelung nicht in Anspruch nehmen. Das bedeutet, dass sie keine Vergünstigung bei Zuzahlungen erhalten. In dem Quartal, in dem die Beratung stattfindet, sowie in dem Folgequartal ist die gynäkologische Krebsfrüherkennungsuntersuchung nicht berechnungsfähig. Die Beratung muss innerhalb von 2 Jahren ab dem Alter von 20 Jahren stattfinden. Der EBM sieht für die Abrechnung dieser Beratungsleistung die **GOP 01735** vor.

Die Maßnahmen im Rahmen der Früherkennung von Gebärmutterhalskrebs werden in der Regel von Gynäkologen bzw. Zytologen vorgenommen und mit den **GOP 01760 bis 01769** abgerechnet. Hausärzte dürfen nur unter bestimmten Voraussetzungen die GOP 01760, 01761 und 01764 abrechnen. Alle drei GOP beinhalten die gynäkologische Untersuchung im Rahmen der Früherkennung, sind aber unterschiedlichen Programmen zugeordnet. Die GOP 01761 und 01764 gehören zum organisierten Früherkennungsprogramm (oKFE-RL), die GOP 01760 zur Krebsfrüherkennungsrichtlinie (KFE-RL).

Die **GOP 01760** beinhaltet die gynäkologische Untersuchung ohne Zellentnahme und wird dementsprechend bei Frauen über 35 Jahren in den zwei Intervalljahren zwischen den Ko-Tests abgerechnet.

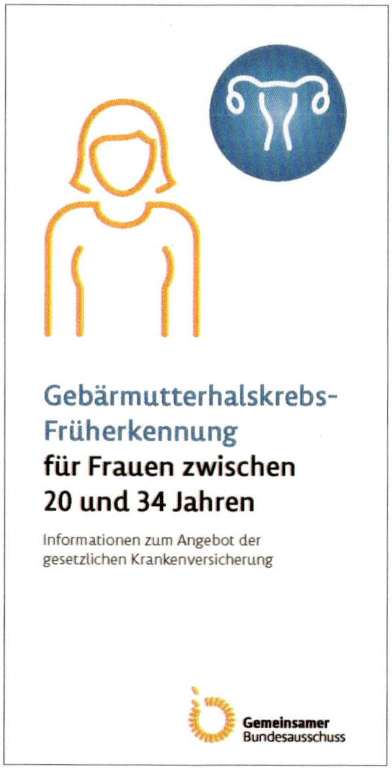

© G-BA

Die **GOP 01761 und 01764** werden für **die gynäkologische Untersuchung mit Zellentnahme abgerechnet.** Das organisierte Früherkennungsprogramm unterscheidet zwischen **Primärscreening (GOP 01761)** und **Abklärungsdiagnostik (GOP 01764).** Die Abklärungsdiagnostik wird nur durchgeführt, wenn im Rahmen der Erstuntersuchung (Primärscreening) ein auffälliger Befund erhoben wurde. Die Ergebnisse der Untersuchung müssen **der KV elektronisch** übermittelt werden.

GOP	Kurztext	Punkte
01735	**Beratung** zur Umsetzung der Regelungen für schwerwiegend chronisch Erkrankte („Chroniker Richtlinie")	103
01760	**Krebsfrüherkennung** bei der Frau gem. KFE-RL	159
01761	**Krebsfrüherkennung** bei der Frau gem. oKFE-RL	215
01764	**Abklärungsdiagnostik** gem. oKFE-RL	93

Die **Dokumentation** der Untersuchungsergebnisse im Rahmen des Primärscreenings und der Abklärungsdiagnostik sowie die Veranlassung der zytologischen Untersuchung erfolgen auf dem **zweiteiligen Muster 39 (Krebsfrüherkennung Zervix-Karzinom).** Im linken Bereich von Muster 39a und 39b notiert der **Gynäkologe** anamnestische Angaben sowie seine erhobenen Befunde. Im Anschluss sendet er den Vordruck mit den zu untersuchenden Proben an den **Zytologen.** Der Zytologe notiert im rechten Bereich des Vordrucks seine Untersuchungsergebnisse und gibt eine Empfehlung ab. Muster 39a erhält der beauftragende Gynäkologe; Muster 39b verbleibt beim auftragausführenden Zytologen. Das Muster 39 kann auch digital genutzt werden.

Können die zytologische Untersuchung und der HPV-Test nicht in derselben Praxis durchgeführt werden, kann eine **Weiterüberweisung** veranlasst werden. Hierfür wird das **Muster 10** verwendet, das Feld **„präventiv"** wird markiert.

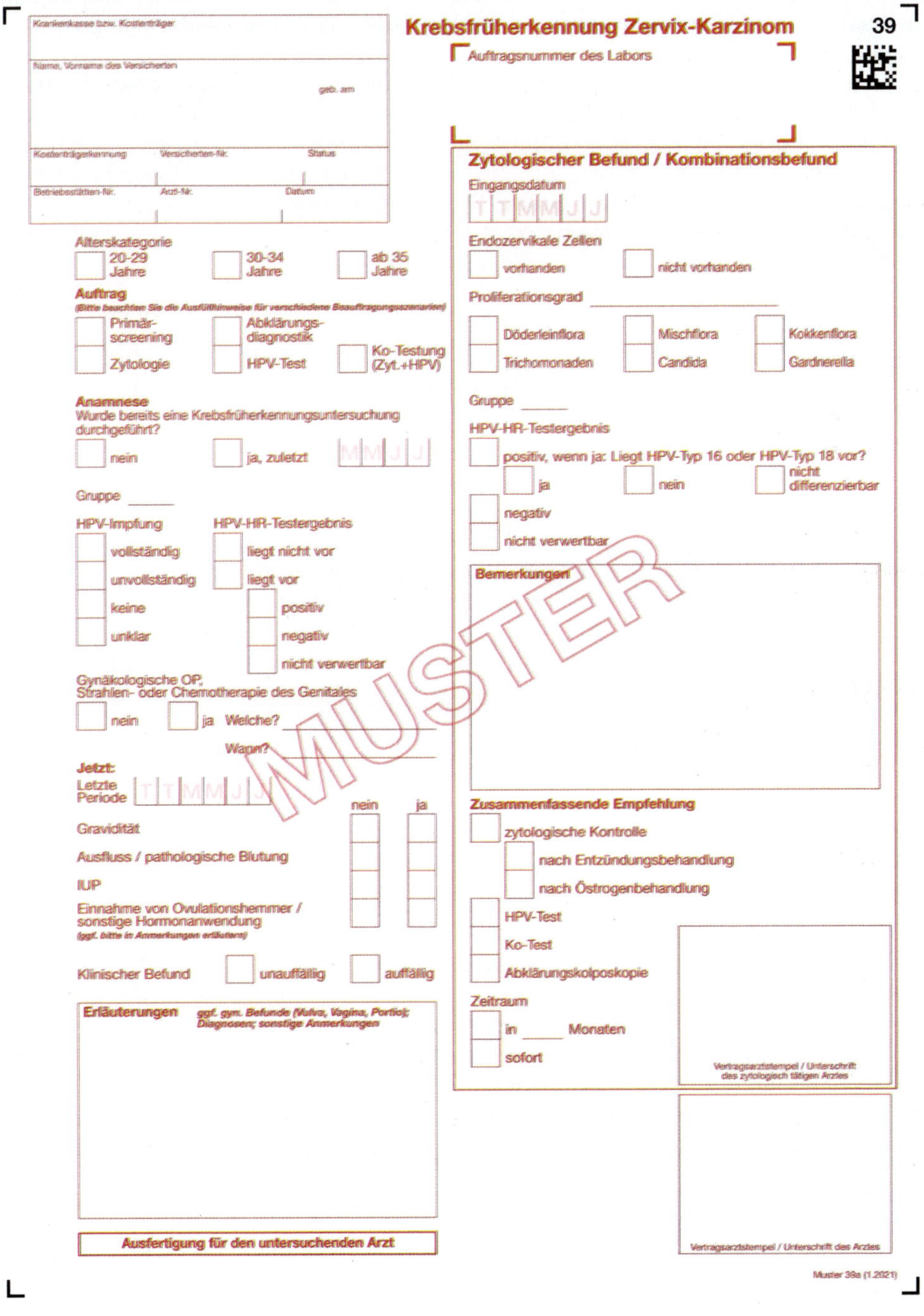
Krankenkasse bzw. Kostenträger
Name, Vorname des Versicherten
geb. am
Kostenträgerkennung | Versicherten-Nr. | Status
Betriebsstätten-Nr. | Arzt-Nr. | Datum

Krebsfrüherkennung Zervix-Karzinom 39

Auftragsnummer des Labors

Alterskategorie
☐ 20-29 Jahre ☐ 30-34 Jahre ☐ ab 35 Jahre

Auftrag
(Bitte beachten Sie die Ausfüllhinweise für verschiedene Beauftragungsszenarien)
☐ Primär-screening ☐ Abklärungs-diagnostik
☐ Zytologie ☐ HPV-Test ☐ Ko-Testung (Zyt.+HPV)

Anamnese
Wurde bereits eine Krebsfrüherkennungsuntersuchung durchgeführt?
☐ nein ☐ ja, zuletzt M M J J

Gruppe ______

HPV-Impfung
☐ vollständig
☐ unvollständig
☐ keine
☐ unklar

HPV-HR-Testergebnis
☐ liegt nicht vor
☐ liegt vor
☐ positiv
☐ negativ
☐ nicht verwertbar

Gynäkologische OP, Strahlen- oder Chemotherapie des Genitales
☐ nein ☐ ja Welche? ______
Wann? ______

Jetzt:
Letzte Periode T T M M J J

	nein	ja
Gravidität	☐	☐
Ausfluss / pathologische Blutung	☐	☐
IUP	☐	☐
Einnahme von Ovulationshemmer / sonstige Hormonanwendung (ggf. bitte in Anmerkungen erläutern)	☐	☐

Klinischer Befund ☐ unauffällig ☐ auffällig

Erläuterungen ggf. gyn. Befunde (Vulva, Vagina, Portio); Diagnosen; sonstige Anmerkungen

Ausfertigung für den untersuchenden Arzt

Zytologischer Befund / Kombinationsbefund
Eingangsdatum T T M M J J
Endozervikale Zellen
☐ vorhanden ☐ nicht vorhanden
Proliferationsgrad ______
☐ Döderleinflora ☐ Mischflora ☐ Kokkenflora
☐ Trichomonaden ☐ Candida ☐ Gardnerella
Gruppe ______
HPV-HR-Testergebnis
☐ positiv, wenn ja: Liegt HPV-Typ 16 oder HPV-Typ 18 vor?
☐ ja ☐ nein ☐ nicht differenzierbar
☐ negativ
☐ nicht verwertbar

Bemerkungen

Zusammenfassende Empfehlung
☐ zytologische Kontrolle
☐ nach Entzündungsbehandlung
☐ nach Östrogenbehandlung
☐ HPV-Test
☐ Ko-Test
☐ Abklärungskolposkopie
Zeitraum
☐ in ____ Monaten
☐ sofort

Vertragsarztstempel / Unterschrift des zytologisch tätigen Arztes

Vertragsarztstempel / Unterschrift des Arztes

Muster 39a (1.2021)

MUSTER

Abb. 1 Muster 39: Krebsfrüherkennung Zervix-Karzinom

Brustkrebs (Mammakarzinom)

Ab dem Alter von **30 Jahren** ist die **Tastuntersuchung** der Brustdrüsen und der regionalen Lymphknoten Bestandteil der jährlichen gynäkologischen Krebsfrüherkennungsuntersuchung und in den GOP 01760 bzw. 01761 enthalten. Für Frauen **zwischen 50 und 75 Jahren** wird zusätzlich das **Mammographie-Screening** angeboten. Die Mammographie ist eine **Röntgenuntersuchung** der weiblichen Brust. Im Röntgenbild können kleine, noch nicht tastbare Knoten, erkannt werden. Das Screening wird in **speziellen, zugelassenen Zentren,** die sich auf die Früherkennung von Brustkrebs spezialisiert haben, von **geschultem Personal** durchgeführt. Bei einem auffälligen Befund werden weitere Untersuchungen, wie beispielsweise eine Ultraschalluntersuchung, zur Abklärung durchgeführt. Die Einladung zur Mammographie erfolgt durch eine **zentrale Stelle.** Die **Abrechnung** der Röntgenuntersuchung im Rahmen des Mammographiescreenings ist nur durch den programmverantwortlichen Arzt möglich.

Folgende Tabelle stellt die Maßnahmen zur Früherkennung von Brustkrebs dar:

Alter in Jahren	Maßnahme	Intervall
Ab 30	**Tastuntersuchung** der Brustdrüsen und der regionalen Lymphknoten mit Anleitung zur Selbstuntersuchung im Rahmen der gynäkologischen Vorsorge	jährlich
50–75	**Mammographiescreening:** Röntgenuntersuchung der Brust in zwei Ebenen in speziellen Mammographiezentren	alle 2 Jahre

Übungen

1. Die 20-jährige Chantal Siebert erkundigt sich bei Ihnen, ob ein Beratungsgespräch zum Früherkennungsprogramm von Krebserkrankungen sinnvoll sei. Klären Sie die Patientin auf.
2. Die 25-jährige Patientin Stella Schumann (Mitglied der Barmer) sucht ihren Gynäkologen Dr. Ehrmann auf, um eine Krebsfrüherkennung im Rahmen des organisierten Programms für die Früherkennung von Gebärmutterhalskrebs durchführen zu lassen. Dr. Ehrmann untersucht die Patientin und veranlasst eine zytologische Untersuchung. Rechnen Sie die erbrachten Leistungen ab.
3. Die 40-jährige gesetzlich versicherte Patientin Bianca Bernhard sucht ihre Gynäkologin Frau Dr. Maus auf, um sich im Rahmen des Programms für die Früherkennung von Gebärmutterhalskrebs untersuchen zu lassen. Frau Dr. Maus untersucht die Patientin und veranlasst die zytologische Diagnostik sowie eine HPV-Testung.
   a) Rechnen Sie die erbrachten Leistungen ab.
   b) Auf welchem Vordruck dokumentiert Dr. Maus ihre Untersuchungsbefunde?
   c) Auf welchem Vordruck dokumentiert der beauftragte Zytologe seine erhobenen Befunde?
4. Die 45-jährige Maria Weber sucht ihren Gynäkologen auf, um sich im Rahmen der Früherkennung von Krebserkrankungen untersuchen zu lassen. Frau Weber hat im letzten Jahr an dem organisierten Programm für die Früherkennung von Gebärmutterhalskrebs teilgenommen. Rechnen Sie die erbrachte Leistung ab.

5. Geben sie die jeweils untere Altersgrenze an, ab der die genannte präventive Leistung von einer gesetzlich versicherten Patientin in Anspruch genommen und abgerechnet werden kann.
   a) Abtasten der Brustdrüsen
   b) klinische Untersuchung auf Gebärmutterhalskrebs
   c) zytologische Untersuchung
   d) HPV-Test
   e) Mammographie-Screening

13.6.2 Untersuchungen bei Frauen (GOÄ)

Für die Abrechnung der Untersuchung zur Früherkennung von Krebserkrankungen bei Frauen nennt die GOÄ die **Nummer 27.**

Anders als der EBM nennt die GOÄ für die Berechnungsfähigkeit der **Vorsorgeleistung keine untere Altersgrenze** und **keine Altersabstufung.** Für die Befunddokumentation der Privatpatienten gibt es **keine offiziellen Vordrucke.** Neben der Nummer 27 sind andere Beratungen und/oder körperliche Untersuchungen nicht berechnungsfähig.

GOÄ-Nr.	Leistung	Punkte
27	**Untersuchung einer Frau zur Früherkennung von Krebserkrankungen** der Brust, des Genitales, des Rektums und der Haut – einschließlich Erhebung der Anamnese, Abstrichentnahme zur zytologischen Untersuchung, Untersuchung auf Blut im Stuhl und Urinuntersuchung auf Eiweiß, Zucker und Erythrozyten, einschließlich Beratung. *Mit der Gebühr sind die Kosten für Untersuchungsmaterialien abgegolten.*	320

Privat krankenversicherte Frauen im **Alter von 50 bis 75 Jahren** nehmen ebenfalls am **Mammographie-Screening-Programm** teil. Sie haben **Anspruch auf dieselben Leistungen wie gesetzlich Krankenversicherte.** Die zentralen Stellen für das Mammographie-Screening laden privat und gesetzlich Krankenversicherte gleichermaßen ein. Die Abrechnung der Maßnahmen erfolgt bei Privatpatienten nach der GOÄ. Die Kosten werden von den privaten Krankenkassen erstattet.

Übung

1. Die 18-jährige Privatpatientin Anne Mettmann sucht Dr. Ehrmann auf und bittet um die Durchführung einer Krebsfrüherkennungsuntersuchung einschließlich einer Abstrichuntersuchung. Dr. Ehrmann führt die Untersuchungen durch und berät die Patientin ausführlich.
   a) Rechnen Sie die erbrachten Leistungen ab.
   b) Begründen Sie, wieso die erst 18-jährige Patientin ihrer Krankenkasse die Kosten für die Früherkennungsuntersuchung in Rechnung stellen kann.

13.6.3 Untersuchungen bei Männern (EBM)

Ab dem Alter von **45 Jahren** können Männer **jährlich** die Früherkennungsuntersuchung auf ein Prostatakarzinom durchführen lassen. Die Untersuchung beinhaltet folgende Maßnahmen:

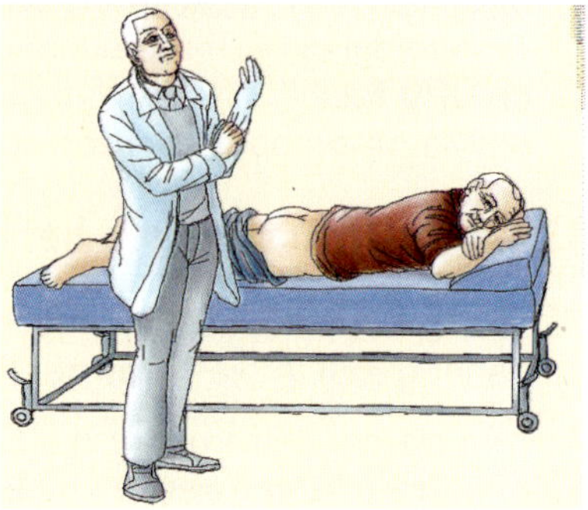

- gezielte Anamnese
- Inspektion und Palpation der äußeren Geschlechtsorgane
- Tastuntersuchung der Prostata vom After aus
- Abtasten der regionären Lymphknoten
- Befundmitteilung und diesbezügliche Beratung

Für die Abrechnung der Untersuchung zur Früherkennung beim Mann nennt der EBM die **GOP 01731.**

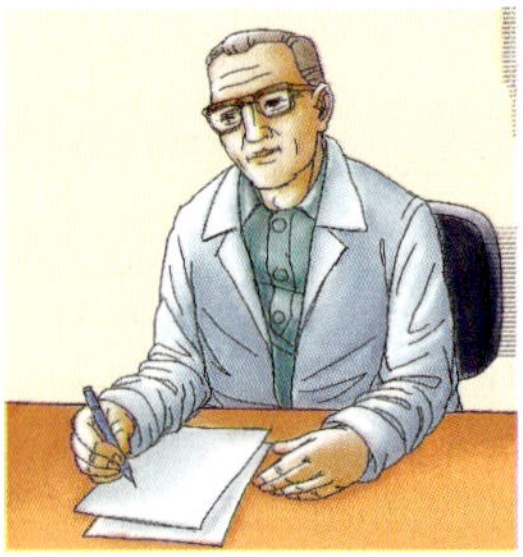

GOP	Kurztext	Punkte
01731	Untersuchung zur **Früherkennung von Krebserkrankungen beim Mann**.	144

Die **Dokumentation** der Krebsfrüherkennungsuntersuchung beim Mann erfolgt in der Patientenakte.

Die Bestimmung des **Tumormarkers PSA** (prostataspezifisches Antigen) im Blut ist **kein** Bestandteil der Untersuchung. Falls der Patient die Leistung wünscht, handelt es sich um eine IGe-Leistung, die der Patient selbst zahlen muss.

Übungen

1. Welche Maßnahmen umfasst die Krebsfrüherkennungsuntersuchung beim Mann?
2. Ab welchem Alter hat ein Patient Anspruch auf eine Krebsfrüherkennungsuntersuchung?
3. Der 50-jährige Patient Frank Stadtmann (Mitglied der HEK) sucht seinen Urologen auf zur Durchführung einer Krebsfrüherkennungsuntersuchung.
   a) Rechnen Sie die erbrachte Leistung ab.
   b) Wie werden die Untersuchungsergebnisse dokumentiert?

13.6.4 Untersuchungen bei Männern (GOÄ)

Für die Abrechnung der Untersuchung zur Früherkennung von Krebserkrankungen bei Männern nennt die GOÄ die **Nummer 28.** Wie bei der GOÄ-Nr. 27 (Untersuchung einer Frau zur Krebsfrüherkennung) ist **keine Altersgrenze** vorgegeben. Neben der GOÄ-Nr. 28 sind andere Beratung und/oder körperliche Untersuchungen nicht berechnungsfähig.

Wird der **PSA-Wert** im Blut bestimmt, kann dafür die **GOÄ-Nr. 3908.H3** abgerechnet werden.

GOÄ-Nr.	Leistung	Punkte
28	**Untersuchung eines Mannes zur Früherkennung von Krebserkrankungen** des Rektums, der Prostata, des äußeren Genitals und der Haut – einschließlich Erhebung der Anamnese, Urinuntersuchung auf Eiweiß, Zucker und Erythrozyten sowie Untersuchung auf Blut im Stuhl, einschließlich Beratung.	280
3908.H3	**Prostataspezifisches Antigen (PSA)**	300

Übungen

1. Der Privatpatient Roger Hauptmann nimmt eine Krebsfrüherkennungsuntersuchung in Anspruch. Der Urologe führt die Untersuchung einschließlich einer PSA-Wert-Bestimmung im Blut durch. Rechnen Sie die erbrachten Leistungen ab.
2. Ab welchem Alter können privat versicherte Patienten die Krebsfrüherkennungsuntersuchung/Männer in Anspruch nehmen?

13.6.5 Untersuchungen bei Frauen und Männern (EBM)

Neben den vorgestellten Krebsfrüherkennungsuntersuchungen, die nur weibliche bzw. nur männliche Versicherte betreffen, bieten die Krankenkassen präventive Leistungen im Rahmen der Krebsfrüherkennung an, die sich **sowohl an Männer als auch an Frauen** richten:

- **Früherkennung von Dickdarm- und Mastdarmkrebs**
- **Hautkrebsscreening**

Früherkennung von Dickdarm- und Mastdarmkrebs

Im Alter von **50 Jahren** erhalten gesetzlich Krankenversicherte erstmalig eine **Einladung** zu den Früherkennungsuntersuchungen von Dickdarm- und Mastdarmkrebs (kolorektales Karzinom). Weitere Einladungen erfolgen alle 5 Jahre bis zu einem Alter von 65 Jahren.

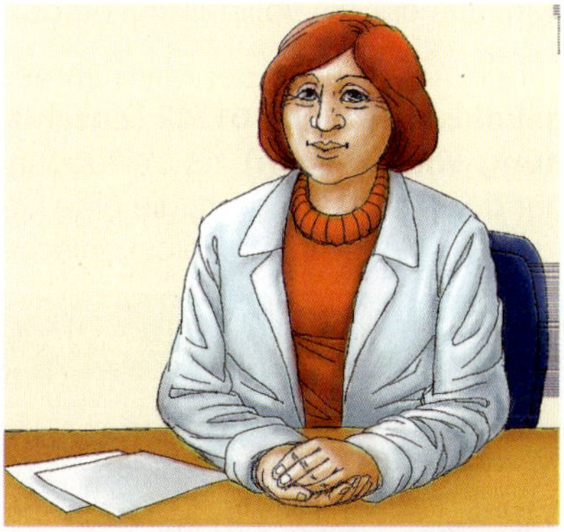

Das Früherkennungsprogramm beginnt mit einem **Beratungsgespräch**, in dem der Patient zur Teilnahme motiviert werden soll. Er wird über Inhalt, Ziel und Zweck der Untersuchungen ebenso informiert wie über deren Risiken. Das Beratungsgespräch darf von allen Vertragsärzten, die Darmkrebsfrüherkennungsuntersuchungen oder Gesundheitsuntersuchungen anbieten, mit der **GOP 01740 einmalig im Leben eines Patienten** abgerechnet werden.

GOP	Kurztext	Punkte
01740	**Beratung** zur Früherkennung des kolorektalen Karzinoms	116

Zur Früherkennung von Dickdarm- und Mastdarmkrebs stehen **zwei Untersuchungsmethoden** zur Verfügung:

- **Vorsorgekoloskopie**
- **Untersuchung auf okkultes Blut im Stuhl**

Die folgende Tabelle nennt Anspruchsalter und Untersuchungsintervall der Maßnahmen bei Frauen und Männer:

Anspruchsalter	Maßnahme
ab 50 Jahren	Beratungsgespräch
zwischen 50 und 64 Jahren	1. Koloskopie
zwischen 60 und 74 Jahren	maximal eine Folgekoloskopie (frühestens 10 Jahre nach der 1. Koloskopie)
ab 50 Jahren	Test auf okkultes Blut im Stuhl alle 2 Jahre (anstelle der Koloskopie)

Die **Vorsorgekoloskopie** ist ein sehr sicheres Verfahren zur Diagnostik von Darmkrebs. Mithilfe eines Endoskops werden die Schleimhäute des Darms beurteilt. Bei der Untersuchung können auch **Polypen** abgetragen werden, die als Vorstufen eines möglichen Darmkrebses angesehen werden. Die Durchführung der Koloskopie muss durch eine **Bilddokumentation** nachgewiesen werden, aus der die Vollständigkeit der Untersuchung hervorgeht.

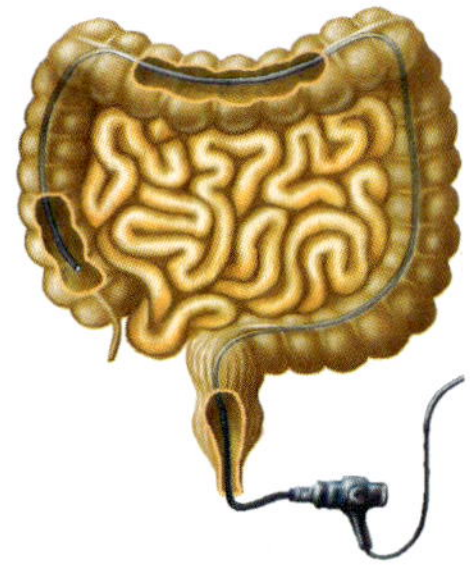

Für die Abrechnung der Maßnahmen stehen die **GOP 01741 (Vorsorgekoloskopie) und 01742 (Zuschlag zur GOP 01741 für die Entfernung von Polypen)** zur Verfügung. Allerdings ist eine Abrechnung nur durch Ärzte möglich, die eine Genehmigung der KV zur Durchführung und Abrechnung koloskopischer Leistungen besitzen.

GOP	Kurztext	Punkte
01741	**Totale Früherkennungskoloskopie**	1765
01742	Zuschlag zur GOP 01741 für **Abtragung von Polypen**	259

Möchte der Patient keine Koloskopie durchführen lassen, kann er stattdessen einen **Stuhltest auf okkultes Blut** durchführen. Mithilfe des Testes wird Blut im Stuhl nachgewiesen, das nicht mit dem Auge sichtbar ist. Es sind nur Testsysteme zugelassen, die menschliches Blut im Stuhl immunologisch nachweisen können, sogenannte **immunologische Stuhltests (iFOB-Tests).**

Der Patient erhält von seinem Arzt ein **Stuhlproben-Entnahmeset.** Für die Untersuchung wird der **Stuhl von nur einem Tag** benötigt; eine spezielle Diät ist nicht notwendig. Das Entnahmeset mit der Probe wird **spätestens am Tag nach der Entnahme** zurück in die Arztpraxis gebracht und von dort zur Auswertung an ein Labor geschickt.

Für die **Ausgabe, Rücknahme und Weiterleitung der Stuhlprobe** darf der veranlassende Arzt die **GOP 01737** berechnen. Zu beachten ist, dass die Abrechnung des immunologischen Stuhltests nur im **Rahmen des Früherkennungsprogramms** möglich ist und nicht bei kurativen Maßnahmen.

GOP	Kurztext	Punkte
01737	**Ausgabe und Weiterleitung eines Stuhlprobenentnahmesystems, inklusive Beratung** *Obligater Leistungsinhalt* – Ausgabe und Rücknahme des Stuhlprobenentnahmesystems, – Veranlassung der Untersuchung der Stuhlprobe auf okkultes Blut im Stuhl	57

Wird bei der Untersuchung **Blut im Stuhl** festgestellt, besteht im Rahmen des Früherkennungsprogramms Anspruch auf **Abklärung durch eine Vorsorgekoloskopie.** Ist die Koloskopie unauffällig, ist eine Untersuchung auf okkultes Blut in den nächsten 10 Jahren nicht erforderlich.

Die im Rahmen des Früherkennungsprogramms erhobenen Daten müssen **elektronisch der zuständigen KV** übermittelt werden. Die Daten werden dort systematisch erfasst und einer **Qualitätsanalyse** unterzogen. Der Patient wird im Rahmen der Einladung zur Untersuchung ausdrücklich auf sein Widerspruchsrecht zur Weiterleitung personenbezogener Daten hingewiesen.

Hautkrebsscreening

Ab einem Alter von 35 Jahren haben gesetzlich versicherte Patienten alle zwei Jahre Anspruch auf ein **Hautkrebs-Screening.** Einige Krankenkassen bieten das Hautkrebs-Screening auch für Versicherte unter 35 Jahren an. Gemäß den Vorgaben des Gemeinsamen Bundesausschusses sind ausschließlich Haus- und Hautärzte berechtigt, diese Untersuchung durchzuführen und abzurechnen. Die Abrechnung des Hautkrebs-Screenings setzt **die Genehmigung durch die KV** voraus.

Die Abrechnung der Leistungen des Hautkrebs-Screenings erfolgt mit der **GOP 01745** durch den Haus- oder den Hautarzt. Wird die Untersuchung durch den Hausarzt im Zusammenhang mit der Gesundheitsuntersuchung nach der GOP 01732 durchgeführt, so berechnet der abrechnende Arzt statt der GOP 01745 für das Hautkrebs-Screening die **GOP 01746** zusätzlich zu der GOP 01732.

GOP	Kurztext	Punkte
01745	**Früherkennungsuntersuchung auf Hautkrebs** *Obligater Leistungsinhalt* – Anamnese – Visuelle Ganzkörperinspektion der gesamten Haut einschließlich des behaarten Kopfes sowie aller Intertrigines – Befundmitteilung einschließlich diesbezüglicher Beratung – Dokumentation *Fakultativer Leistungsinhalt* – Beratung über weitergehende Maßnahmen – Auflichtmikroskopie/Dermatoskopie	253
01746	**Zuschlag zu der GOP 01732** für die Früherkennungsuntersuchung auf Hautkrebs. *(Der Leistungsinhalt der GOP 01746 entspricht dem der GOP 01745.)*	209

Übungen

1. Die 52-jährige Patientin Ulla Vogel (Mitglied einer BKK) sucht den Gynäkologen Dr. Ehrmann auf, um eine Krebsfrüherkennungsuntersuchung durchführen zu lassen. Dr. Ehrmann führt die gewünschte Untersuchung im Rahmen des organisierten Früherkennungprogramms durch. Darüber hinaus händigt er der Patientin ein Stuhlproben-Entnahmeset für die Durchführung eines iFOBT-Stuhltests aus, den Frau Vogel am nächsten Tag zurückbringt. Rechnen Sie die durchgeführten Untersuchungen ab.
2. Dr. Söhnke informiert die 51-jährige Franziska Tennberg (Mitglied der TK) über das Programm zur Früherkennung des kolorektalen Karzinoms. Rechnen Sie die erbrachte Leistung ab.
3. Ab welchem Lebensalter und wie häufig haben gesetzlich versicherte Patienten Anspruch auf eine Vorsorgekoloskopie?
4. Der 50-jährige Patient Roland Windberg (Mitglied der HEK) sucht seinen Internisten am 1. Juni auf, um sich über das Programm zur Früherkennung des kolorektalen Karzinoms zu informieren. In der darauffolgenden Woche lässt der Patient eine Vorsorgekoloskopie durchführen.
   a) Rechnen Sie die erbrachten Leistungen ab.
   b) Wie muss der Internist die Untersuchung dokumentieren?
5. Ab welchem Lebensalter und wie häufig haben gesetzlich versicherte Patienten Anspruch auf ein Hautkrebs-Screening?
6. Die 40-jährige Patientin Bianca Reedmann (Mitglied der Knappschaft) sucht Dr. Söhnke auf, um ein Hautkrebs-Screening durchführen zu lassen.
   a) Welche Einzelleistungen muss Dr. Söhnke im Rahmen des Screenings erbringen?
   b) Rechnen Sie die erbrachten Leistungen ab.
7. Der 50-jährige Patient Wolfgang Meier (Mitglied der AOK Rheinland/Hamburg) sucht Dr. Söhnke auf. Die Ärztin führt eine Gesundheitsuntersuchung sowie ein Hautkrebs-Screening durch. Rechnen Sie die erbrachten Leistungen ab.

13.6.6 Untersuchungen bei Frauen und Männern (GOÄ)

Die **GOÄ-Nummern 27 und 28** (Untersuchung einer Frau/eines Mannes zur Früherkennung von Krebserkrankungen) beinhalten die **Untersuchung auf Blut im Stuhl,** sodass für Patienten, die auf der Grundlage der GOÄ abgerechnet werden, keine gesonderte GOÄ-Nummer geltend gemacht werden kann.

Die GOÄ kennt keine Gebührennummer zur alleinigen Abrechnung einer Hautkrebs-Vorsorgeuntersuchung. Die Nummern 27 und 28 enthalten ein Hautkrebs-Screening nur als Teilleistung von umfassenden Früherkennungsuntersuchungen. Die alleinige Untersuchung auf Hautkrebs kann mittels der **GOÄ-Nummer 1** (Beratung – auch mittels Fernsprecher) und der **GOÄ-Nummer 7** (Vollständige körperliche Untersuchung mindestens eines der folgenden Organsysteme: das gesamte Hautorgan) abgerechnet werden. Erfolgt im Rahmen der Untersuchung eine umfangreiche Beratung, die mindestens 10 Minuten in Anspruch nimmt, so kann anstelle der Nummer 1 die **Nummer 3** der GOÄ abgerechnet werden.

Zur genaueren Betrachtung von Hautveränderungen nutzen Ärzte ein **Auflichtmikroskop (Dermatoskop).** Für diese Untersuchung kann der Arzt die **GOÄ-Nummer 750** berechnen.

GOÄ-Nr.	Leistung	Punkte
750	**Auflichtmikroskopie der Haut (Dermatoskopie), je Sitzung**	120

Übungen

1. Die Privatpatientin Gundula Meier-Schwickrath sucht Dr. Söhnke auf. Die Ärztin führt ein Hautkrebs-Screening einschließlich Auflichtmikroskopie durch; die anschließende Beratung nimmt 5 Minuten Zeit in Anspruch. Rechnen Sie die erbrachten Leistungen ab.

2. Frau Dr. Söhnke führt bei ihrem Patienten Reiner Nordmann (versichert bei der DKV) ein Hautkrebs-Screening einschließlich Auflichtmikroskopie durch. Anschließend berät die Ärztin Herrn Nordmann; die Beratung nimmt 15 Minuten Zeit in Anspruch. Rechnen Sie die erbrachten Leistungen ab.

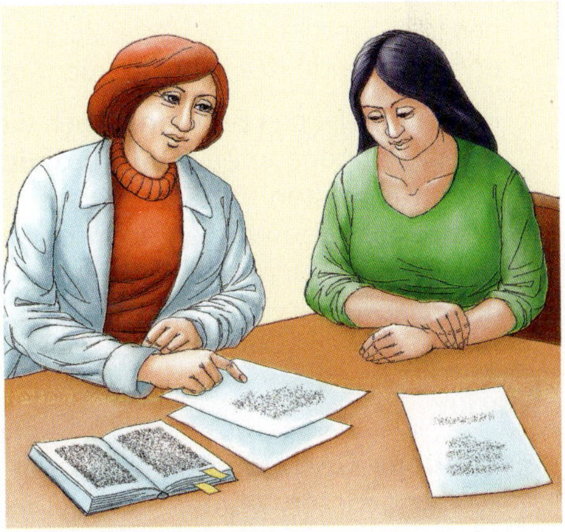

3. Klären Sie das Ehepaar Meier-Lübbke (siehe Fallbeispiel) über den Sachverhalt bezüglich des Hautkrebs-Screenings auf.

13.7 Individuelle Gesundheitsleistungen (IGeL)

Fallbeispiel

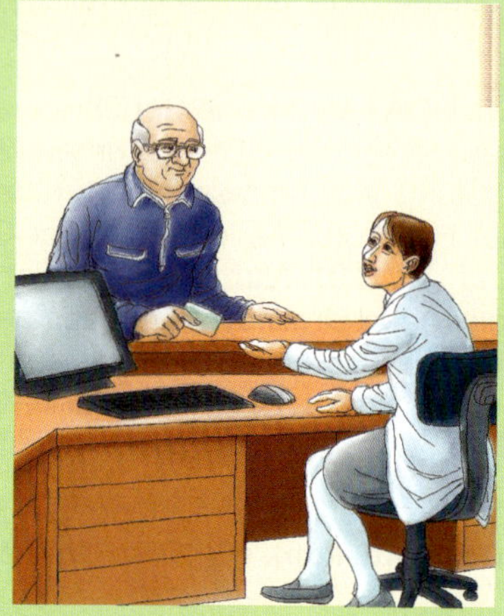

Der 62-jährige Patient Andreas Karls, versichert bei der DAK, betritt die Praxisgemeinschaft von Herrn Dr. Helbig und Frau Dr. Söhnke.

Marina: *Guten Morgen, Herr Karls! Was können wir heute für Sie tun? Sind Ihre Rückenschmerzen immer noch nicht besser?*

Herr Karls: *Doch, meinem Rücken geht es gut! Heute habe ich ein anderes Anliegen. Bei meinem Kollegen ist Prostatakrebs diagnostiziert worden. Jetzt mache ich mir um meine Gesundheit Sorgen und würde gerne kontrollieren lassen, ob bei mir alles in Ordnung ist. Ich möchte gerne meinen PSA-Wert bestimmen lassen.*

Marina: *Das können wir gerne machen. Wahrscheinlich müssen Sie die Kosten für die Bestimmung des PSA-Wertes aber leider selbst tragen.*

Herr Karls: *Das kann aber nicht sein! Mein erkrankter Kollege lässt jetzt auch regelmäßig seinen PSA-Wert kontrollieren und er hat mir erzählt, dass die Kosten dafür von seiner gesetzlichen Krankenkasse übernommen werden.*

Info

Der **Gemeinsame Bundesausschuss** (G-BA) legt fest, welche medizinischen Leistungen zum Leistungskatalog der gesetzlichen Krankenkassen gehören. Der Leistungskatalog ist daraufhin ausgerichtet, dass die ambulanten und stationären Leistungen finanziert werden, die „ausreichend, zweckmäßig und wirtschaftlich" sind, um die entsprechende Krankheit zu diagnostizieren und zu therapieren.

Patienten, die das Bedürfnis nach weitergehender Diagnostik und Therapie haben, können die sogenannten **IGeL (Individuelle Gesundheitsleistungen)** in Anspruch nehmen. Die Kosten für diese Leistungen müssen bei Inanspruchnahme **vom Patienten selbst** getragen werden. Individuelle Gesundheitsleistungen werden vor allem für zusätzliche Leistungen im Rahmen der **Prävention,** bei alternativen Heilmethoden oder für ärztliche Serviceleistungen angeboten.

Merke:

Individuelle Gesundheitsleistungen (IGeL) sind Leistungen, die dem Patienten zusätzlich angeboten werden und bei Inanspruchnahme **vom Patienten selbst bezahlt** werden müssen.

Es finden sich zwar keine Unterschiede in den **Pflichtleistungen** der gesetzlichen Krankenkassen, jedoch können hinsichtlich der **Satzungsleistungen**, die auf freiwilliger Basis von den Krankenkassen finanziert werden, von Kasse zu Kasse Unterschiede bestehen. Aus diesem Grund lohnt es sich für den Patienten, bei seiner Krankenkasse nachzufragen, ob die Kosten für die gewünschte Leistung übernommen werden. Welche Leistung eine Krankenkasse übernimmt, ist in der jeweiligen Satzung der Krankenkasse geregelt.

Bei den Pflichtleistungen der gesetzlichen Krankenkassen werden **präventive und kurative Leistungen** unterschieden. Durch präventive Leistungen sollen Krankheiten verhindert werden, während kurative Leistungen der Erkennung und Behandlung von bestehenden Krankheiten dienen. Es ist zu beachten, dass die Kosten für bestimmte Untersuchungen als kurative Leistung von der gesetzlichen Krankenkasse übernommen werden, während dieselbe Untersuchung als präventive Leistung als IGeL erbracht und abgerechnet werden muss.

Abrechnungsbeispiel

- Bei Herrn Erwin Heinzmann wurde ein Prostata-Karzinom diagnostiziert. Zur Verlaufskontrolle wird in regelmäßigen Abständen der PSA-Wert des Patienten bestimmt. Die gesetzliche Krankenkasse des Patienten trägt die anfallenden Kosten für diese kurative Leistung.
- Herr Andreas Karls hat den Wunsch, seinen PSA-Wert kontrollieren zu lassen, ohne dass eine entsprechende Diagnose gestellt wurde oder ein begründeter Verdacht auf eine Tumorerkrankung vorliegt. Bei der PSA-Wert-Bestimmung handelt es sich hier um eine präventive Leistung, die als IGeL abgerechnet wird.

Weitere Beispiele für Angebote von Individuellen Gesundheitsleistungen sind:

- **zusätzliche** jährliche Gesundheitsuntersuchung
- **ergänzende** Leistungen im Rahmen der Gesundheitsuntersuchung wie die Durchführung eines Belastungs-EKG sowie weiterer Laboruntersuchungen
- **Ergänzungsuntersuchungen** zu den Kinderfrüherkennungsuntersuchungen
- Hautkrebs-Screening **außerhalb des zweijährigen Intervalls** ab 35 Jahren
- **präventive** Bestimmung des PSA-Wertes oder transrektale Sonographie zur Früherkennung eines Prostata-Karzinoms
- Messung des Augeninnendrucks zur **Früherkennung** eines Glaukoms (Erhöhung des Augeninnendrucks mit der Gefahr einer schmerzlosen Erblindung)
- Akupunkturleistungen **außerhalb des Leistungskatalogs** der GKV
- ärztliche Untersuchungen und Bescheinigungen **außerhalb der kassenärztlichen Pflichten** auf Wunsch des Patienten wie Bescheinigungen für den Besuch von Kindergarten, Schule oder Sportverein, bei Reiserücktritt oder für Versicherungen
- reisemedizinische Beratung oder **Impfungen** im Rahmen von privaten Reisen
- **sportmedizinische Beratung** und Vorsorgeuntersuchung

Insbesondere im Rahmen der **gynäkologischen Vorsorge** werden zahlreiche Individuelle Gesundheitsleistungen angeboten, wie beispielsweise:

- **Sonographie** des kleinen Beckens zur Beurteilung der inneren weiblichen Geschlechtsorgane
- **HIV-**Test

Die **Vergütung** der Individuellen Gesundheitsleistungen erfolgt nach der Gebührenordnung für Ärzte (GOÄ). **Voraussetzung** dafür, dass der Arzt die Individuellen Gesundheitsleistungen abrechnen darf, ist eine **schriftliche Vereinbarung mit dem Patienten**, die folgende Punkte enthalten muss:

- vereinbarte Leistung mit Angabe der entsprechenden Nummer der GOÄ und des angewandten Steigerungssatzes
- voraussichtliche Höhe des Honorars
- Erklärung des Patienten, dass die Behandlung auf eigenen Wunsch erfolgt
- Bestätigung des Patienten, dass er darüber aufgeklärt wurde, dass die Behandlung nicht zum Leistungsumfang der gesetzlichen Krankenversicherung gehört und die Rechnung somit nicht bei der Krankenkasse zur Kostenerstattung eingereicht werden kann

Dr. med. Petra Söhnke
Ärztin für Allgemeinmedizin,
Naturheilkunde und Akupunktur

41464 Neuss
Ritterstraße 24
Tel.: 02131/34821

Patientenvereinbarung über eine
Individuelle Gesundheitsleistung (IGeL)

– Bestimmung des prostataspezifischen Antigens (PSA-Wert) –

Ich wünsche die Durchführung der oben aufgeführten Untersuchung. Mir ist bekannt, dass meine gesetzliche Krankenkasse nicht verpflichtet ist, eine medizinisch sinnvolle, aber nicht zwingend notwendige Leistung vollständig oder teilweise zu erstatten. Ich bin mit der Abrechnung nach der Gebührenordnung für Ärzte (GOÄ) einverstanden.

GOÄ-Nummer	Leistung	Faktor	Honorar
3908.H3*	**Prostataspezifisches Antigen (PSA), Ligandenassay – gegebenenfalls einschließlich Doppelbestimmung und aktueller Bezugskurve –** (Rechnung erfolgt über das Labor)	1,3	22,73
250*	Blutentnahme	1,8	4,20
1	Beratung	2,3	10,72

GESAMTBETRAG: 37,65 EURO

Datum **Unterschrift des Patienten**

Übungen

1. Erklären Sie dem Patienten Andreas Karls (siehe Fallbeispiel), warum er die Kosten für die Bestimmung des PSA-Wertes selbst tragen muss.
2. Wer legt fest, welche Leistungen zum Leistungskatalog der gesetzlichen Krankenkassen gehören?
3. Was versteht man unter den IGeL? Nennen Sie Beispiele hierfür.
4. Auf welcher Grundlage erfolgt die Vergütung von Individuellen Gesundheitsleistungen?
5. Welche Inhalte muss der Vertrag, den der Arzt mit dem Patienten über eine Individuelle Gesundheitsleistung abschließt, enthalten?

13.8 Disease-Management-Programme (DMP)

Fallbeispiel

Der 67-jährige Patient Klaus-Dieter Vogt, der Vater der MFA Marina, hat einen Herzinfarkt erlitten. Nachdem Herr Vogt vier Wochen in einer Rehabilitations-Klinik in Bad Oeynhausen verbracht hat, sucht er heute die Praxis seiner Hausärztin Frau Dr. Söhnke auf.

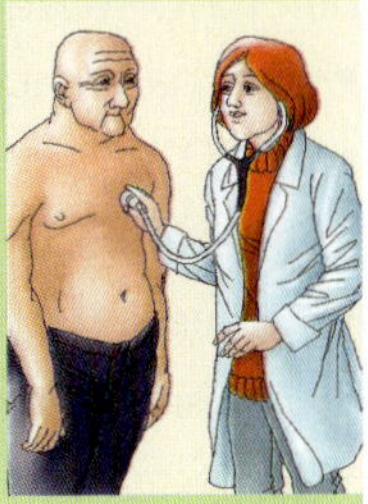

Dr. Söhnke: *Guten Tag, Herr Vogt. Wie geht es Ihnen? Wir waren ja alle sehr erschrocken, als Marina uns von Ihrem Herzinfarkt berichtet hat.*

Herr Vogt: *Ja, das war wirklich ein Schock für mich und meine Familie! Ich habe mich doch immer fit gefühlt und war selten krank! Mittlerweile geht es mir aber wieder ganz gut. Ich bin seit dem Infarkt allerdings etwas unsicher und weiß nicht, was ich mir noch zumuten kann!*

Dr. Söhnke: *Schön, dass es Ihnen wieder besser geht. Ich werde Sie zunächst einmal gründlich untersuchen und dann besprechen wir alles Weitere ausführlich. Ich würde Ihnen auch empfehlen, an einem Chronikerprogramm, einem sogenannten DMP, teilzunehmen.*

Herr Vogt: *Über ein Chronikerprogramm habe ich mit dem Arzt in der Reha-Klinik auch schon gesprochen. Erklären Sie mir doch bitte noch mal, worum es da genau geht und was ich machen muss, um an einem solchen Programm teilzunehmen.*

Dr. Sönke: *Das erkläre ich Ihnen gerne, Herr Vogt!*

Info

Disease-Management-Programme (DMP) sind strukturierte Behandlungsprogramme für chronisch kranke Patienten. Die Programme werden auch als „Chronikerprogramme" bezeichnet. DMP werden seit 2002 von den **gesetzlichen Krankenkassen** angeboten. Die Krankenkassen, die ein DMP anbieten möchten, müssen zuvor entsprechende Verträge mit den Kassenärztlichen Vereinigungen, Krankenhäusern oder einzelnen Ärzten zur Durchsetzung des DMP abschließen.

Mithilfe von **DMP** sollen chronisch kranke Patienten vor Folgeerkrankungen bewahrt werden, indem eine gut abgestimmte und beständige Behandlung und Betreuung gewährleistet wird. Um dieses Ziel zu erreichen, sollen Haus- und Fachärzte, Krankenhäuser, Rehabilitations-Kliniken und Apotheken zusammenarbeiten. Darüber hinaus sollen die Ausgaben der gesetzlichen Krankenkassen durch Vermeidung von Spätfolgen bei chronischen Erkrankungen gesenkt werden.

Merke:
Disease-Management-Programme sollen die medizinische Versorgung von chronisch Kranken verbessern und die Kosten im Gesundheitswesen durch Vermeidung von Folgeerkrankungen senken.

Zu den folgenden Erkrankungen hat der **Gemeinsame Bundesausschuss (G-BA)** Vorgaben für Disease-Management-Programme festgelegt:

- Asthma bronchiale
- COPD
- Brustkrebs
- Koronare Herzkrankheit (KHK)
- Chronische Herzinsuffizienz
- Diabetes mellitus Typ 1
- Diabetes mellitus Typ 2
- Chronischer Rückenschmerz
- Depressionen
- Osteoporose
- Rheumatoide Arthritis
- Adipositas

Die inhaltlichen Anforderungen an die DMP und die Dokumentationsvorgaben sind in der DMP-Anforderungen-Richtline geregelt. Hierbei geht es vor allem um die medizinische Behandlung nach dem aktuellen wissenschaftlichen Stand. Darüber hinaus werden aber auch Qualitätssicherungsmaßnahmen, Anforderungen an die Einschreibung der Patienten in das jeweilige Programm sowie die Schulungen der Ärzte und der Patienten thematisiert.

Die **Kassenärztlichen Vereinigungen der Länder** setzen die Vorgaben und Anforderungen des G-BA für ihren jeweiligen KV-Bereich um. Die **KV Nordrhein** bietet beispielsweise DMP für die folgenden chronischen Erkrankungen an: Asthma bronchiale, COPD, Brustkrebs, KHK, Herzinsuffizienz, Diabetes Typ 1, Diabetes Typ 2 und Osteoporose.

Die Teilnahme an einem DMP ist für die Patienten **freiwillig**. Ärzte, die ein DMP anbieten möchten, müssen bestimmte persönliche und apparative Voraussetzungen erfüllen, bevor sie die Zulassung zur Durchführung von DMP von **der zuständigen KV** erhalten.

Der durchführende Arzt wird zum **koordinierenden Arzt** des Patienten, bezogen auf seine chronische Erkrankung. Der Arzt erstellt ein individuelles Therapieprogramm für den Patienten, das auch Schulungsprogramme vorsieht, in denen der Patient lernt, mit seiner Erkrankung selbstständig umzugehen. Die Schulungsprogramme behandeln Themen wie die eigenständige Kontrolle des Blutdruckes oder des Blutzuckers oder gesunde Ernährung und Lebensführung. Bei Überweisungen auf Muster 6 zu Untersuchungen im Rahmen des DMP muss unbedingt das DM-Programm vermerkt sein, damit der annehmende Arzt korrekt abrechnen kann.

Der Arzt muss regelmäßig **Dokumentationsbögen** (Erst-Dokumentation und Folge-Dokumentationen) ausfüllen, um den Verlauf der Erkrankung zu dokumentieren und die Qualität der Programme zu gewährleisten. Die Dokumentationsbögen enthalten Daten, die den Krankenkassen zur Auswertung und Beurteilung des DMP dienen. Auf den Dokumentationsbögen werden vor allem folgende Werte festgehalten:

- Personalien, Einschreibedatum
- Anamnese, Befunde
- Medikation
- Schulungen
- Behandlungsplan, Ziele

Die Übermittlung der Dokumentationsbögen erfolgt elektronisch mittels **eDMP.**

Die Vergütung der im Rahmen der DMP erbrachten Leistungen erfolgt extrabudgetär. Der EBM nennt für die Abrechnung der Leistungen **keine Gebührenordnungspositionen.** Es gelten jeweils die **regionalen Bestimmungen und Abrechnungsnummern der zuständigen Landes-KV.**

Die folgende exemplarische Aufstellung nennt die Symbolnummern und den dazugehörigen Leistungstext für die **Kassenärztliche Vereinigung Nordrhein.**

Tabelle: Symbolnummern DMP/Diabetes mellitus Typ 2 (Stand 19.05.2025)

DMP Diabetes mellitus Typ 2		
Symbol-nummer	**Leistungstext**	**Gebühr**
90300	Neueinstellung Typ 2 Diabetiker	200,00 €
90301	Umstellung Typ 2 Diabetiker auf Insulin	200,00 €
90302	Neueinstellung von Typ 2 Diabetikern ohne Insulintherapie	200,00 €
90305	Diagnose diabetische Neuropathie und der angiologischen Probleme	40,00 €
90306	Versorgung diabetischer Fußläsionen	17,50 €
90307	Einzel- oder Gruppenberatung	25,56 €
90309	Überweisung zum Nephrologen	2,05 €

Übungen

1. Was versteht man unter einem DMP?
2. Welche Ziele werden mit einem DMP verfolgt?
3. Für welche Erkrankungen werden DMP angeboten?
4. Welche Aufgaben hat ein Arzt bei der Durchführung eines DMP?
5. In welcher Form wird die Dokumentation eines DMP der KV übermittelt?
6. Warum enthält der EBM keine Gebührenordnungspositionen zur Abrechnung von Leistungen, die im Rahmen eines DMP erbracht worden sind?

Anhang: Hinweise zum Stoffkatalog für Auszubildende aus den Kammerbereichen Nordrhein und Westfalen-Lippe

Die Ärztekammern Nordrhein und Westfalen-Lippe haben auf ihren Internetseiten einen **Stoffkatalog für die Prüfungen der Medizinischen Fachangestellten** veröffentlicht. Darin wird das prüfungsrelevante Basiswissen der Medizinischen Fachangestellten aufgelistet. Unterschieden werden „berufsrelevante Kenntnisse", bei denen tiefergehendes Wissen abgeprüft wird, von „Fachterminologie", bei der es sich um reines Vokabelwissen handelt.

Der Stoffkatalog gliedert sich in folgende **Bereiche:**

- Medizinische Themenfelder
- Abrechnung
  - Grundlagen der Abrechnungsorganisation (vor der Zwischenprüfung)
  - Abrechnung erbrachter Leistungen (nach der Zwischenprüfung)
  - Organisation der Leistungsabrechnung (nach der Zwischenprüfung)
- Kaufmännische Themenfelder

Die **Themen aus dem Bereich Abrechnung** werden im Folgenden vorgestellt und erläutert.

Zwischenprüfung

Die Zwischenprüfung enthält die **Grundlagen der Abrechnungsorganisation** im Prüfungsteil II „Verwaltungsarbeiten".

Berufsrelevante Kenntnisse

Ärztliche Abrechnung

- Aufgaben der Kassenärztlichen Vereinigung
- Kassenärztliches Vierecksystem
- Privatärztliches Abrechnungssystem

Grundlagen der Sozialversicherung (Träger, Beiträge, Leistungen)

- Behandlungsausweise (Scheine, Karten und Ersatzverfahren)
- gesetzliche Krankenversicherung
- private Krankenversicherung (Grundlagen, Tarife, Beihilfe)
- Online-Abrechnung
- Abrechnung über privatärztliche Verrechnungsstellen
- Zuzahlungen und Befreiungsreglungen
- Formularwesen (Überweisung, Privatrezept, Verordnung von Arznei-, Heil- und Hilfsmitteln, AU, BTM-Rezept, grünes Rezept)

Fachterminologie

- Sonstige Kostenträger (z. B. Freie Heilfürsorge, Sozialamt und Asylbewerberleistungsstelle)

Abschlussprüfung (Teil I)

Die Themen aus dem Bereich **Abrechnung erbrachter Leistungen** werden bereits fallbezogen im **ersten Teil der Abschlussprüfung (Behandlungassistenz)** gefordert. Dazu nennt der Stoffkatalog die prüfungsrelevanten Kapitel des EBM, der GOÄ und der UV-GOÄ. Zusätzlich sind im Stoffkatalog Abrechnungsnummern aufgeführt, die **auswendig** gewusst werden müssen.

Als Anlage zur Prüfung erhält der Prüfling einen Auszug aus den Gebührenordnungen, die alle Abrechnungsnummern und deren Bestimmungen nennt, die für die Lösung der aktuellen Prüfungsfragen relevant sind. Ausgenommen sind die Abrechnungsnummern, die auswendig zu kennen sind.

GOÄ

Berufsrelevante Kenntnisse

- B I. Allgemeine Beratungen und Untersuchungen: Nummern 1–8, 27, 28, 29, 32
- B II. Zuschläge zu Beratungen und Untersuchungen nach den Nummern 1, 3, 4, 5, 6, 7 oder 8
- B IV. Visiten, Konsiliartätigkeit, Besuche, Assistenz: Nummern 48, 50, 51, 52
- B V. Zuschläge zu den Leistungen nach den Nummern 45 bis 62
- B VI. Berichte, Briefe: Nummer 70
- B VII. Todesfeststellung: Nummer 100
- C I. Anlegen von Verbänden: Nummer 200
- C II. Blutentnahmen, Injektionen, Infiltrationen, Infusionen, Transfusionen, Implantation, Abstrichentnahmen: Nummern 250, 250a, 252, 253, 267, 271, 272
- C V. Impfungen und Testungen: Nummern 375, 376, 377, 378
- C VI. Sonographische Leistungen: Nummern 401, 410, 417, 420
- D. Anästhesieleistungen: Nummern 490, 491
- F. Innere Medizin, Kinderheilkunde, Dermatologie: Nummern 605, 605a, 651, 652, 654
- L I. Wundversorgung und Fremdkörperentfernung: Nummern 2000, 2001, 2002, 2003, 2004, 2005, 2006, 2007
- M I. Vorhalteleistungen in der eigenen, niedergelassenen Praxis: Nummern 3500, 3501, 3511, 3514, 3529, 3531, 3532

Auswendig zu kennen:

- B I. Allgemeine Beratungen und Untersuchungen: Nummer 1–8
- B IV. Visiten, Konsiliartätigkeit, Besuche, Assistenz: Nummern 50, 51
- B VI. Berichte, Briefe: Nummer 70

EBM

Berufsrelevante Kenntnisse

- II Arztgruppenübergreifende allgemeine Gebührenordnungspositionen
  - Unvorhergesehene Inanspruchnahme
  - Notfallpauschale und Notfallkonsultationspauschalen
  - Besuche
  - Verwaltungskomplex
  - Haus-/Fachärztliche Bereitschaftspauschale
  - Schriftliche Mitteilungen
  - Gesundheits- und Früherkennungsuntersuchungen einschließlich Laboruntersuchungen

    - Wundversorgung
    - Bundeseinheitlicher Medikationsplan

- III Arztgruppenspezifische Gebührenordnungspositionen
- III.a Hausärztlicher Versorgungsbereich
    - Versichertenpauschalen
    - Chronikerzuschläge
    - Problemorientiertes ärztliches Gespräch
    - Hausärztlich-geriatrisches Basisassessment
    - Hausärztlich-geriatrische Versorgung
    - Leistung der allgemeinen Palliativversorgung
    - Belastungs-EKG
    - Langzeit-EKG
    - Langzeit-Blutdruckmessung
    - Spirographische Untersuchung
    - Terminservice- und Versorgungsgesetz (TSVG)
    - Videosprechstunde
- IV Arztgruppenübergreifende spezielle Gebührenordnungspositionen
    - Laborziffern, Kennziffern (Glukose, Urinstreifentest, Uricult, Sedimente, Blutsenkung, Strept ATest, iFOBT, Akutlabor, Schwangerschaftstest)
    - Ultraschall
- V Kostenpauschalen
    - Kostenpauschale für die Versendung bzw. den Transport von Briefen, Szintigrammen und/oder schriftlichen Unterlagen, Kostenpauschale für Telefax
    - Kostenpauschalen für Krankheitsbericht, Kurplan, Fotokopien
- Impfungen

Auswendig zu kennen:

- Versichertenpauschalen:
    - GOP 03000 (ohne Altersdifferenzierung)
    - GOP 03030
- Chronikerzuschläge: GOP 03220, GOP 03221
- Problemorientiertes ärztliches Gespräch: GOP 03230
- Verwaltungskomplex: GOP 01430

UV-GOÄ

Berufsrelevante Kenntnisse

- Untersuchung und Beratung
- Verbände
- Wundversorgung (vgl. GOÄ L I)
- Arbeitsunfähigkeitsbescheinigung
- Unfallmeldung F 1050

Abschlussprüfung (Teil II)

Das Themenfeld **Organisation der Leistungsabrechnung** findet sich im **zweiten Prüfungsteil der Abschlussprüfung (Betriebsorganisation und Verwaltung).** Abgefragt werden können auch die Grundlagen der Abrechnungsorganisation, die bereits zur Zwischenprüfung prüfungsrelevant waren.

GOÄ

Berufsrelevante Kenntnisse

- Gliederung und Handhabung der GOÄ
- Ersatz von Auslagen
- Steigerungssätze
- Definition Behandlungsfall
- Regeln und Ausschlüsse
- Abdingen
- Wegegeld, Reisekosten
- Elemente der Liquidation
- Fälligkeit der Liquidation, Überwachung von Zahlungseingängen (vgl. Mahn- und Klageverfahren)
- Individuelle Gesundheitsleistungen

Fachterminologie

- Analogziffer
- Häusliche Gemeinschaft
- Tarife: Basistarif und Notlagentarif

EBM

Berufsrelevante Kenntnisse

- Gliederung und Handhabung des EBM
- Regeln und Ausschlüsse
- Behandlungsfall
- Arztfall
- Krankheitsfall
- Persönlicher und anderer Arzt-/ Patientenkontakt
- Obligater, fakultativer Leistungsinhalt
- Wirtschaftlichkeitsbonus und Kennziffern
- DMP
- Wegegeld
- Präambel
- Sachleistungsprinzip
- Kostenerstattung
- Quartalsabrechnung

Fachterminologie

- Hausarztuntypische Leistungen als Ausschluss für Vorhaltepauschalen
- Symbolziffern
- Soziale Gemeinschaft

UV-GOÄ

Berufsrelevante Kenntnisse

- Definition Arbeitsunfall
- Definition Behandlungsfall
- Allgemeine und besondere Heilbehandlung
- Definition D-Arzt
- D-Arzt-Verfahren – Überweisung zum D-Arzt (formlos)
- eAU
- Berufsgenossenschaften und Unfallversicherungsträger
- Verordnung von Arzneimitteln Muster 16
- Verordnung eines Krankentransports Muster 4
- Unfallmeldung F 1050

Fachterminologie

- Berufskrankheiten

Sachwortverzeichnis

A

B

C

D

E

F

G

H

I

J

K

S

T

U

V

W

Z